临床护理常规与操作规范

主编◎李 洋 路 萍 周彩会
赵爱玲 谭小环 刘艳华

上海科学技术文献出版社

图书在版编目(CIP)数据

临床护理常规与操作规范 / 李洋等主编. -- 上海：
上海科学技术文献出版社，2023
ISBN 978-7-5439-8875-0

Ⅰ.①临… Ⅱ.①李… Ⅲ.①护理—技术操作规程
Ⅳ.①R472-65

中国国家版本馆CIP数据核字(2023)第114341号

组稿编辑：张　树
责任编辑：苏密娅

临床护理常规与操作规范
LINCHUANG HULI CHANGGUI YU CAOZUO GUIFAN
李　洋　路　萍　周彩会　赵爱玲　谭小环　刘艳华　编
出版发行：上海科学技术文献出版社
地　　址：上海市长乐路746号
邮政编码：200040
经　　销：全国新华书店
印　　刷：三河市铭诚印务有限公司
开　　本：787*1092　1/16
印　　张：18.25
字　　数：42.4万字
版　　次：2023年7月第1版　2023年7月第1次印刷
书　　号：ISBN 978-7-5439-8875-0
定　　价：108.00元
http://www.sstlp.com

《临床护理常规与操作规范》
编委会

前　　言

随着医学科学的突飞猛进、医学模式的转变及高新技术的广泛应用，护理学已经成为一个十分成熟的学科体系，正在蓬勃地发展。本书面向护理临床第一线的护理人员，编写的主要目的是培养临床护理人员发现问题、分析问题、解决问题、独立思考和评判性思维的能力，使护理人员应用护理程序开展整体护理，促进患者康复，为临床护理打下坚实的理论基础。

本书秉承整体护理的观念，将基础理论与临床实践相结合，理论联系实践，重点讲述了护理学的概念、护理学的内容、护理人员的基本素质及护理方法，以及手术室护理、急危重症护理、心内科护理、内分泌科护理、神经内科护理、乳腺外科护理、神经外科护理、骨科护理等临床常见疾病的护理基础与操作。编者结合医学临床护理实践，力求概念表达清晰、定义准确、结构完整、层次分明、重点突出，并重视内容的广度和深度，适于各级护理工作者（主管护师、护师、护士等）参考和阅读，也适于护理院校的学生参考和使用。

由于护理专业发展迅速，编者学识有限，加之时间仓促，本书难免有遗漏与错误，敬请读者批评指正。

编　者

前　言

目 录

第一章　护理基础 …………………………………………………… (1)

第一节　护理学的基本概念 ………………………………………… (1)

第二节　护理学的内容与范畴 ……………………………………… (2)

第三节　护理人员的基本素质 ……………………………………… (4)

第二章　护理方法 …………………………………………………… (6)

第一节　系统化整体护理 …………………………………………… (6)

第二节　临床护理路径 ……………………………………………… (8)

第三节　循证护理 …………………………………………………… (11)

第三章　手术室护理 ………………………………………………… (14)

第一节　手术室护理概述 …………………………………………… (14)

第二节　安排手术与人员 …………………………………………… (20)

第三节　转运和交换 ………………………………………………… (22)

第四节　核对手术患者 ……………………………………………… (22)

第五节　摆放手术体位 ……………………………………………… (23)

第六节　手术中患者的监护 ………………………………………… (27)

第七节　手术后患者的护理 ………………………………………… (41)

第四章　急危重症护理 ……………………………………………… (48)

第一节　概述 ………………………………………………………… (48)

第二节　常用的急救技术 …………………………………………… (57)

第三节　急性一氧化碳中毒 ………………………………………… (68)

第四节　百草枯中毒 ………………………………………………… (70)

第五节　急性有机磷农药中毒 ……………………………………… (73)

第六节　急性乙醇中毒 ……………………………………………… (78)

第七节　强酸、强碱中毒 …………………………………………… (80)

第八节　中暑 ………………………………………………………… (81)

第九节　淹溺 ………………………………………………………… (85)

第十节　电击伤 ……………………………………………………… (88)

第五章 呼吸内科护理 ···（92）

  第一节 慢性支气管炎 ·····································（92）

  第二节 支气管哮喘 ·······································（95）

  第三节 急性呼吸窘迫综合征 ·····························（98）

  第四节 急性肺血栓栓塞症 ·······························（104）

第六章 心内科护理 ···（112）

  第一节 心绞痛 ···（112）

  第二节 心肌炎 ···（125）

  第三节 急性心包炎 ·······································（128）

  第四节 感染性心内膜炎 ···································（130）

  第五节 原发性高血压 ·····································（134）

第七章 内分泌科护理 ···（140）

  第一节 糖尿病 ···（140）

  第二节 嗜铬细胞瘤 ·······································（153）

  第三节 皮质醇增多症 ·····································（157）

第八章 神经内科护理 ···（161）

  第一节 偏头痛 ···（161）

  第二节 脑梗死 ···（173）

第九章 乳腺外科护理 ···（182）

  第一节 急性乳腺炎 ·······································（182）

  第二节 乳腺囊性增生病 ···································（186）

  第三节 乳腺癌 ···（187）

第十章 神经外科护理 ···（200）

  第一节 脑动脉瘤 ···（200）

  第二节 脑膜瘤 ···（201）

  第三节 垂体腺瘤 ···（205）

  第四节 颅脑损伤 ···（208）

  第五节 脊髓损伤 ···（219）

  第六节 椎管内肿瘤 ·······································（225）

第十一章 泌尿外科护理 ·······································（230）

  第一节 肾积水 ···（230）

  第二节 尿潴留 ···（235）

  第三节 肾损伤 ···（238）

第十二章　骨科护理 ……………………………………………………（244）

　第一节　四肢骨折 ………………………………………………………（244）

　第二节　脊柱骨折 ………………………………………………………（253）

　第三节　骨盆骨折 ………………………………………………………（258）

　第四节　关节脱位 ………………………………………………………（265）

参考文献 ……………………………………………………………………（279）

第一章 护理基础

第一节 护理学的基本概念

护理一词来自拉丁词语,意思是养育、保护、照料等,后来扩展为养育,保育,避免伤害,看护老人、患者和虚弱者。人们赋予护理学的定义是根据不同时期国家的体制,以及社会需求而变化的。不同的护理理论家和护理组织团体对护理学所下的定义也不尽相同。护理概念的演变大致经历了以疾病护理、患者护理、人的健康护理为中心的三个历史阶段。这些理论上认识的进步,是在不断地护理实践和对护理学进行总体研究的基础上发展形成的。

一、以疾病护理为中心的阶段

以疾病为中心的阶段(19世纪60年代—20世纪50年代),这一时期对疾病的认识十分有限,有关患病的原因只考虑到细菌或外伤因素,同时,认为无病就是健康。在这种思想影响下,人们认为护理是依附于医疗的。因此,护士扮演着医嘱执行人的角色,把协助对疾病进行检查、诊断、治疗看成护理工作的主要内容;把认真执行医疗计划、协助医师除去患者躯体上的"病灶"和修复脏器、组织功能作为护理工作的根本任务、目标和职责。

护理学的创始人南丁格尔认为"护理是使患者置于能接受自然影响的最佳环境"。当时的护理主要是为了满足社会对急性病患者的需要。

二、以患者护理为中心的阶段

第二次世界大战后,科技飞速发展,疾病与健康的概念发生了巨大变化,人们开始重视心理和社会环境因素对健康的影响。

1948年,WHO对人的健康阐述了新的定义:"健康不仅是没有躯体上的疾病和缺陷,还要有完整的心理和社会适应状态。"这一健康观念的更新,使护理内容、护理范畴得到充实和延伸,为护理学的研究开辟了新领域。1955年,美国的莉迪亚·霍尔(Lydia Hall)提出在护理工作中应用"护理程序"这一概念。程序是事物向一定目标进行的系列活动,"护理程序"则是以恢复或促进人的健康为目标而进行的一系列前后连贯、相互影响的护理活动。护理程序的提出,是第一次将系统的、科学的方法具体应用于护理实践,使护理工作有了转折性的发展,随着高等教育的设立及一些护理理论的相继问世,护理专业跨入了一个新的高度。

1966年,美国护理学家韩德森(Henderson)指出:"护理的独特功能是协助个体(患病者或健康人)执行各项有利于健康或恢复健康(或安详死亡)的活动。当个人有足够的体力、意愿和知识时,他能独立执行这些活动,而无须他人的协助。护理的贡献在于协助个人早日不必依靠他人而能独立执行这些活动。"此定义阐明护理以所有人类为对象,护理的目标是使健康的人更加健康并免于疾病(有利于健康),患病的人得到早日康复并免于疾病恶化(恢复健康),濒死的人得以安详走向人生旅程的终点(安详死亡)。

三、以健康护理为中心的阶段

随着护理实践的发展、教育水平的提高、护理研究的开展,以及护理理论的提出,护理已从附属于医疗的技术性职业转变为较独立的为人类健康服务的专业。"2000年人人享有卫生保健"的目标成为护理专业发展的指导方向,护理是以整体人的健康为中心,服务范围扩展到健康和疾病的全过程,服务对象从个体到群体。

1970年,美国护理学家罗吉斯(Rogers)提出:"护理是一种人文方面的艺术和科学,它直接服务于整体的人。护理要适应、支持或改变人的生命过程,促进个体适应内外环境,使人的生命潜能得到发挥。"

1973年,国际护士会提出:"护理是帮助健康的人或患病的人保持或恢复健康(或平静地死去)的。"

1980年,美国护士协会提出:"护理是诊断和处理人类对现存的和潜在的健康问题的反应。"其内容是护士对患者现存疾病的状态和潜在健康问题的评估,依据护理理论确定护理诊断,应用"护理程序"这一科学的护理方法为患者解决问题,并对效果进行评价。这一概念提出护理要作为医疗的合作伙伴,而不是仅执行医嘱,护理的发展不再是注重疾病,而是在重视疾病的基础上更加注重对人的整体护理,注重护理对人类健康的贡献。

第二节　护理学的内容与范畴

一、护理的专业特征

护理和医疗同是医院工作的重要组成部分,护理学的专业特征如下。

(一)为人类和社会提供至关重要的有关康乐的服务

护理目的是提高人们的健康水平,而不完全着眼于报酬。

(二)具有独特的知识体系并通过科学研究不断扩展护理理论

护理学已经形成及发展,护理研究广泛开展,知识体系不断完善。

(三)实践者具有高等教育水平

高等护理教育已广泛开展,使护士在就业前即具有专业所需知识,并达到一定专业标准。

(四)实践者具有自主性,并制定政策法规监督其专业活动

护理已有专门的政策、法规对护理实践活动进行监控,对护士进行管理。

(五)有伦理准则和道德规范指导实践者在专业中做决策

国际护士会(ICN)提出的护理伦理准则指出:"护士的职责是促进健康、预防疾病、恢复健康和缓解疼痛。护理需求是广泛的,护理中蕴含着尊重人的生命、尊严和权利,而且无论国籍、种族、血统、肤色、年龄、性别、政治观点或社会地位等均应获得同等的尊重。护士是为个人、家庭和社区提供健康服务的,而且与其他有关专业人员共同合作完成其服务。"

(六)有专业组织或团体支持和保证实施高标准的实践活动

护理专业组织和护士团体不断扩展,在促进专业发展中起到了极大的作用。

（七）实践者把本专业作为终生的事业

大部分护理工作者把促进护理学发展作为自己的终身目标，通过各种教育机会，提高学历，增加和更新专业知识。

二、护理学的任务和研究范围

（一）护理学的任务

随着护理学的发展，护理学的任务和目标发生了深刻变化。1978 年，WHO 指出："护士作为护理的专业工作者，其唯一的任务就是帮助患者恢复健康，帮助健康的人促进健康。"WHO 护理工作专家委员会会议提出了健康疾病五个阶段中应提供的健康护理。

1.健康维持阶段

帮助个体尽可能达到并维持最佳健康状态。

2.疾病易感阶段

保护个体，预防疾病的发生。

3.早期检查阶段

尽早识别处于疾病早期的个体，尽快诊断和治疗，避免和减轻痛苦。

4.临床疾病阶段

帮助处于疾病中的个体解除痛苦和战胜疾病。对于濒死的个体则给予必要的安慰和支持。

5.疾病恢复阶段

帮助个体从疾病中康复，减少残疾的发生或帮助残疾者，使其部分器官的功能得以充分发挥作用，把残疾损害降到最低限度，达到应有的健康水平。

（二）护理学的研究范围

护理学的研究范围概括为以下几个方面。

1.护理学基础知识和技能

护理学基础知识和技能是各专科护理的基础，进一步研究相关理论在护理学中的应用，探讨护理概念和护理理论的发展，以及"护理程序"和护理活动中的应用是护理工作者的任务。基础医学知识、基础护理措施的原理和方法，以及基本的特殊护理技术操作技能是护理实践的基础。基础护理操作技术的研究和发展对护理实践具有重要意义。

2.临床专科护理

临床专科护理以各医疗专科理论、知识、技能为基础进行身心整体护理，主要包括各专科护理常规、护理措施，如手术及特殊检查的术前、术中及术后护理，各类疾病的护理与抢救心、肾、肺、脑的监护及脏器移植等的护理。随着科学技术和医学的发展，各专科护理也日趋复杂。

3.社区护理

社区护理的对象是一定范围的居民和社会群体。以临床护理的理论知识和技能为基础，以整体观为指导，结合社区的特点，通过健康促进、健康维护、健康教育、管理协调和连续性照顾，直接对社区内个体、家庭和群体进行护理，以改变人们对健康的态度，帮助人们实现健康的生活方式，最大限度地发挥机体的潜能，促进全民健康水平的提高。

4.护理教育

护理教育以护理学和教育学理论为基础,贯彻教育方针和卫生工作方针,培养护理人才,适应医疗卫生服务和医学科学技术发展的需要。护理教育一般分为基本护理教育、毕业后护理教育和继续护理教育三大类。基本护理教育包括中专教育、大专教育和本科教育;毕业后护理教育包括岗位培训、研究生教育;继续护理教育是对从事实际工作的护理人员,提供以学习新理论、新知识、新技术、新方法为目的终身性教育。

5.护理伦理

护理工作中,护士时刻面对患者的生命和利益,不可避免地会遇到需要做出决定的情境,如是否放弃抢救或治疗,是否尊重患者选择治疗方案的权利,治疗或护理方案是否损害了患者的经济利益等。护士如何做出决策,所做出的决定是正确的还是错误的,都是护理的伦理问题,是护理学值得深入探讨的题目。

6.护理健康教育

护理健康教育是护理学不可缺少的一个重要部分,是护理工作者在工作中对护理对象进行健康教育、健康指导的工作。其内容根据护理对象的不同而异,其方法多种多样,可采取交谈、咨询、上课、宣传栏、电视、幻灯、电影、计算机、黑板报等形式,以达到促进患者康复和预防疾病的目的。

7.护理管理

护理管理是运用管理学的理论和方法,对护理工作人员、技术、设备、信息、经济等诸多要素进行计划、组织、指挥、协调和控制等的系统管理,以确保护理工作场所能够提供正确、及时、安全、有效、完善的护理服务。近年来,现代管理学与护理学不断交叉、融合,是护理学重要的研究领域之一。无论是全国性护理团体的领导、护理学院的院长、医院的护理部主任,还是临床护士,都需要有现代管理的知识和能力,从而有效地管理各种组织以及患者。医疗管理体制、专业政策和法规的制定、各种组织结构的设置、人力资源的管理、资金的管理、工作质量的控制和保证等都是护理管理的研究范围。

8.护理科研

运用观察、科学实验、调查分析等方法揭示护理学的内在规律,促进护理理论、知识、技能的更新。

随着科学技术的进步和护理科研工作的开展,护理学的内容和范畴将不断丰富和完善。

第三节　护理人员的基本素质

一、概念

护理人员职业道德,一般指护理人员在履行自己职责的过程中调整个人与他人、个人与社会之间关系的行为准则和规范的总和。护理过程中,这些准则和规范又作为对护理人员及其行为进行评价的一种标准。它同时影响着护理人员的心理和意识,使护理人员形成独特的与职业相关的信念,构成个人思想品质和道德观念。因此,护理道德是护理人员在执行护理工作中对自身行为进行评价的原则规范,以及心理意识和行为活动的总和。

二、护理道德的实质

珍惜生命,尊重人的尊严和权利是护士的天职,对不同民族、种族、信仰、肤色、年龄、性别、政治观点和社会地位的人都要平等对待。因此,护理工作从本质上说就是面对"社会人",尊重患者的生命和患者的权利,在具体工作中给个人、家庭、社会提供健康服务。因此,护理道德的实质也就是对一切人提供人道主义,想患者所想,急患者所急,把患者摆在平等的地位去看待,心怀护理职业的荣誉感和责任感,兢兢业业,不卑不亢,为人类健康作出贡献。

三、护理道德的作用

护理道德是社会意识形态之一,它来源于人们的社会生活和护理实践,同时,又反过来推动社会生活和护理实践。护理道德是一种相对独立的职业道德,是构成整个社会道德的重要组成部分。护理道德是护理人员在各种条件下尽其所能完成护理任务的重要保证,如临床上要求护理人员具有高度的道德责任感,在任何情况下,都坚持把患者的利益放在第一位,用负责的精神全心全意地为患者服务。此外,高尚的护理道德是推进护理工作发展的一个动力,在协调医、护、患三者关系中,护理道德有助于护理人员形成社会主义理想人格。

四、护理道德的基本规范

道德规范又称道德标准。它是社会向人们提出的应该遵循的行为准则,是人们道德行为和道德关系普遍规律的反映。护理道德规范是在长期的护理实践中不断地完善和发展起来的,是社会和护理道德基本要求的概括,是指导和评价护理人员行为、调节护患关系的准则。它来源于医护实践,又服务和指导医护实践,并在实践中不断发展和完善,是护理道德发展的现实性和理想性的统一。

1988 年 12 月,我国颁发的《医务人员医德规范及实施办法》适用于全国各级各类医院、诊所的医务人员,包括医师、护士等。主要内容如下:①救死扶伤,实行社会主义的人道主义。时刻为患者着想,千方百计为患者解除病痛。②尊重患者的人格与权利,对待患者,不分民族、性别、职业、地位、财产状况,都应一视同仁。③文明礼貌服务,举止端庄,语言文明,态度和蔼,同情、关心和体贴患者。④廉洁奉公,自觉遵纪守法,不以医谋私。⑤为患者保守医密,实行保护性医疗,不泄露患者隐私与秘密。⑥互学互尊,团结协作,正确处理同行同事间的关系。⑦严谨求实,奋发进取,钻研医术,精益求精,不断更新知识,提高技术水平。

第二章 护理方法

第一节 系统化整体护理

系统化整体护理是于 20 世纪 90 年代早期发展的一种新的护理模式,是以现代护理观为指导,以护理程序为核心,将临床护理服务与护理管理科学地结合起来,其特点是按照护理程序的科学工作方法,以患者为中心,为患者解决问题,系统地实施整体护理的临床护理组织管理模式。

一、系统化整体护理的产生和发展

20 世纪 70 年代,世界范围内的医学思想发生了巨大的变化,WHO 对健康赋予了新的含义,而生物-心理-社会医学模式的诞生,使以疾病为中心的护理模式向以患者和人的健康为中心的系统化整体护理转变。1994 年,护理博士袁剑云教授将系统化整体护理引入我国。自此,我国护理界掀起了一场改革的浪潮——从功能制护理向系统化整体护理转变。它是一项提高护理质量、改善护士形象、促进护理事业发展的新举措。系统化整体护理在我国的发展大致经历了以下三个阶段。

(一)引进学习阶段

1994 年,袁剑云博士先后在北京、山东、上海等 10 余个省市举办"系统化整体护理与模式病房建设"研习班,帮助护理人员学习和理解系统化整体护理的内涵和实质。

(二)模式病房试点阶段

受过培训的护理管理者及护理骨干回院后纷纷以不同方式、以最快的速度宣传、推广系统化整体护理。1995—1996 年,整体护理模式病房的试点工作在全国各大医院相继开展起来。

(三)模式病房全面推广阶段

模式病房的试点工作取得了显著成效后,我国加大了对模式病房建设的支持,还成立了全国整体护理协作网及全国整体护理专家指导组,对具体工作进行指导,以确保整体护理的顺利进行。

二、系统化整体护理的内涵

系统化整体护理是以现代护理观为指导、以护理程序为核心,将护理临床业务和护理管理的各个环节系统化的工作模式。核心是护理程序,以"整体性、系统化"为基础,是患者解决问题的一种科学方法。

(一)整体性

狭义的整体性是指护理应把服务对象视为生物的、社会的、文化的、发展的人,强调以"人"为中心,护理就是要解决人的整体的健康问题。广义的整体性是指护理专业的整体性,指护理行政与业务、护理管理与品质保证、护理教育与研究及临床护理业务等各个环节都应紧密联系,相互配合,协调一致,以保证整体护理水平的提高。其内涵包括以下四点:①应把患者作为一个整体;②人的一生的整体;③社会的人的整体;④护理制度、护理管理、服务质量、护士素质等是一个整体。

(二)系统化

护理本身是由一些相互关联和相互作用的部分组成的一个系统化的整体。护理业务和护理管理的各个环节、护理程序的各个步骤及护理人员之间的沟通网络是协调一致、连续且环环相扣的完整统一。"系统化"可分为3个层次来理解。第一个层次是临床的工作上,"护理程序"必须系统化,护士对每个工作环节都要做到以护理程序为框架,环环相扣。第二个层次是在医院管理上系统化,在确立护理管理制度、护理职责与护士行为考核标准,考虑护理人员调配与组织,进行护理质量评价方面都应以"护理程序"为框架。第三个层次是在实施系统化整体护理时,为使中国护理改革向前推进,必须在国家政策法规和各级行政管理方面系统化,如有国家方面、省市方面、机构方面和个人方面。

三、系统化整体护理的影响

(一)转变了护士单纯执行医嘱的从属地位

系统化整体护理是以护理程序为核心,护理程序包括评估、诊断、计划、实施和评价五个步骤。它的出现标志着护理人员从单纯的"操作者"转变为"思考者"。实施整体护理后,护士有了自己的护理诊断,有了自己的工作模式——护理程序,除了执行医嘱,可以把更多的时间用于患者的诊断和健康问题的解决上。

(二)将健康教育纳入护士的日常工作,密切了护患关系

系统化整体护理要求护理人员把健康教育贯穿于护理操作的全过程。通过健康教育使护理人员更好地了解患者,正确地评估、照顾患者,从而建立良好的护患关系。

(三)规范了护理表格,便于评价护理效果

系统化整体护理以护理程序为框架设计各种护理表格,如患者入院评估表、健康教育表、住院评估表等。每份表格都有自己的作用,各表格相互联系,环环相扣,它不仅详细地记录了患者住院期间的护理全过程,及时准确地反映了患者情况,而且在护理记录中把患者的问题、护理措施与结果评价联系起来,以体现出患者经护理后的最终效果。

四、责任制护理与系统化整体护理异同点

(一)共同点

责任制护理与系统化整体护理均以现代护理观为指导,按照护理程序的理论与方法开展工作。它们强调护士不是被动的执行者,而是主动的思想者;护士应对患者负责,而不是仅对医师负责;护理不是单纯的技术操作和疾病护理,而是涉及生理、心理、社会等各方面的整体护理;恢复健康的过程不是医护人员单方面的活动,而是医护及其家属共同参与、合作的活动过程。

(二)区别点

(1)责任制护理具有以下特点:强调责任护士应由业务水平高、临床经验丰富的护士承担;强调对患者的护理应有连续性。

(2)系统化整体护理具有以下特点:认为每个护士都可以做责任护士;重视健康教育,视护

理为护患合作性活动;采用标准化护理表格,以减少护士书写病历的时间。

第二节 临床护理路径

临床护理路径(CNP)是一种科学高效的医学护理管理模式,是综合多学科的医疗护理管理计划,属于临床路径的范畴。CNP 和临床路径两者是相辅相成的,对临床路径的全面理解和学习,能更好地促进护理人员对临床护理路径的掌握。

一、临床路径

临床路径的概念最早起源于美国。20 世纪 70 年代早期,美国高速发展的医疗技术和政府服务项目收费的医疗体制,以及不断增加的慢性疾病和老年人口等因素,导致医疗高费用和健康服务资源的不适当利用。美国政府为了降低医疗费用,采用了一系列使医疗资源适当利用的措施。在工业生产中,应用广泛的关键路径技术遂被引入临床工作中,临床路径因此而诞生。其基本原则是根据疾病严重程度的标准和医疗护理强度的标准,政府根据相应的疾病只对医院提供的适当的临床健康服务项目补偿医疗费用,以调控医院临床服务的适当性,控制过度利用。其基础是由耶鲁大学研发的"按病种付费"(DRGs)。因此,医院只能改变内部结构和运作方式,不断地寻求提高医院营运效率、提高医疗服务质量、降低医疗成本的措施。

临床路径是经过医护人员仔细调查、核准,经医疗专家科学论证并经多学科组成员共同商讨制定的疾病康复路径图,是针对某一个病种(或手术),以时间为横轴,以入院指导、诊断、检查、治疗、护理、教育和出院计划等手段为纵轴,制定标准化的治疗护理流程(临床路径表)。它以缩短平均住院日、减少医疗费用支出、节约医疗资源为目的,增强了诊疗活动的计划性,从而有效地降低了医疗成本和有效运用资源,同时,也有利于医疗服务质量的控制和持续改进。

医院拥有领导的重视和支持,并且在做好充分的思想动员与培训后,方可开展临床路径。开展临床路径应遵循以下步骤。①充分尊重患者的意见。②选择要推行的疾病临床路径或手术。③选择开展临床路径的团队人员。④制定临床路径图。⑤确定预期目标,建立评价标准。⑥资料的收集与记录。⑦阶段评估与分析。

随着中国医疗卫生事业的发展,以患者为中心的整体医疗与整体护理正在作为一种先进的服务理念广为应用。我国已于 2009 年 12 月试点启动临床路径,2010 年 1 月—2011 年 10 月组织开展试点实施,现已完成了评估总结工作,获得了丰富的经验。

二、CNP

CNP 是患者住院期间的护理模式,是有计划、有目的、有预见性的护理工作。它依据每天护理计划标准,为患者制订从入院到出院的一整套医疗护理整体工作计划和健康教育的路线图或表格,使护理工作更加标准化、规范化。

(一)CNP 的产生和发展

1985 年,美国波士顿新英格兰医疗中心的护士和助手最先运用护理程序与工业中关键路径的概念。之后,CNP 逐渐在欧美等国家和地区得到了应用和推广。20 世纪 80 年代末,CNP 已经成为美国开发的护理标准化工具。虽然 CNP 已于 20 世纪 90 年代传入我国,2002 年,在北京召开了"临床路径研讨会"后,临床路径才开始应用于医疗护理服务。随着 CNP 在国内许多医院不断推广,CNP 作为医院医疗质量与服务质量管理改革的一项重要工具,已取得了明显的效果。

(二)CNP 的实施

1.CNP 的制定

CNP 是指导临床护理工作的有效工具,它的制定必须满足以下条件。

(1)体现以患者为中心的原则。

(2)由多学科组成的委员会共同制定护理路径。

(3)以取得最佳护理效果为基本水准。

(4)依据现有的国际、国内疾病护理标准。

(5)有委员会签署发布的文字资料,能结合临床实践及时予以修改。

(6)由委员会定期修订,以保证符合当前的护理标准。

2.CNP 的内容

CNP 的内容:查看前一天护理路径记录,进行实验室检查,实施治疗护理措施,进行用药、饮食、健康教育等。

3.CNP 的步骤

(1)患者入院后由主管医师、责任护士对患者进行评估,建立良好的护患关系,解释 CNP 的有关内容、目的和注意事项等,患者和家属同意实施后,签订知情同意书。

(2)护理小组长协同责任护士在 24 小时内制订护理计划。

(3)CNP 护理放于护理病历中,便于当班护士按照 CNP 上的参考时间落实措施,将 CNP 患者病历悬挂于床尾,告知患者在各时间段医师和护士将要为其做的治疗和护理。

(4)护理小组长按每阶段内容认真执行和评估,病区医师、护士共同参与 CNP 实施,并得到科主任的指导。

(5)护士长通过每天的护理查房来检查患者是否达到预期目标,科护士长不定时进行检查与指导。对不能达到预期目标的患者,质量控制小组人员共同分析,给予修改、补充或重新给患者制订护理计划和措施,完善和更新 CNP。

(6)出院前,护士长对 CNP 成效指标进行总结和评价。

(三)CNP 的作用

CNP 作为一种提高医疗护理质量、降低医疗护理成本的全新医疗护理服务模式,现已受到越来越多的医院管理者和医护人员的青睐。

CNP 主要有以下几个作用。

1.有利于健康教育的规范化,显著地提高护理效果

CNP 实施后,护士有更多的时间深入病房,按设置好的程序有序执行,保证临床护理工作持续改进和提高,使健康教育做到有章可循,明显提高了整体护理质量。与以往对患者进行单纯的灌输式的单一教育不同,CNP 教育方式是通过个别指导、讲解、操作示范、观看录像等方法,使健康教育模式向多向交流转化。

2.有利于提高患者的生活质量

CNP的制定须遵循以患者为中心的原则,在具体的临床工作中护理人员也应以患者为中心指导、协调护理工作。CNP以严格的时间框架为指导,使患者明确自己的护理目标,充分尊重了患者的知情权和监督权。不同的护理人员在CNP的帮助下,也能很好地相互交流、传递信息,保证患者的护理工作的延续性。

3.有利于护理工作的标准化,提高护理质量

CNP是经多学科联合委员会审定的科学、实用、表格化的护理路线图。护理人员有预见性、计划性、主动性、连续性地实施护理,帮助患者以最快的速度完成各项检查、诊疗,掌握相关健康知识,对疾病发展、转归、预后进一步了解,使患者变被动为主动,配合治疗和护理,并能有效地减少护理疏漏。CNP使记录简单、一目了然,减少了护理文件书写记录的时间,护士有更多的时间,按设置好的程序有序执行。CNP克服了部分护理人员的知识缺陷,使其有章可循,明显提高了整体护理质量。

4.有利于增强医护人员团结协作精神

CNP使护理人员能够全面、准确地观察患者病情,能及时向医师提供患者全面、准确的信息,从而减少不必要的医疗处置,避免资源浪费,同时,减少病患住院时因医护人员处理程序不同而产生的各种变异情况。医护人员团结协作精神得到增强,保证了患者住院期间医护工作的连续性和协调性,从而提高了服务质量和工作效率。

5.有利于有效地减少护理差错,提高患者对医院工作满意度

CNP可使单病种的诊疗过程更加标准化、规范化、程序化,医护人员可以按照规程为患者提供医疗服务,以此来规范医疗行为。患者在住院期间能得到最有效、最有利的医疗护理服务,因此,在很大程度上能杜绝护理人员由于遗忘或个人疏忽造成的护理差错,从而避免医疗纠纷或医疗事故的发生。

我国很多地区都对CNP进行了尝试,不少患者在其中接受人性化的护理服务,能真切感受到护士的关爱与家属的亲情,无论是从生理还是心理上,均能使其获得极大的满足感和安全感,充分体现了"以人为本"的护理内涵。

三、变异的处理

患者在住院期间,不一定完全都能按照预先设计好的路径接受诊疗和护理,个别患者在假设的标准中出现偏差或在沿着标准临床路径接受医疗照护的过程中有所变化,这种现象称为变异。

根据引起变异因素的来源不同,临床路径研究人员将变异分为3类,即与医院系统相关的变异、与医务人员相关的变异和与患者相关的变异。

一旦出现负性变异,医务人员应迅速、科学而全面地分析变异原因,结合客观实际,找出解决变异的最佳措施,不断修改、完善临床路径,积累经验。变异处理的成效如何,在很大程度上取决于所有医务人员对变异的认识和接受程度,以及医院各个系统和部门的合作与协调。需要特别强调的是,对于变异的处理应因人而异,任何情况下,都不能偏离科学的论据与论断,只有这样,才能使临床路径得到不断的完善和发展。

第三节 循证护理

循证护理是 20 世纪 90 年代受循证医学影响而产生的一种新的护理理念,直译为"以证据为基础的护理",马尔霍尔(Muhall)将其定义为"护理人员在计划其护理活动中,将科研结论与临床经验、患者需要相结合,获取实证,并作为临床护理决策的过程"。

一、循证护理的产生与发展

循证护理的产生源于循证医学。1991 年,加拿大麦克马斯特大学的内科医学戈登·盖亚特(Gordon Guyatt)博士在前人的基础上,最先提出了"循证医学"这一术语。同校大学护理系的一位教授最早将循证医学应用于护理工作,提出循证护理的概念,之后其观点迅速得到了广泛的关注和研究。循证护理在 20 世纪 90 年代的迅速兴起和发展,得益于两个条件:信息与网络技术的发展和政府的重视。

循证护理是 20 世纪 90 年代随着循证医学的发展而产生的一种护理新理念、新概念、新观点和新思维。如今,循证观念正在向许多其他学科渗透,其中循证护理既是循证医学的重要组成部分,又是独立的实践与研究领域,已引起世界上许多国家的重视。循证护理是护理人员在计划其护理活动过程中,将科研结论与临床经验、患者需求相结合,获得实证,并作为临床护理决策依据的过程。

随着中国护理事业的发展,临床护理、护理科研和护理教育体系不断完善,以实证为基础的循证护理已经开始受到学术界和临床护理工作者的高度重视。因此,积极探讨循证护理实践与研究,提出切实可行的对策,对促进中国循证护理的运用和发展、提高护理质量具有重要意义。

二、循证护理的概念与内涵

(一)概念

循证护理又称实证护理或以证据为基础的护理,其定义为慎重、准确、明智地应用当前所获得的最佳的研究依据,并根据护理人员的个人技能和临床经验,考虑患者的价值、愿望与实际情况,将三者结合起来制定出完整的护理方案。其核心是运用现有最新、最好的科学证据为服务对象提供服务,即以有价值的、可信的科学研究结果为证据,提出问题,寻找实证,并且运用实证,对患者实施最佳的护理。

(二)内涵

循证护理包含 3 个要素:①可利用的最适宜的护理研究依据;②护理人员的个人技能和临床经验;③患者的实际情况、价值观和愿望。护理人员在制订患者的护理计划时应将这三个要素有机地结合起来,树立以科学研究指导实践、以科学研究带动实践的观念,促进护理学科的发展。同时,专业护理人员的经验积累也是护理实践不可缺少的财富。整体护理的中心理念是以患者为中心,从患者的实际情况出发,这同样也是循证护理的基本出发点,如果只注重统一化的所谓最佳行为,就会忽视个体化的护理。

三、循证护理的实践程序

(一)实践循证护理的原则

循证护理的操作原则是根据可靠信息决定护理活动,实践循证护理应遵循的原则包括以下几点。

(1)根据有关护理信息提出相应问题。

(2)根据最优资料和临床资料,搜索最佳证据。

(3)评价各种证据的科学性和可靠性。

(4)结合临床技能和患者的具体特点,将证据应用于临床实践。

(5)评价实践后的效果和效率并进行改进。

(二)循证护理的实践程序

一个完整的循证护理程序由 5 个基本步骤组成:①确定临床护理实践中的问题;②检索有关文献;③分析与评价研究证据;④应用最佳证据指导临床护理实践;⑤实践反馈,对应用的效果进行评价。

(三)循证护理应用方法举例

根据临床问题和情况,按照循证护理程序的实践步骤实施。例如,对创伤性骨折患者出现患肢肿胀、疼痛等问题进行循证护理实践,举例如下。

(1)确定问题:多数创伤性骨折患者急诊入院时患肢肿胀明显,疼痛难忍,治疗上通常采用静脉滴注 20%甘露醇或 β-七叶皂苷钠,5～7 天肿胀消退方可进行手术,这不仅增加了患者的经济负担和护理人员工作量,也影响了病房床位周转。

(2)检索证据:查阅相关资料,获得具体检索结果。

(3)分析、评价证据:冷疗可以使局部创面迅速降温,并可抑制组胺类炎性递质的释放,抑制微血管的通透性,减轻水肿,抑制高代谢,使局部温度降低到皮肤疼痛阈值下,从而有效地缓解肿胀与疼痛。

(4)应用证据:对急性创伤(伤后 24～48 小时)、患肢明显肿胀、疼痛但周围循环良好的患者进行冷疗,同时,可将患肢抬高 15°～20°,观察肿胀消退及周围血运情况。

(5)评价护理效果:患肢两天后明显消肿,疼痛减轻,第 3 天可以进行手术。

四、循证护理对护理工作的促进

(一)促进护理科研成果在临床中的应用

循证护理过程中,护理人员在临床实践中查找期刊资料和网络资源的同时,也运用了相关问题的先进理念和科研成果,这些科研成果又在临床实践中得到了验证、推广及修正,并再次用于指导临床护理实践。

(二)促进护理人员知识更新及科研水平的提高

循证护理是科学指导护理实践的方法,使以经验为基础的传统护理学向以科学为依据的现代护理学发展。在循证护理实践时,护理人员要打破基于习惯轻视研究的传统,这就要求护理人员具备扎实的医学知识、专业技能和临床护理知识,不断提高和丰富自己的专业水平,完善自身知识结构,才能准确把握,圆满地完成护理任务。

(三)改进护理工作效率,提高护理服务质量

推行循证护理能提高临床护理工作的质量和卫生资源配置的有效性。将证据应用于临床护理实践,可以避免一些不必要的工作步骤,一些低效率的操作也能被经过实践证明更有效的操作取代,同时,还可以减少不必要的试验性治疗。因此,花费在低效率操作和试验性干预上的时间和费用就可大大缩减,使护理实践工作在效率和效益两个方面受益。

(四)促进护患关系的改善

循证护理改变了以往医护人员掌握主动权而患者只能被动接受治疗和护理的传统观念,要求护理人员有义务和责任将收集、获取的信息、证据告知患者及家属,使其了解当前有效诊疗方法、不良反应及费用等,护患双方相互交流,使患者及家属根据自己的意愿和支付能力酌情进行选择,增强患者的自我意识和能力,有利于获得患者及家属的信任,达到最佳护理效果。因此,循证护理使传统的护患关系发生了质的变化。

(五)循证护理促进护理学科的发展

许多护理手段停留在约定俗成的习惯与经验阶段,缺乏科学依据。循证护理的出现打破了传统的思维和工作模式,为护理学的发展指明了方法论,使临床护理发展科学化,它以科学的方式促使经验向理论升华,从而促进了护理学的发展。

(六)具有很大的经济学价值和法律意义

循证护理的理念是将科学与技术结合起来,为成本-效益分析提供依据,有利于节约资源,控制医疗费用的过快增长,具有经济学价值。此外,循证护理是通过正确利用及分析大量的临床资料来制定护理决策的,在此基础上进一步做出判断以指导临床各项治疗、护理措施,这一过程有着严格的事实依据。在法律规范日臻完善和患者维权意识日益增强的今天,将循证护理运用于临床,不失为临床护理人员维护患者利益和保护自身合法权益的有力措施。

循证护理是20世纪90年代护理领域中兴起的新观点、新思维,这个观念同整体性护理一样,应渗透到护理的各个领域,一旦为护理人员所认同和接受,将使护士行为产生巨大的转变。

第三章　手术室护理

第一节　手术室护理概述

手术室护理工作的内容主要为手术室管理和手术患者的护理。

手术室管理包括对手术室设施、仪器设备、手术器械、周围环境、常用药品的管理,要求物品配备齐全、功能完好并处于备用状态。手术间内部设施、温控、湿控要求应当符合环境卫生学管理和医院感染控制的基本要求。

手术室护理工作具有高风险、高强度、高应急等特点,因此,必须与临床科室等有关部门加强联系,有效预防手术患者在手术过程中的意外伤害,保证手术患者的安全和围术期各项工作的顺利进行。

手术室护理采用以手术患者为中心的整体护理模式,根据岗位各司其职,但又须相互密切合作,共同完成护理任务。

一、手术室巡回护士

(一)手术前一日

1.术前访视

术前一日至病房访视手术患者,有异常、特殊情况及时交班。

2.术前用物检查

检查灭菌手术用物是否符合规范、准备齐全;检查次日手术所用仪器、设备性能是否正常;检查次日手术特殊需求能否得到满足(如骨科和脑外科特殊体位的手术床准备)。

(二)手术当日

1.术前

(1)检查手术灭菌包的有效期和室内各类用物、仪器设备、医用气体是否齐全;调节室内温湿度,做好环境准备;检查室内恒温箱是否调节至适当温度。

(2)核对手术通知单无误后,由手术室工作人员(一般为工勤人员)至病房接手术患者;病房护士陪同手术患者至手术室半限制区,与手术室巡回护士进行手术患者交接,共同核对手术患者身份、手术信息、术前准备情况及所带入用物,正确填写手术患者交接单并签名,适时进行心理护理。

(3)手术室巡回护士将手术患者转运至手术间内手术床,做好防坠床措施。协助麻醉医师施行麻醉。

(4)按医嘱正确冲配抗生素,严格遵守用药查对制度,并于划皮前30~60分钟给药。

(5)协助洗手护士穿无菌衣。提供手术操作中所需的无菌物品(如手套、缝针等)。

(6)与洗手护士共同执行手术物品清点任务。按规范正确清点纱布、器械、缝针等术中用物的数量和检查完整性,及时、正确地记录清点内容,并签字。

(7)严格执行手术安全核查制度。在麻醉前、手术划皮前,手术室巡回护士、手术医师、麻醉医师共同逐项核查确认手术安全核查表内容,并签字。

(8)手术护理操作尽量在手术患者麻醉后进行。例如,留置导尿管、放置肛温测温装置等,尽量减少手术患者的疼痛。操作时,要注意保护患者的隐私。

(9)正确放置手术体位,充分暴露手术视野;妥善固定患者肢体,约束带松紧适宜,维持肢体功能位,防止受压;床单保持平整、干燥、无皱折;调节头架、手术操作台高度;调整无影灯位置、亮度。

(10)正确连接高频电刀、负压吸引、外科超声装置、腹腔镜等手术仪器设备,划皮前完成仪器设备自检,仪器脚踏放置在适宜的位置;完成手术仪器使用前准备工作,如正确粘贴高频电刀电极板、环扎止血仪器的止血袖带。

(11)督查手术人员执行无菌操作规范的情况,如手术医师外科洗手、手术部位皮肤消毒、铺无菌手术巾等操作,及时指出违规行为。

2.术中

(1)维持手术间室内环境整洁、安静、有序。严格督查手术医师、洗手护士、麻醉医师、参观手术人员、实习学生遵守无菌操作原则、消毒隔离制度和手术室参观制度。

(2)密切关注手术进展,调整无影灯灯光,及时供给手术操作中临时需求的无菌物品(如器械、缝针、纱布、吻合器、植入物等),并记录。

(3)注意手术患者的生命体征波动。保持静脉输液通路、动静脉测压通路、导尿管等通畅;观察吸引瓶液量,及时提示手术医师术中出血量;定时检查、调整手术患者的手术体位,防止闭合性压疮的发生。

(4)术中输液、输血、用药必须严格遵守用药查对制度。紧急情况下执行的术中口头医嘱应复述两遍后经确认再执行,术后手术医师必须补医嘱。

(5)熟练操作术中所需仪器设备。例如:正确调节高频电刀、超声刀、心脏除颤仪等仪器设备的参数;变温毯的故障排除、电钻术中拆装。

(6)手术中在非手术部位盖大小适宜的棉上衣保暖。术中冲洗体腔的盐水,水温必须在35～37 ℃。遇上大手术或年老体弱患者,要根据现有条件加用保温装置(温水循环热毯或热空气装置)。

(7)术中手术标本及时与洗手护士、手术医师核对后放入标本袋存放(特殊情况除外)。如手术标本需快速做冷冻切片检验,必须及早送检。

(8)术中发生应急事件(如停电、心脏停搏、变态反应等),应按照手术室应急预案,及时积极配合抢救,挽救患者生命。

(9)与洗手护士在关闭腔隙前、关闭腔隙后及缝皮后分别共同执行手术物品清点制度,按规范正确清点术中用物数量,完整、正确、及时地记录,并签字确认。

(10)准确及时书写各类手术室护理文件和表单。

3.术后

(1)协助医师包扎手术切口,擦净血迹,评估患者皮肤情况,采取保暖措施,妥善固定肢体,执行防坠床措施。固定各种引流管及其他管道,防止滑脱,待麻醉医师记录尿量后,将尿袋内的尿液放空。

(2)手术患者离开手术间前,手术室巡回护士、手术医师、麻醉医师共同再逐项核查、确认手术安全核查表、手术患者交接单内容并签字。

(3)在手术人员协助下,将手术患者安全转运至接送车。手术患者的病历、未用药品、影像学资料等物品随手术患者带回病房或监护室。护送手术患者离开手术室。

(4)严格执行手术室标本管理制度。手术室巡回护士、手术医师、洗手护士共同再次核对手术标本,正确保存、登记、送检。

(5)清洁、整理手术间设施、设备、仪器,填写使用情况登记手册。所有物品物归原位,更换手术床床单及被套,添加手术间常用的一次性灭菌物品如手套、缝线等。若为感染手术,则按感染手术处理规范进行操作。

(6)正确填写各种手术收费单。

二、手术室洗手护士

(一)手术前一日

(1)了解手术情况:次日手术患者病情、手术方式、手术步骤,以及所需特殊器械、物品及仪器设备。

(2)协助巡回护士检查术前用物。

(二)手术当日

1.术前

(1)协助巡回护士检查灭菌器械、敷料包是否符合规范、准备齐全;准备手术所需一次性无菌用品,包括各类缝针、引流管、止血用物和特殊器械等;准备次日手术所用仪器、设备。

(2)严格按照查对制度检查无菌器械包和敷料包的有效期、包外化学指示胶带及外包装完整性、是否潮湿及被污染。在打开无菌器械包和敷料包后,检查包内化学指示卡。严格按照无菌原则打开器械包和敷料包。

(3)提前15分钟按规范洗手、穿无菌手术衣、戴无菌手套。

(4)与巡回护士共同执行手术物品清点制度。按规范正确清点纱布、器械、缝针等术中用物的数量、检查完整性,按规范铺手术器械台。

(5)协助并督查手术医师按规范铺无菌巾,协助手术医师系无菌手术衣带、戴无菌手套。

(6)严格按照无菌原则将高频电刀、负压吸引、外科超声装置、腹腔镜等各种连接管路或手柄连接线交予巡回护士连接,并妥善固定在手术无菌区域。

2.术中

(1)严格执行无菌操作,遇打开空腔脏器的手术,须用无痛碘纱布垫于其周围。及时回收处理相关器械,关闭空腔脏器后更换手套和器械。

(2)密切关注手术进展及需求,主动、正确、及时地传递器械、敷料及针线等。

(3)及时取回暂时不用的器械,擦净血迹;及时收集线头;无菌巾一经浸湿,及时更换或加盖,手术全程保持手术操作台无菌、干燥、整洁。

(4)密切关注手术进展,若术中突发大出血、心搏骤停等意外情况,要沉着冷静,积极配合手术。

(5)密切注意手术器械等物品的功能性与完整性,发现问题及时更换;规范精密器械的使用与操作。

(6)与手术医师正确核对并保管术中取下的标本,按标本管理制度及时交予巡回护士。

(7)妥善保管术中的自体骨、异体骨、移植组织或器官,不得遗失或污染。

(8)正确管理术中外科用电设备的使用,防止电灼伤患者和手术人员。

(9)术中手术台上需用药物时,按查对制度抽取药物,并传递于手术医师使用。

(10)术中需使用外科吻合器、手术植入物时,应及时向巡回护士通报型号、规格及数量,与手术医师、巡回护士共同核对后,方能在无菌区域使用。

(11)与巡回护士在关闭腔隙前、后及缝皮后分别按手术用物清点规范正确清点术中用物数量并检查完整性。

3.术后

(1)协助巡回护士做好手术患者的基础护理工作,并协助将患者安全转运至接送车上。

(2)按手术用物清点规范,在手术物品清点记录单上签字。

(3)与手术医师、巡回护士共同核对手术标本。

(4)对常规器械、专科器械和腹腔镜器械等进行规范清洗和处理,精密器械和贵重器械单独进行规范清洗和处理,若为感染手术,则按感染手术处理规范对器械、敷料等物品进行处理。

三、手术室器械护士

(1)每天上午检查灭菌物品的有效期、包外化学指示胶带及外包装情况;清点手术器械包与敷料包数量;及时补充添加一次性消毒灭菌物品。

(2)检查包装,保持灭菌区和无菌物品存放区清洁整齐,保持敷料柜、无菌用品柜上用物排列整齐、定位放置、标签醒目。无菌用品柜上的无菌包和一次性消毒灭菌物品按失效日期的先后顺序排列。

(3)检查、核对每包手术器械的清洁度、完好性与关节的灵活性,对损坏或功能不良的器械进行更换或及时送修。

(4)负责待灭菌器械及物品的包装,选择正确的包装方法及材料,按规定放置包外及包内化学指示物,并填写灭菌物品包装的标识,若遇硬质容器还应检查安全闭锁装置。

(5)负责每天对预真空压力蒸汽灭菌、过氧化氢低温等离子灭菌和环氧乙烷灭菌的技术操作,保证灭菌手术物品及时供应。

(6)根据手术通知单准备并发放次日手术用器械、敷料。如需特殊手术器械,应立即准备做灭菌处理并发放;如需植入物及植入性手术器械,在生物监测合格后,方可发放。

(7)负责外来器械及手术植入物的接收、清点、清洗、核对、消毒灭菌及监测登记发放工作。

(8)负责手术器械的借物管理,严格执行借物管理制度。

(9)对清洗、消毒、灭菌操作过程、日常监测和定期监测进行具有可追溯性的记录,负责保存清洗消毒监测资料和记录不少于6个月,保留灭菌质量监测资料和记录不少于3年。

(10)专人负责管理精密器械与贵重器械,督查各专科组员进行保养管理工作,并做相应记录。

(11)负责与各专科组长之间保持沟通,了解临床器械使用情况,每半年对器械进行一次保养工作。

(12)根据持续质量改进制度及措施,发现问题及时处理,认真执行灭菌物品召回制度。

四、手术室值班护士

(1)与日班护士交班前,完成手术间内基数物品、体位垫、贵重仪器及值班备用物品的清点核对,做到数量相符、定位放置并登记签名。核对所有术中留取标本,确认手术标本、病理申请单、标本送检登记本三者书写内容一致。

(2)与日班护士交班前,按次日手术通知单检查并核对次日手术所需器械、敷料及特殊手术用物;检查灭菌包有效期、灭菌效果及是否按失效日期进行先后顺序排列。

(3)与日班护士进行交接班,全面了解手术室内各种情况,做到心中有数。

(4)根据轻重缓急,合理安排并完成急诊手术,积极并正确应对可能出现的各种突发事件,若遇重大问题,应及时与医院总值班人员或手术室护士长取得联系。

(5)仔细核对次日第一台手术患者的姓名、病区床号和住院号,如信息缺失或错误,应与相关病房护士和手术医师及时沟通。

(6)值班过程中,若接到次日选择性手术安排有改变通知,应及时向手术室护士长及麻醉科汇报,征得同意,通知供应室更换器械、敷料,准备特殊手术用物,并做好次日的晨交班。

(7)临睡前仔细巡视手术室,负责将手术间内所有物品及仪器、设备归于原位。认真检查手术室内所有门窗、消防通道、水、电、中心供气、中心负压、灭菌锅等开关的关闭情况,若发现问题,及时处理解决。

(8)次日晨巡视手术间,检查特殊手术用物是否处于备用状态(如 C 型臂机、显微镜、腹腔镜、体外变温毯等)。开启室内恒温箱,调节至适当温度并放置 0.9% 的生理盐水。检查洗手用品(如手刷、洗手液等)是否处于备用状态。

(9)负责检查待灭菌器械的灭菌状况,保证次日第一台手术器械的正常使用。

(10)按照手术通知单顺序,安排接手术患者。迎接第一位手术患者入室,核对手术患者身份、手术信息、术前准备情况及所带入用物,正确填写手术患者交接单并签名。做好防坠床和保暖工作,进行心理护理。

(11)完成手术室护理值班交班本的填写,要求书写认真、字迹清楚、简明扼要,内容包括值班手术情况及手术室巡视结果、物品及手术标本清点结果、当日手术器械及特殊手术用物准备情况等。

(12)第一值班护士参加手术室晨间交班,汇报相关值班内容。

五、手术室感染监控护士

(1)每天对含氯消毒剂进行浓度监测。至少每周一次对戊二醛浓度进行监测。每月对手术室空气、无菌物品及器械、化学灭菌剂、物体表面和手术人员手进行细菌培养监测。每半年对紫外线灯管强度进行监测。

(2)负责收集、整理、分析相关监测数据和结果,将化验报告单按时间顺序进行粘贴保存;一旦细菌培养监测不合格,应及时告知护士长,查明原因,采取有效措施后,再次进行细菌培养监测,直至培养合格。

（3）负责将细菌培养监测的数据和结果报告护士长和医院感染控制部门。

（4）监督和检查手术室消毒隔离措施及手术人员无菌操作技术,对违反操作规程或可能污染环节应及时纠正,并与护士长一同制定有效防范措施。

（5）完成手术室及医院感染知识的宣传和教育工作。

六、手术室护理教学工作

（1）根据手术室护理教学计划与实习大纲及实习护生学历层次,制订手术室临床带教计划,包括确立具体教学目标、教学任务、考核内容与方法,并安排教学日程。

（2）完成手术室环境、规章制度、手术室工作内容、常用手术器械物品、手术体位、基本手术配合等手术室专科理论教学,达到手术室护理教学计划与实习大纲的要求。

（3）进行手术室专科操作技能教学,完成外科洗手、铺无菌器械台等基本手术室操作的示教与指导;带领实习护生熟悉各种中小手术的洗手及巡回工作,并逐步带教实习护生独立参加常见中小手术的洗手工作。

（4）带领实习护生参与腹腔镜、泌尿科、脑外科、胸骨科等大型疑难手术的见习教学。

（5）带领实习护生参与供应室工作,完成供应室布局、器械护士工作内容、常用消毒灭菌方法及监测等理论教学,并指导实习护生参与待灭菌器械及物品的包装等操作。

（6）开展手术室专科安全理论教育,防止实习护生发生护理差错和事故。

（7）及时与手术室护士、实习护生进行沟通,了解实习护生学习效果,反馈信息和思想动态,及时并正确解答实习护生提问,满足合理学习要求。

（8）负责组织实习护生总复习,完成手术室专业理论、专科技术操作考核;完成实习考核与鉴定意见的填写。

（9）对实习护生进行评教评学,征求实习护生对手术室护理教学及管理的建议和意见,提出整改措施,及时向护士长及科护士长反映实习期间存在的情况。

七、手术室护理管理工作

手术室护士长作为手术室的主要管理者,全面负责手术室的护理管理工作,保证手术室高质量的工作效率和有效运转。

（1）全面负责手术室的护理行政管理、临床护理管理、护理教研管理及对外交流。

（2）制定手术室护理工作制度和各级各班各岗位护理人员职责、手术室护理操作常规、护理质量考核标准,督查执行情况并进行考核。负责组织手术室工勤人员的培训和考核。

（3）合理进行手术室护理人员排班,根据人员情况和手术特点科学地进行人力资源调配。定期评估人力资源使用情况,负责向护理部提交人力资源申请计划。合理进行手术室人才梯队建设。

（4）每天巡视、检查并评估手术配合护理质量和岗位职责履行情况,参加并指导临床工作。检查手术室环境清洁卫生和消毒工作,检查工勤人员工作质量。

（5）定期组织与开展科室的业务学习并进行考核,关注学科及专业的发展动态。负责组织和领导科室的护理科研普及推广和护理新技术应用。

（6）对手术室护理工作中发生的隐患、差错或意外特殊事件,组织相关人员分析原因并提出整改措施和处理意见,及时上报护理部。

（7）填报各类手术量统计报表，与手术医师及其他科室领导进行沟通和合作。

（8）负责手术室仪器设备、手术器械购置前的评估和申报。定期检查并核对科室物资、一次性耗材的领用和耗用情况，做好登记，控制成本。

第二节　安排手术与人员

手术室护士长应合理安排择期手术与急诊手术，并保证手术室护士的配置满足手术需要。同时，手术室护士每天都应对次日行手术的患者进行术前访视。

一、手术预约

（一）择期手术预约

1.手术预约

所有择期手术由手术科室医师提前向手术室预约，一般在手术前一天上午，按规定时间通过电脑预约程序完成。择期手术预约的具体内容包括手术患者姓名、病区、床号、住院号、性别、年龄、术前诊断、拟定手术名称、手术切口类型、手术者（主刀、第一助手、第二助手、第三助手、第四助手）、参观人员、麻醉方式、手术特殊体位和用品等。

2.手术房间安排

手术室护士长应根据不同类型的手术，安排不同级别的手术间。安排原则为无菌手术与污染手术分室进行；若无条件，应先进行无菌手术，后进行污染手术。安排手术时，应注意以下事项：①护士长应在手术日前一天的规定时间内完成次日择期手术安排，并在电脑确认提交后，向全院公布信息，相关手术科室医师可由医院内网查询。②临时增加或更改择期手术顺序，手术科室医师须与手术室护士长和麻醉医师协商后决定手术时间，并及时更换手术通知单。③手术因故取消，手术科室医师应填写停刀通知单，及时与手术室护士长和麻醉医师沟通。

（二）急诊手术安排

急诊手术由急诊值班医师将急诊手术通知单填写完整（内容同择期手术），送至手术室，由手术室护士长或手术室值班护士根据急诊手术患者病情的轻重缓急、手术的切口分类，与麻醉科进行沟通后及时安排。如遇紧急抢救，急诊值班医师可先电话通知手术室，同时，填写急诊手术通知单；手术室负责人员接电话后，应优先予以安排并与麻醉科沟通，5分钟内答复急诊手术患者入室时间，做好一切准备工作，以争取抢救时间。

二、手术人员安排与术前访视

（一）手术室护士的配置和调配

为保证医疗活动的正常进行，须根据各医院的实际工作量合理进行人员配置，一般综合性医院手术室护士与手术台比例为（2.5～3.5）∶1，同时，须遵循以下原则，结合动态调配，将每个人的能力发挥到极致，达到人尽其用，物尽其用。

1.年龄结构配备

年龄结构合理，老、中、青结合，根据各年龄的不同特点合理安排，建议采用1∶2∶1的比例。

2.职称配备

各级职称结构合理,形成一个不同层次的合理梯队,高、中、初级职称的比例为(0～1)∶4∶8;800张以上床位的医院或教学医院的比例可调整为 1∶3∶6。

3.专业能力配备

专业能力结构合理,根据从事本专业的年限和实际工作能力分高(10 年以上)、中(5～10年)、低(5 年以下)层次。

(二)日间人员安排

手术前一天,在完成手术间安排后,麻醉科、手术室分别进行人员安排,按常规每台手术配备洗手护士和巡回护士各 1 名,特大手术如心脏手术、移植手术、特殊感染手术等,根据实际情况分别配备洗手护士和巡回护士各两名。根据不同的麻醉方式配备麻醉医师1～2 名。

(三)夜间及节假日人员安排

除正常值班护士外,另设有备班,由第一值班护士根据手术需要进行人员统一调度安排;遇突发紧急事件时,向护士长汇报统一调配。

(四)手术前访视

1.访视目的

访视目的是通过术前访视,对手术患者进行第一次身份核对和手术核对,同时,对手术患者进行术前宣教和整体评估,了解手术患者心理需要,缓解其紧张和恐惧心理。

2.访视方法及内容

手术前一天,由次日负责相关手术的巡回护士进行术前访视。手术室护士进入病房查看病史,核对术前知情同意书和手术医嘱,核对相关诊断报告和影像学资料,仔细查阅手术患者的一般生命体征、疾病史、手术史、过敏史、特殊化验指标(如乙肝、丙肝、梅毒、艾滋病等)、与输血相关的表单是否齐全等。与病房护士进行交流,了解手术患者的一般情况后对手术患者进行身份核对和术前宣教。与手术患者进行核对,包括:①开放式地询问手术患者姓名、年龄等基本信息;询问手术患者手术部位和手术方式,与病历核对。②核对身份识别腕带。③核对手术标识。为手术患者进行手术前宣教,内容包括:手术室及手术流程简介;禁食、禁水情况;术日晨注意事项,包括病服反穿,不能穿内衣裤,去除饰物、义齿、隐形眼镜等,小便排空,如有体温异常、经期情况及时向手术医师说明;入手术室后须知,包括防止坠床的事宜、麻醉配合、可能遇到的护理问题及配合方法指导等;询问手术患者有无特殊需求。最后按术前访视单内容对手术患者进行评估,并正确填写。

(五)手术资料汇总

每天实施的所有手术,应以手术科室为单位按手术类别(急诊、择期、日间手术)进行分类,详细登记,每月汇总完成月报表交予医务处,同时,保存原始资料。

第三节 转运和交换

一、转运者及转运车要求

根据手术通知单,手术室工勤人员通过手术推车或平车的方式前往病房接手术患者,外出接送手术患者时,必须严格按要求穿外出衣、换外出鞋,检查患者推车的完好性,并保持棉被清洁、整齐无破损。

二、交接内容

转运者到达病房后,先核对手术患者的姓名、床号、住院号,准确无误后,协助将手术患者移动至患者推车上。病区护士应携带病历和手术所需物品护送手术患者至手术室,并与巡回护士在手术室门口半限制区进行交接,具体内容为:①根据病历内手术知情同意书和身份识别带核对手术患者姓名、病床号、住院号、拟手术名称、药物过敏史和血型。②检查手术标识是否准确无误。③确认禁食情况和肠道准备等术前准备均已完成,检查手术患者的手术衣是否穿戴正确,是否已取下义齿、饰物等。④评估手术患者神志、皮肤情况、导管情况。⑤核对带入手术室的药物、影像学资料、腹带等特殊物品。交接核对无误后,病区护士与巡回护士一同填写手术患者转运交接记录单并签名。

此外,在转运途中,手术室护士应注意保证手术患者安全,推车者需站于手术患者头部,病历由参与护送的手术室护士或手术医师保管,他人不得随意翻阅,手术团队成员应保护手术患者的隐私。

三、转运注意事项

(1)由病房进入手术室的手术患者须戴好手术帽进入限制区,步行进入手术室的当日手术患者,需在指定区域内更换衣、裤、鞋。

(2)工勤人员和巡回护士共同护送手术患者至指定手术间,分别站于手术床两侧,协助手术患者从患者推车缓慢转移至手术床上,呈仰卧位,垫枕。

(3)予手术患者膝盖处适当的约束保护,防止意外坠床。

(4)注意给予手术患者保暖措施,冬天可以使用保温毯。

(5)为减轻手术患者的紧张情绪,可根据手术患者的不同需求,选择适当的音乐放松心情。

第四节 核对手术患者

一、接患者前

接患者出发前,第一次查对手术通知单与手术安排表一致,查对内容包括手术间号、患者姓名、性别、科室、床号、手术时间、手术台次。

二、病房接患者时

在病房,第二次查对手术通知单、患者、病历一致,查对内容包括患者姓名、性别、科室、床号、手术时间、患者携带物品如 X 线片、药品等。

三、在手术患者等待区

(1)患者接至手术等待区后,由前一日值班人员第三次查对手术通知单、病历、患者(腕式识别带)、手术安排表一致,查对内容包括手术间号、患者姓名、性别、科室、床号、手术时间和手术台次。

(2)二线值班护士和麻醉医师查对患者后在手术安排表上签名,挂上手术间号码挂牌,让患者暂时在等待室等待手术;由该台手术的巡回护士与麻醉医师至等待室再次查对患者无误后将患者接入手术间。

四、患者入手术间

(1)该台手术的巡回护士核对患者科室、床号、姓名、性别、年龄、手术名称、手术部位等。

(2)麻醉医师及手术第一助手再次核对无误后,在患者及患者财产交接本相应栏签名。

(3)接台手术在同一手术间进行时,更要注意严格查对。

五、接台手术

(1)接台手术时,巡回护士提前电话通知病房做术前准备,并在患者及患者财产交接本上填写好患者基本情况,将手术通知单夹在患者及患者财产交接本内送至机动护士或办公室护士处。

(2)若巡回护士较忙,可电话通知机动护士去手术间取患者财产交接本并确认所接患者。

(3)患者被接至等待室后,办公室护士查对患者、为患者戴手术帽并告知办公室人员将患者手术情况动态信息录入电脑显示屏,以告知患者家属。

第五节　摆放手术体位

手术体位的正确放置,能在充分暴露术野的同时,保证手术患者维持正常的呼吸、循环功能,有效缩短手术时间,防止和减轻各种相关并发症的发生,是手术成功的基本保障之一,也是手术室护士必须正确掌握的基本的操作技能之一。

一、手术体位管理原则

(1)根据手术部位的不同,放置最佳的手术体位,使术野充分暴露,便于医师的操作。

(2)应确保呼吸、循环功能不受干扰,以利于麻醉医师术中观察及静脉给药。

(3)避免肢体的神经血管受压、肌肉拉伤、皮肤受损等,保证手术患者安全。

(4)在确认手术患者被充分固定和支撑的同时,应尽可能地保持符合手术患者生理功能的舒适体位。

(5)应注意保护患者隐私,避免身体过分暴露。体位放置时,各种物品(各类防护垫、固定带、护臂套、护脸胶布等)应准备充分。

二、常见手术体位的应用范围和摆放方法

根据手术部位及手术入路的需要,常见手术体位分为 5 种,分别为仰卧位、侧卧位、俯卧位、膀胱截石位和坐位。

(一)仰卧位

仰卧位适用于头、面、胸、四肢、腹部及下腹部手术,是外科手术中最常用的手术体位。

1. 摆放方法

(1)放置搁手板,将双臂放于搁手板上,外展小于90°以防止臂丛神经受损,手心朝上,远端关节高于近端关节;也可根据手术需要,使双臂自然放于身体两侧,用事先横放于手术患者背部的小单卷裹固定双手。遇神经外科额、颞、顶及颅前窝等手术,可用小单将身体包裹,并用约束带固定,松紧适宜。

(2)根据手术患者腰前凸深度,放置厚薄合适的软垫,维持腰部正常生理曲线。

(3)膝关节腘窝部垫一软垫,使双腿自然弯曲,以达到放松腹部肌肉,增加手术患者舒适度的目的。

(4)双下肢伸直,使头、颈、躯干、下肢呈一直线,约束带固定于膝关节上2cm左右,松紧以平插入一掌为宜。

(5)双足跟部放置脚圈,减少局部受压。

2. 注意事项

(1)注意麻醉头架和器械托盘摆放的位置,避免影响手术患者呼吸、循环功能和麻醉医师的观察。

(2)肝、脾手术如脾切除术、肝右叶切除术等,可根据手术需要在术侧垫一软垫,抬高并暴露术野。

(3)胸部前切口手术如乳腺癌根治术,将患侧上肢外展置于托手器械台上,外展小于90°,调整托手器械台高度与手术床高度一致,并于术侧垫一软垫,充分暴露术野。

(4)前列腺及膀胱手术可根据手术需要,在手术患者骶尾部垫一软垫,既有利于暴露术野又分散了骶尾部的压力。

(5)颅脑手术时,头部必须高于躯体3~5cm,此举有利于静脉回流,避免脑充血导致颅内压增高。

(二)侧卧位

侧卧位主要分为90°侧卧位和半侧卧位。90°侧卧位适用于胸外科(如肺、食管)、泌尿外科(肾脏、输尿管等)和脑外科(颞部肿瘤、桥小脑角区肿瘤)手术;半侧卧位适用于胸腹联合切口及前胸部手术。

1. 90°侧卧位摆放方法

(1)待手术患者麻醉后,将手术患者身体呈一直线从仰卧位转成90°侧位,患侧朝上。

(2)放置头圈于手术患者头下,患者使眼睛和耳朵处于头圈的空隙中。

(3)90°侧卧位搁手架分为上下两层,患侧上肢放置于上层,健侧上肢放置于下层,并分别予以固定,手指稍露,便于观察末梢血液循环。

(4)于健侧腋下(即胸部下方第4、5肋处)放置胸枕,其厚度以手术患者健侧臂丛神经及血管不受压为宜。

(5)下腹部和臀部分别用一个髂托固定。

(6)根据手术方式调整双腿伸直或弯曲,并用约束带固定髋关节或膝关节。双腿间和踝部分别夹一软枕,避免骨隆突处受压。

2.半侧卧位摆放方法

半侧卧位是指使手术患者侧转成 30°～40°体位。先将手术患者健侧上肢放置于搁手板上,外展小于 90°。患侧上肢用护臂套保护后屈曲固定于麻醉头架上,高度适宜,避免外展及牵拉过度。患侧肩、胸、腰背部放置适当的软垫或半侧卧位专用斜坡式软垫。健侧腋下平乳头处和(或)髂前上棘处用 1～2 个髂托固定。双下肢用约束带固定,腘窝部垫一软枕。双足跟部放置脚圈,以减少局部受压。

3.注意事项

(1)将手术患者从仰卧位翻转成侧卧位的过程中,必须保持手术患者头、颈、躯干呈一直线,呈"滚筒式"翻转。

(2)上肢搁手架应可调节高度和角度,使双上肢外展均不超过 90°,并呈抱球状。

(3)开颅手术放置侧卧位时,应使手术患者背侧尽量靠近床的边缘,并向前俯,必须注意身体的背部和四脚固定架之间要加衬垫,以防压伤。

(4)手术患者导尿管及深静脉穿刺管应从空隙中穿出,保证引流通畅;电极板应粘贴于患侧下肢的大腿、小腿或臀部。

(三)俯卧位

俯卧位适用于后颅窝、颈椎后路、脊柱后入路、腰背部等手术。

1.摆放方法

(1)待手术患者麻醉后,将手术患者呈一直线从仰卧位缓慢转换为俯卧位,转换体位时,应使其双臂紧贴于身体两侧,避免肩肘关节意外扭曲受伤。

(2)将手术患者头部移出手术床,直接放置于头托上或固定于头架上,调整头托或头架位置及高度,保证手术部位突出显露的同时呼吸通畅。

(3)双上肢平放于身体两侧,中单固定,约束带加固,或将双上肢自然弯曲置于头两侧搁手架上。

(4)胸部垫一大软垫,尽量靠上,于髂嵴两侧各垫一小方垫;或将两个中圆枕呈外八字形斜垫于两锁骨至肋下,将一中圆枕横垫于耻骨联合和髂嵴下,呈三角形,使胸腹部呈悬空状,保持呼吸运动不受限和静脉回流通畅。

(5)双侧膝盖下各垫一小软圈,两小腿胫前横置一软枕,使手术患者小腿呈自然微曲,增加舒适度。双足背下垫一小方软枕,避免足背过伸引起足背神经损伤。双腿用约束带固定。

2.注意事项

(1)头部需妥善固定于头托或头架上,使用头托者必须注意前额、眼睛、耳朵、下颚、颧骨等处的保护,可选择凝胶头托或在放置体位前在前额、颧骨等易受压处给予防压疮透明敷贴,防止压疮发生。

(2)放置俯卧位时应使用适当体位垫,使胸腹部悬空,避免受压,保持呼吸通畅和静脉回流。

(3)男性手术患者注意避免阴茎和阴囊受压,女性手术患者注意避免乳房受压。

(4)肥胖的手术患者应注意两侧手臂的固定和保护,避免术中手臂意外滑落或固定约束过紧造成压伤。

(四)膀胱截石位

膀胱截石位适用于会阴部及经腹会阴直肠手术。

1.摆放方法

(1)将搁脚架分别置于手术床的两侧,根据手术患者大腿的长度及手术方式调节搁脚架的高度和方向。

(2)手术患者呈仰卧位,待麻醉后,脱去长裤,套上棉质裤套,下移手术患者身体,直至其尾骨略超过手术床背板下沿。

(3)将手术患者屈髋屈膝,大腿外展成 60°～90°,分别缓慢置于搁脚架上,根据不同手术方式调节大腿间的角度及前屈角度,并用约束带固定双脚。

(4)卸下或摇下手术床尾部 1/3 部分,根据手术需要,可于臀部下方置一软垫,以减轻局部压迫,便于操作。

(5)将一侧上肢置于身体旁,用小单包裹固定,另一侧上肢置于搁手板上,外展小于 90°。

2.注意事项

(1)大腿前屈的角度应根据手术需要调整。经腹会阴手术,搁脚架与手术台成 70°左右,单纯会阴部手术成 105°左右,腹腔镜下左半结肠癌、乙状结肠癌和直肠癌根治术,双腿不要过度分开,股髂关节、膝关节屈曲成 150°～170°。

(2)两侧搁脚架必须处于同一水平高度。

(3)放置截石位必须注意保护双侧腘窝,在腘窝下应置平整的薄软垫,并且避免其外侧面受硬物挤压,防止腓总神经损伤。

(4)手术结束恢复体位时,应缓慢地将一条腿先从搁脚架上放下,避免血流动力学短时间内发生变化,引起直立性低血压。

(5)对于有骨盆、股骨颈骨折史的手术患者,可抬高骶尾部使盆腔尽可能得到伸展。放置和恢复体位均应小心操作,尽量使髋关节和膝关节同时运动,避免髋关节旋转,尤其是外旋外展。

(6)放置截石位过程中,应注意手术患者的保暖,并且注意保护手术患者的隐私。

(7)需进行肠道灌洗的直肠手术,应在手术患者臀下铺置防水巾,防止冲洗液浸湿床单,引发压疮。

(五)坐位

坐位适用于后颅手术。

1.摆放方法

(1)双腿选择合适的防栓袜或缠弹力绷带,避免形成栓塞,防止深静脉血栓甚至肺栓塞的发生。

(2)双膝下垫一长圆枕,使两腿稍有弯曲,防止下肢过伸。

(3)静脉通路通常建立于手术患者的左上肢,妥善固定,同时,须保持静脉通路的通畅,外接延长管,方便于术中加药。

(4)两臂套上护臂套,以防电刀灼伤。稍露双手手指,有利于在术中观察末梢循环。双手分别放置在长圆枕上,并予以固定。

(5)卸下手术床头板,双手抱住手术患者头部,床背慢慢抬起,直至床背成90°。

(6)儿童或坐高较低者,臀下垫软方枕若干,以使手术切口及消毒范围高于床背。

(7)安置头架,并固定于手术床,调整手术床位置。

(8)手术患者前胸与头架之间垫大方枕予以保护,并用约束带固定于床背。

2.注意事项

(1)穿防栓袜前,评估手术患者腿的长度和小腿最粗段的周长,选择合适的防栓袜。穿防栓袜前应先抬高双下肢,然后再穿。

(2)为防止直立性低血压,床背抬高速度尽量放慢,在整个过程中,需密切监测各项指标,如有血压下降或心率减慢等,应立即停止体位变动。

(3)体位安放完毕后,再次仔细检查头架的各个关节是否拧紧,检查手术患者身体的各部位是否已妥善固定,检查导尿管和深静脉穿刺管是否通畅,集尿袋可挂于手术患者左侧床边,以便观察术中的尿量。

(4)手术结束后,手术患者仍须保持坐位姿势送回病房,为保证安全,须将手术患者头部固定在床头。

第六节　手术中患者的监护

一、基本监测技术

(一)心电监测

心电监测是临床上应用最广泛的病情监测参数,指用心电监护仪对被监护者进行持续不间断的心电功能监测,通过心电监护仪反映心肌电活动的变化。早期,为了连续监测患者的心电,出现了由心电示波、心率计和心电记录器构成的最基本的心电监护仪。随着医学的发展,急危重症患者的监护水平不断提高,加之电子及计算机技术等在医疗仪器设备中的应用,又产生了多导心电、呼吸、温度、血压及血氧饱和度等多参数的监护仪。目前,心电监测普遍采用床旁监护仪发送的心电波形和数字形式来获取相关信息。床旁监护系统是通过导联线与机体相关部位的电极片连接获取心电信号,再经电模块将其进行放大及有关处理。除心电信号,床旁监护系统可配备其他模块,获取多种监测信息。

1.心电导联的连接

心电电极多采用一次性液柱型电极(银-氯化银电极嵌入含浸渍导电糊泡沫塑料的杯型合成树脂),在丙苯酮或乙醚混合液清洁皮肤后,贴于相应位置。目前,基本上采用5个电极,具体放置如下。①右上为红色(RA),胸骨右缘锁骨中线第1肋间;②右下为黑色(RL),右锁骨中线剑突水平处;③中间为褐色(C),胸骨左缘第4肋间;④左上为黄色(LA),胸骨左缘锁骨中线第1肋间;⑤左下为白色(LL),左锁骨中线剑突水平处。通过电极放置的位置可模拟心电图导联检查效果,以便对监测结果进行合理分析。例如:两侧锁骨下与两侧锁骨中线第7肋间可模拟标准导联;两侧锁骨下和胸骨中侧第4肋间可模拟 V_1 导联;两侧锁骨下和左锁骨中线第5肋间可模拟 V_5 导联。此外,临床上根据不同情况,只放置3个电极也可达到监测目的,如只放置 RA、RL、LA 电极。

2.心电监护指标及目的

心电监测的主要指标包括心率和心律、QRS 波形、有无 P 波与 P 波形态、振幅及间期、P-R间期、Q-T 间期、R-R 间期、T 波形态及有无异常波形出现等。应通过对上述指标的监测,达到及时发现致命性与潜在致命性心律失常、可能影响血流动力学的过缓或心动过速,及心肌缺血的 ST 段和 T 波的改变的目的。致命性快速心律失常包括心室颤动、心室扑动、持续性室性心动过速,以及心房颤动且心室率超过 220 次/分者等,常见病因包括呼吸疾病并发急性心肌梗死、冠心病心肌缺血急性发作及其他严重心脏病。致命性心律失常包括长时间心脏停顿或心室停顿及高血钾所致的严重缓慢心律失常等,其常见呼吸系统疾病的病因有呼吸衰竭、气道梗阻、肺动脉栓塞,以及其他心脏病如急性心肌梗死、心肌炎及心包压塞等。心肌缺血的监测常需要将心电电极模拟 V_5 导联位置,而无关电极分别放置于胸骨柄和右腋前线第 5 肋间。心肌缺血监测的目的为发现无症状性心肌缺血与确诊有症状的心肌缺血;监测持续心肌缺血状态发展动向;心肌缺血治疗效果监测等。

3.监测的原理

心电监护的基本过程是在导联线电极上获取心电信息,经心电模块放大及有关处理。心电模块主要包括导联选择、生物放大器、心率计、信号处理等部分。心电信号通过导联线上的电极获取,导联选择不同电极间的电位进行测量,而人体体表的心电信号幅度只有 1 mV 左右,必须将其放大 1 000 倍以上才能通过监视器显示和记录器记录出来,因此,心电放大器是一个高增益、高输入阻抗的放大器。

4.护理

(1)操作程序:使用心电监护仪必须掌握正确的操作流程,以确保监护仪的正常运转和使用寿命。目前,临床上使用的综合心电监护仪的操作程序基本相似。具体要求如下。①准备物品:主要有心电监护仪机器及其配件,如导联线、血氧监测线与探头、电极贴、生理盐水棉球、配套血压测量袖带等。②患者准备:患者取舒适体位,如平卧或半卧位,解释监护的需要与目的。擦拭清洁导联粘贴部位。③接通心电监护仪:连接电源,打开主机,等待机器自检结束,调试仪器至功能监测状态并根据需要调试报警范围。④连接电极:贴电极片,连接心电导连线,如电极与导线连接为按扣式,应将电极与导线连接后贴于相应部位。⑤连接袖带:将袖带绑至肘窝上 3～6 cm 处,松紧以插入两手指为宜。连接测量血压的导线。⑥监测指标并记录。

(2)注意事项:①心电监测的效果受多种因素的影响,其中最重要的是电极粘贴是否稳妥。若要保证监测质量,须对胸部皮肤进行剃毛处理或用细砂纸轻轻摩擦皮肤,再放置电极。一般60～72 小时更换电极片。②监测时,要注意患者体位改变或活动对监测结果的影响,心电示波可出现不规则曲线,呈现伪心率或心律。因此,对监测结果要进行综合分析,必要时,听诊心音进行对比,以确定监测结果的真伪。③使用胸前心电监护导联时,若存在规则的心房活动,则应选择 P 波显示较好的导联。QRS 振幅应大于 0.5 mV,以便能触发心率计数。如除颤时放置电极板,必须暴露出患者的心前区。心电监护只是为了监测心率、心律变化,若需分析 ST 段异常或更详细地观察心电图变化,则应做常规 12 导联心电图。

(二)动脉血压监护

1.基本概念

(1)血压:血管内血液对血管壁的侧压力。测压以大气压为准,用血压高于大气压的数值表示血压的高度,通常以 mmHg、kPa 为单位来表示。产生血压的重要因素是心血管系统内血液充盈和心脏的射血力量。

(2)动脉压:器官组织灌注的一个极好的生理和临床指标,适度有效的器官组织灌注对生存必不可少。动脉压取决于心排量和血管阻力。其相互间的关系可用公式表达:平均动脉压一中心静脉压=心排量×外周血管阻力。动脉压在一个心动周期中可能随着心室的收缩与舒张而发生规律性的波动。心室收缩时,动脉压升高,动脉压达到最高值时称为收缩压;心室舒张时,动脉压下降,动脉压降至最低时为舒张压;收缩压与舒张压的差值称为脉压;一个心动周期中每一瞬间动脉血压的平均值,被称为平均动脉压。但须注意,平均动脉压不是收缩压与舒张压之和的一半,而是更接近于舒张压。

(3)正常值:正常人血压会受多方面因素的影响。WHO 将血压分为"理想血压""正常血压""正常高压"等(表3-1)。血压的数值可随年龄、性别及其他生理情况而变化。年龄增加,动脉血压逐年增高,收缩压的升高比舒张压的升高更明显。男性比女性高,女性在更年期以后有明显的升高。体力劳动或情绪激动时,血压可暂时升高。

表 3-1 血压水平的定义和分类(WHO/ISH)

类 别	收缩压/mmHg	舒张压/mmHg
理想血压	<120	<80
正常血压	<130	<85
正常高压	130~139	85~99
1 级高血压(轻度)	140~159	90~99
亚组:临界高血压	140~149	90~94
2 级高血压(中度)	160~179	100~109
3 级高血压(重度)	≥180	≥110
单纯收缩性高血压	≥140	<90
亚组:临界收缩期高血压	140~149	<90

注:当收缩压和舒张压分属于不同分级时,以较高的级别作为标准。(1 kPa=7.5 mmHg)

(4)动脉压波形:正常血压波形可分为二相,即收缩相和舒张相。收缩相是指主动脉瓣开放和快速射血到主动脉时所形成的波形,此动脉波形急剧上升至顶峰,随后血流经主动脉到周围动脉,压力下降,主动脉瓣关闭,在动脉波下降支斜坡上出现切迹,称重搏切迹。舒张相是指从主动脉瓣关闭直至下一次收缩开始,动脉压波形逐渐下降至基线,舒张相最低点是舒张压。

2.监测方法与原理

目前,临床常用的监测血压的方法有两大类。一类是无创测量法,即袖带式自动间接动脉血压监测。其原理来自传统的人工听诊气袖法,不同的是在判别收缩压和舒张压时,其是通过检测气带内气压的搏动实现的。另一类是有创测量法,即在动脉内置管进行动脉血压连续监测的直接动脉血压监测法,其原理是使用一般的弹簧压表,但能测出平均动脉压,而使用电子压力换能器监测仪则可测出动脉收缩压、舒张压,还可测得压力波形,且记录一次心动周期的压力波形的变化。两类监测血压法各有其优点和不足。直接动脉压监测的主要优点如下。

(1)可连续监测收缩压、舒张压和平均动脉压,并将其数值及波形实时显示在监护仪荧光屏上,及时准确地反映患者血压动态变化。

(2)有助于根据动脉血压的变化判断体内血容量、心肌收缩力、外周阻力及有无心包填塞等病情变化。

(3)可以弥补袖带监测血压导致的血压测不出或测量不准确的不足,直接反映动脉血压的实际水平。

(4)可通过动脉置管采集各种动脉血标本,以免除因反复动脉穿刺给患者带来的痛苦。无创血压监测法操作较有创监测法安全、简单、易于操作,可直接避免有创监测时置管出现的血栓或感染等危险。一般来说,在危重症患者的急救过程中多采用有创监测法,但随着病情的缓解,应尽早改为无创监测法,以减少各种并发症的发生。

3.影响因素

影响动脉血压的因素很多,如每搏输出量、心率、外周阻力、动脉管壁的弹性及循环血量等。这些因素相互关联、相互影响,如心率影响心室充盈和每搏输出量的某些变化,心排血量的改变必伴有血流速度和外周阻力的变化。另外,神经体液因素调节引起的心排血量的变化往往会引起外周阻力的变化。临床实际中遇到具体情况,必须结合患者的血流动力学指标的改变,综合各种因素全面分析和判断。

4.临床意义

动脉血压是衡量机体生理功能的一项重要指标,动脉血压过低或过高都可对机体各脏器功能的相对稳定产生十分不利的影响。监测动脉血压可推算其他心血管参数,如每搏输出量、心肌收缩力、全身循环阻力等。观察血压波形还可对患者的循环状况进行粗略估计。波形高尖见于高血压、动脉硬化及应用升压药和增强心肌收缩力的药物;波形低钝见于低心排综合征、低血压休克和心律失常及药物影响等情况。

5.护理

无创血压监测法的护理较为简单,按常规血压测量法护理要求进行即可。下面重点对有创血压监测方法的护理加以论述。

(1)保持测压管通畅,防止血栓形成:①定时监测血压通畅情况,随时注意通路、连接管等各个环节是否折曲、受压,定时冲洗管路。②保持三通管正确的方向,测量时开通三通管,并以肝素盐水持续冲洗测压管。③抽取动脉血后或闭管前,必须立即用肝素盐水进行快速正压封管,以防凝血阻管。④管路中如有阻塞,应及时抽出血凝块,切勿将血块推入,以防形成动脉血栓。⑤在病情平稳后应及时考虑拔出置管,改为无创血压监测,以防并发症出现。⑥保持各接头连接紧密,防止渗漏。

(2)防止感染:①严格无菌操作,每天消毒穿刺部位,并至少每24小时更换一次透明贴膜。②每次经测压管抽取动脉血标本时,均应以碘酒、乙醇消毒接头处。③各接头及整个管路应保持严格封闭及无菌状态。

（3）防止空气栓塞：在操作过程中，要严格控制空气进入管路，防止空气栓塞。

（4）预防并发症：常见并发症有远端肢体缺血、出血、感染和测压管脱出，具体护理如下。

远端肢体缺血：主要原因是血栓形成、血管痉挛及局部长时间包扎过紧等。预防办法如下。①置管前要判断肢端动脉有无缺血症状。②穿刺血管时，动作要轻柔稳准，穿刺针选择要粗细得当，避免反复穿刺损伤血管。③固定肢体勿过紧，防止影响血液循环。

局部出血血肿：穿刺后要密切观察局部出血情况，对应用抗凝药或有出血倾向者，要增加压迫止血的时间，至少5分钟。穿刺局部应用宽胶布加压覆盖，必要时，加沙袋压迫止血。如有血液渗出要及时清除，以免影响对再次出血情况的观察。

感染：动脉置管可发生局部或全身感染。全身感染多由血源性感染所致，一旦发生，后果严重。因此，置管期间须严密观察体温变化。如出现高热、寒战，应及时查找原因；如发现穿刺部位出现红、肿或有分泌物形成，应加强换药，并取分泌物进行细菌培养，以协助诊断，合理选择抗生素。置管期间一旦发生感染应立即拔管，并将测压管末端无菌封闭送做细菌培养。

测压管脱出：置管期间，穿刺针及管路要固定稳妥，防止翻身等操作将管拉出。对躁动患者要采取保护措施，必要时，将患者手包紧，防止患者不慎将管拔出，一旦发生管路脱出，切忌将管送回，以防感染。

（三）血氧饱和度监护

血氧饱和度（SaO_2）是指血氧含量与血红蛋白完全氧合的氧容量之比。即 SaO_2＝动脉血实际结合氧/动脉血氧结合饱和时含氧量×100％。临床上常用的 SaO_2 监测仪通过无创的红外线探头监测患者指（趾）端小动脉搏动时的氧合血红蛋白的百分数而获得经皮 SaO_2。SaO_2 正常范围为94％～100％。

1.测定方法

经皮血氧饱和度的探头有两种。一种是指夹式，探头由夹子式构成，一面发射红光，一面接收，适用于成人及儿童。另一种是粘贴式，由两个薄片构成，可分别粘在患者指或趾两侧，适用于新生儿和早产儿，因儿童的指或趾较小且细嫩，用指夹式探头夹不住，即便夹住也容易压伤指或趾。

2.测定原理

（1）分光光度测定法：将红外线探头放置于患者指（趾）端等适当的位置，根据血红蛋白和氧合血红蛋白对光吸收特性不同的特点，利用发光二极管发射红外光和红外线穿过身体适当部位的性质，用可以穿透血液的红光（波长 660 μm）和红外线（940 μm）分别照射组织（指或趾），并以光敏二极管接受照射后的光信号，为了排除动脉血以外其他组织的影响，只取搏动的信号，经计算机采样分析处理氧合血红蛋白占总血红蛋白的百分数，最终将数据显示在监视器上。但如果无脉搏，则不能进行测量。

（2）容积测定法：正常生理情况下，毛细血管和静脉均无搏动，仅小动脉有搏动。入射光线通过手指时，在心脏收缩期，手指血容量增多，光吸收量最大；反之，在心脏舒张期，光吸收量最小。因此，光吸收量的变化反映了组织血容量的变化。此种方法只测定搏动性血容量，而不受毛细血管和静脉影响，也与肤色和皮肤张力无关。

3.临床意义

(1)提供低氧血症的监测指标,指导氧疗:监测指尖 SaO_2 方法简单、便捷、安全,通过监测所得的 SaO_2 指标,可以及时发现危重症患者的低氧血症及其程度,指导选择和调节合理氧疗方式,改善低氧血症,避免或减少氧中毒的发生。

(2)提供应用机械通气治疗的依据,指导通气参数的调整:监测能帮助确定危重症患者实施机械通气治疗的时机,并在机械通气过程中与其他指标相结合,对机械通气选择的通气模式、给氧浓度等参数进行调整,还可为撤机和拔除气管插管提供参考依据。

(3)提供心率监测:有些监护仪在测量血氧饱和度的同时,还可以通过血氧饱和度模块获取心率参数,其原理是通过末梢血管的脉动波计算出心率。此优点保证了心电图受干扰时心率测量的准确性,临床上应用较为方便。

4.影响因素

血氧饱和度的监测结果会受很多因素影响,如患者脉搏的强弱、血红蛋白的质和量、皮肤和指甲状态、患者血流动力学变化等。患者烦躁不安会导致测量结果不准,在使用时应固定好探头,尽量使患者安静,以免报警及不显示结果。因探头为红线及红外线,所以照蓝光的新生儿应将探头覆盖,避免直接照射,损伤探头。严重低血压、休克、体温过低或使用血管活性药物,以及血红蛋白水平较高均可影响测量结果,应结合患者病情综合判断指标的准确性,防止影响病情的治疗和诊断。极高的环境光照也会影响测量结果,使用时应尽量避免。有研究表明,对于那些存在外周血管痉挛或因外界寒冷刺激诱导的外周低灌流,采取额贴监测血氧饱和度比指尖的监测更有优势。

5.护理

(1)血氧饱和度的监测应排除各种干扰因素,尤其应注意人为因素的干扰,如探头放置位置、吸痰后的影响、肢端的温度等。

(2)要对监测探头进行维护和保养,防止导线断折。

(3)监测时,探头红外线射出面应直对手指(趾)甲床侧,指尖放置深度合适,以防检测结果不准确。

(4)发现监测结果持续下降,低于94%时,应及时查找分析原因,排除非病情变化因素后仍不缓解,应立即采取措施。不宜在测血压侧指尖监测血氧饱和度,以免影响监测结果。

(5)可以通过血氧饱和度监测结果粗略评估动脉血氧分压水平,以便及时判断病情变化。即 $SaO_2>90\%$,相当于 $PaO_2>7.98$ kPa(60 mmHg); SaO_2 为 $80\%\sim90\%$,相当于 PaO_2 $5.32\sim7.98$ kPa($40\sim60$ mmHg); $SaO_2<80\%$,相当于 $PaO_2<5.32$ kPa(40 mmHg)。

二、特殊监测技术

(一)中心静脉压监护

中心静脉压(Central venous pressure, CVP)是指右心房、上下腔静脉近右心房处的压力,主要反映右心的前负荷,正常值为 $4\sim12$ cm H_2O 。监测中心静脉压的变化,有助于判断体内血容量、静脉回心血量、右心室充盈压或心功能状态,对指导临床静脉补液及利尿药的应用有着极其重要的意义,中心静脉压是重危患者的重要监测指标。

1.测量方法

CVP 测量通常采用开放式测量方法。此法通过颈外静脉、颈内静脉或锁骨下动脉至上腔静脉,或者通过股静脉至下腔静脉,其中上腔静脉较下腔静脉测量准确。测量时,保持测压管的一端与大气相通的状态。另外,还有一种方法为闭合式测量,即整个测量过程保持闭合状态,不与大气相通,而通过压力传感器与压力监测仪相连来测量。右心漂浮导管也可直接测得中心静脉压。开放式测压的具体要求如下。

(1)物品准备:监护仪、监测 CVP 的测压管件一套、三通管、刻度尺、肝素盐水、延长管及无菌消毒用物。

(2)患者准备:向患者做好解释,以取得配合;取平卧位,上腔静脉测压时要将上肢外展30°～45°,定位零点为基准点,即平卧时,右心房在腋下的水平投影平面,一般定为平腋中线第4 肋间处。

(3)监测压力:CVP 监测分连续监测和间断监测。连续测量时需备综合监护仪与中心静脉压测压管一套。间断测量为每次连接测量后取下测压管。CVP 监测有两种方法,一种是间断手动人工测量法,另一种是连续仪器测量法。具体操作方法如下。

间断手动人工测量方法:①将生理盐水冲入一次性延长管,三通管与接中心静脉置管的输液器相连,排尽管道内气体后备用。②将三通管一次性延长管侧开放,开放一次性延长管远端,保持垂直位,观察延长管内生理盐水下降幅度,当水柱保持不动时,从基点起测量水柱高度,结果即中心静脉压测量值。③测量后关闭三通管与延长管的连接,开放输液器端。

连续仪器测量方法:①经锁骨下静脉或颈内静脉,将中心静脉导管植入上腔静脉靠近右心房处。②导管末端通过延长管接三通接头,与测压鼓、压力换能器和监护仪相连,三通接头的另一端开口连接输液器。③测压时,使压力换能器与患者的右心房处于同一水平(平卧位时,平腋中线水平),压力换能器校零。④关闭输液器,使中心静脉导管与压力换能器相通;监护仪上可自动显示压力波形和数值。⑤测压结束时,将压力的换能器端关闭,输液器端与中心静脉导管连通,开始输液。

2.影响因素与临床意义

中心静脉压力来源于 4 种压力成分。

(1)静脉毛细血管压。

(2)右心房充盈压。

(3)作用静脉外壁的压力,即静脉收缩压和张力。

(4)静脉内壁压,即静脉内血容量。

因此,中心静脉压与血容量、静脉张力和右心功能有关。中心静脉压升高见于右心及全心功能衰竭、房颤、肺栓塞、气管痉挛、输血补液过量、纵隔压迫、张力性气胸、各种慢性肺疾病、心包填塞、血胸、应用血管收缩药物和患者躁动等情况。中心静脉压下降常见于失血或脱水引起的血容量不足,也可见于周围血管扩张,如应用扩张血管药物及麻醉过深等。机械通气的患者也可影响中心静脉压,但不同的通气模式对中心静脉压的影响程度不同。平均气道压越高,对循环的影响越大,两者呈正相关。近年来,相关研究已显示 PEEP、PEEP＋PSV、SIMV、IPPV等通气模式对 CVP 影响较大,尤其是在低血容量时的影响更显著。

3.护理

(1)防止测压管阻塞:测压通路须持续静脉滴注生理盐水,或测压后用肝素盐水正压封管。如停止生理连续点滴应定时进行常规封管,每天3次。发现测压通路内冲入较多血液,应随时封管,以防有血凝块阻塞。

(2)保持测压准确性:每次测压前,均要重新校对测量零点,因患者可能随时发生体位的变动。测压时,应先排尽测压管中的气泡,防止气体进入静脉造成气栓或影响测量的准确性。测压应在患者平静状态下进行,患者咳嗽、腹胀、烦躁或机械通气应用PEEP均可影响测量结果的准确性。因此,如有上述症状,可先给予处理,待平静10~15分钟后再行测压。如应用呼吸机治疗时,当测压管中水柱下降至基本静止状态,可暂时断开气管插管与呼吸机的连接,观察水柱,其再次静止时,即静脉压。但对于无自主呼吸的患者,要慎重行事。

(3)排除干扰因素:测压过程中,测压管中的液面波动最初可快速下降,当接近静脉压时,水柱液面可随呼吸而上下波动,且越来越微弱,下降速度也会越来越缓慢,直到静止不动,即静脉压高度。但须注意,此时,应首先排除测压管阻塞或不够通畅的因素,原因可能为静脉导管堵塞、受压或尖端顶于血管壁或管道漏液等,应给予及时处理,以排除干扰。测压时,应禁止同时输入药物,特别是血管活性药物,防止药液输入过快而发生意外。

(4)严格无菌操作:每天消毒穿刺点、更换透明敷贴,每天更换输液管和测压管。测压或换管时必须严格消毒各个连接部位。一旦发现感染征象或排除其他原因的高热不退,应及时拔出导管,并剪下导管近心端2~3cm,进行细菌培养。如穿刺部位出现发红等感染情况,应禁止用透明胶布,改用棉质纱布,以透气、干燥创面,同时增加换药次数。

(5)按需测量:测量中心静脉压的频次应随病情而定,切忌过于频繁。测量后准确记录,异常改变要随时报告医师处理。

(6)确保机械通气状态下测量数值的准确性:在机械通气过程中,为避免气道压力、循环血容量、通气模式及测量过程脱机等因素对CVP的影响,可对机械通气时需测量CVP的患者应用回归方程进行计算,所测得的值与患者实际CVP无显著差异,且方法安全、简便。但对肺顺应性差的患者,在用此回归方程时,所得脱机后的CVP值比实际脱机所测的CVP稍低。其回归方程为$y=0.98x-1.27$和$y=0.86x-1.33$(y和x分别为脱机前后的CVP值),只要将测得的患者上机时的CVP代入上述回归方程,即可计算出脱机后的CVP值。

(7)妥善固定管道:除静脉穿刺点及管道须用透明胶布固定外,还应在距穿刺点5cm处加固胶布。固定部位应避免关节或凹陷处。对清醒患者做好解释,取得配合;对躁动患者应给予适当束缚,防止牵拉或误拔导管。在保证测压管道系统密闭及通畅的同时,还应防止管道受压、扭曲,接头松动或脱落。

(二)肺循环血流动力学监护

肺循环指血液由右心室开始,经肺动脉、肺毛细血管、肺静脉,最终到达左心房的循环过程。肺循环血流动力学研究肺循环的压力、流量、阻力及其他相关问题,是了解肺循环功能的重要方法。许多呼吸系统疾病均直接导致肺循环的异常,因此,监测肺循环功能的变化对呼吸系统疾病的诊治具有十分重要的意义。目前,肺循环血流动力学的监测方法已广泛应用于临床,尤其是危重患者的救治中。

1.肺循环压力测定

肺循环压力的测定技术分为创伤性和无创性两类。前者主要为右心漂浮导管检查技术,后者包括超声法、胸部 X 线检查技术、肺阻抗血流图技术、磁共振成像技术、血气分析、心电图技术等。创伤性技术测定结果虽然准确,但会对患者造成一定的损伤,检查所需的费用较为昂贵,检查所用的仪器设备较为复杂,临床应用也较为局限,且不宜重复随诊检查,患者多难以接受。无创检查方便、无创伤、价格便宜,适合多次反复检查,但检查的准确性与有创检查相比不够确切。

目前,肺循环压力测定最直接的检查方法为右心漂浮导管检查测压法。此法被认为是评价各种无创检查性测压法准确性的"金标准"。右心漂浮导管检查除可获取肺动脉压、肺毛细血管楔压、右心房压力的参数外,还可进行心排血量的测定,并可采取混合静脉血标本以测定混合静脉血血气指标。检查所用的主要设备与仪器包括右心漂浮导管(Swan-Ganz 导管)或血流引导管(flow-dirted catheter)、压力传感器、生理记录仪、穿刺针、扩张套管等其他无菌手术器材与敷料等。检查时,须在严格无菌条件下,经肘前静脉、锁骨下静脉、颈静脉或股静脉穿刺插入漂浮导管进行测定。其原理是通过导管腔内的盐水柱将血管或心腔内压力信号传递到压力换能器上,同步连续示波显示压力曲线及测定的数据,并记录曲线图形。操作者可以通过压力曲线形态判断导管前端所处的具体位置。

测定肺动脉压力时,应注意以下各点以确保测量的准确性。

(1)先调定零点,然后使换能器上与大气相通的三通口与患者心房处于同一水平,再校正监护仪零点。

(2)挤压注水器冲洗肺动脉管腔,确认其通畅。

(3)将换能器与通向肺动脉的管腔连通,测得肺动脉压力。

(4)记录呼气末肺动脉压值,但须注意肺动脉压力可能受其他因素的影响,如呼吸和应用机械通气的患者。

有自主呼吸时,吸气相胸腔呈负压,肺动脉压会明显高于呼气相的压力。相反,间歇正压机械通气时,吸气相呈正压,此时,肺动脉压会明显低于呼气相时的压力。因此,无论何种状态,肺动脉压均应以呼气末数值为准。肺动脉嵌顿压的测定与测定肺动脉压的方法基本相似,不同的是要在测定肺动脉压基础上使导管气囊充气,导管漂入肺毛细血管测得的结果同样应以呼气末时的压力为准。

测量各种压力时,应确保导管气囊嵌顿的满意效果。具体方法为:先用 0.01% 肝素生理盐水冲洗肺动脉管腔,以排除因血块阻塞造成的假性肺动脉楔压,缓慢充气 1~1.5 mL 至肺动脉波形变化为相当于或低于肺动脉舒张压的细小波形,放气后出现典型的肺动脉波形,即导管气囊嵌顿满意,也是导管的满意位置。如有测不到肺动脉楔压的情况,应考虑可能为导管退出肺动脉或气囊破裂。如需拔出右心漂浮导管,应先核实气囊确实已放气,再缓慢地将漂浮导管拔出,扩张导管外管后应压迫止血至穿刺部位不再渗血。右心漂浮导管持续应用时间过长,可出现多种并发症,须密切观察相关的症状和体征。常见并发症有心律失常、感染、肺栓塞及肺动脉破裂、导管气囊破裂、血栓形成与栓塞、导管在心房或心室内扭曲或打结等,更严重时,可以出现导管折于静脉内,甚至心搏骤停。

2.心排血量测定

心排血量又称心输出量。它反映整个循环状态,受静脉回流量、外周血管阻力、外周组织需氧量、血容量、体位、呼吸、心率和心肌收缩力的影响。目前,临床上常用 Fick 法(包括直接与间接 Fick 法)和热稀释法(亦为间接 Fick 法),后者方法较为简单,应用较为普遍。另外,还有一种方法为心阻抗图,其是 20 世纪 60 年代出现的应用生物电阻抗原理以测定心排血量的技术。此种技术具有无创伤、价廉、检查迅速等优点,已为学术界所重视。

(1)Fick 法测定:心排血量(L/min)=耗氧率(mL/min)/[动脉-混合血静脉血氧含量差(mL/dL)×10]。其中,氧耗量可直接测得。动静脉血管含量差测定可分别抽取动脉血和混合静脉血(经右心管抽取),经血气分析仪直接测得。但是,由于此法中混合动脉血采集较为困难,因此,其在临床上的应用受到限制。

(2)热稀释法:将 0 ℃的冷生理盐水作为指示剂,经 Swan-Ganz 导管注入右心房,随血液进入肺动脉,由温度传感器连续测定流过指示剂在右心房和肺动脉内的温度变化,并记录温度/时间稀释曲线。经心排血量时,计算仪描记曲线的面积,按公式算出心排血量,并显示、记录其值。此法的优点是指示剂无害,可多次测量,无须抽血检验,机器可自动计算出结果,且测量时无须穿刺动脉。

(3)心阻抗图:应用生物电阻抗原理,通过测定心动周期中胸腔生物电阻抗的变化,间接推算心搏量 SV,再乘以心率即得心排血量 CO。其公式为:$SV=\rho\times(L/Z_0)^2\times B\text{-}X$ 间期 $\times C$。式中 SV 为心搏量(mL);ρ 为血液电阻率,为常数 135;L 为两电极之间的距离(cm);Z_0 为胸腔基础阻抗(Ω);B-X 间期为心阻抗血流图的微力图上由 B 点至 X 点的时间间期(s);C 为心阻抗血流图的微分图上收缩波的最大波幅(Ω/s)。

影响测定准确性的因素很多。心排血量过低时,心肌等组织与血液间的热交换可使测得值高于实际值。心排血量过高(>10 L/min)时测定结果亦不准确。其他如血液温度在呼吸和循环周期中的波动、呼吸不规则、低温液体在进入心室前温度升高等因素,均可影响测量结果。在临床实际中,心排血量测定通过心排血量测定仪计算,能迅速显示数据。

3.护理

导管的正确使用及有效的护理对血流动力学监测数值的准确性具有重要意义。

(1)测量准备。①患者准备:操作前,要向患者介绍有关检查的重要性和必要性,消除患者紧张情绪,取得患者配合。体位既要满足监测的需要,又要保持患者舒适。枕头的位置非常重要,其摆放一定要使患者满意。②呼吸道准备:术前尽量清除呼吸道痰液,给予及时的翻身、叩背,刺激咳嗽,必要时给予吸痰。手术当日,给予支气管扩张剂以扩张支气管,减轻气道反应性,避免术中咳嗽影响检查结果。

(2)掌握操作要点:护士应熟悉导管的放置和测量操作程序,熟悉导管所在部位的压力及正常值,了解并发症及预防措施。置管时,要密切观察屏幕上压力波形及心率和心律的变化。放置导管的位置不一,如肘正中静脉、右锁骨下静脉、股静脉、左锁骨下静脉和右颈内静脉。这些穿刺点都有优缺点。穿刺部位一般选择右侧颈内静脉,这是漂浮导管操作的最佳途径,导管可以直达右心房,从皮肤到右心房的距离最短,并发症少,容易成功。经锁骨下静脉穿刺固定稳妥、便于护理。经股静脉插入导管达右心房的距离较远,经导管感染的机会多。置管前,导管的肺 A 腔及右房腔以肝素盐水溶液冲洗,并检查气囊有无漏气。患者取 10°～20°体位,头转向左侧,远离穿刺点,要严格执行无菌操作。密切观察心电监测,注意患者的生命体征变化,认真记录,发现异常及时报告处理。通过监视器上典型压力波形的变化,就可知导管在心腔中的位置。

导管放置成功后,准确记录导管位于穿刺点的刻度,测量时换能器应置于心脏水平,每次测量前都应调整到零点,特别是体位变动后更要注意,否则所测压力值不准。重新校对零点,确定侧压部位后再进行测量并记录。

中心静脉导管做输液通路时,不要输入血液制品、清蛋白、脂肪乳液、高渗液体,因其容易堵塞和污染液体。气囊要用气体充气,而不能用液体,因为液体不能压缩,容易对心脏或肺动脉内膜造成损伤。用空气充气时,如气囊破裂容易造成空气栓塞。利用漂浮导管进行血流动力学监测是危重症监测室的一个重要监护技术。

(3)避免和及时纠正影响压力测定的因素:检测压力最好选在患者平静呼吸的呼气末,且避免测压时患者产生剧烈咳嗽。如患者接受机械通气治疗,测量肺毛细血管楔压时必须暂停呼吸机通气,否则测量结果为肺泡内压。测压系统中大气泡未排净,可使测压衰减,压力值偏低。导管检查过程中如有微小的气泡不会引起严重的后果,但进入较多气泡时,情况则较严重,文献报道病死率为 50%。应防止气泡进入监测系统,发现气泡要用注射器及时抽出。测压系统中有小气泡,压力值偏高。测量时换能器应置于心脏水平,每次测量前应调整零点,特别是体位变动后,要重新校对零点。因此,测压时只有排除上述原因,才能准确评估血流动力学,估计左心功能。总之,出现问题时,要观察屏幕正上方的提示。

(4)并发症的预防与护理。

①测压管道堵塞:管道堵塞时,压力波形消失或波形低钝,用生理盐水 500 mL 加入 3 200 U 肝素,以 3 mL/h 的速率泵入测压管内或以 2～3 mL/h(4～6 U/mL)的速率间断推注,以防止堵塞。留管时间稍长会出现压力波形低钝、脉压差变小,但冲洗回抽均通畅,则考虑为导管顶端有活瓣样的血栓形成。护士要注意肺动脉压力值及波形的变化。一旦管腔堵塞、无回血,不宜勉强向里推注。

②气囊破裂、空气栓塞:气囊充气最好用 CO_2 气充,充气速度不宜过快,充气量不超过 1.5 mL,气囊充气时间不可过长,一般为 10～30 个心动周期(10～20 秒),获得肺动脉楔压波形后,立即放气。PCWP 不能连续监测,最多不超过 20 秒,监测中要高度警惕导管气囊破裂,如发现导管气囊破裂,应立即抽出气体,做好标记并交班,以免引起气栓。气囊充气测肺楔压将针筒与导管充气口保持锁定状态,放气时针芯自动回弹,容积与先前充气体积相等,否则,说明气囊已破裂,勿再充气测肺楔压,并尽早拔管防止气囊碎片脱落。PCWP 测定后,要放松气囊并退出部分导管,防止肺栓塞和肺破裂。尽量排尽测压管和压力传感器内的气泡。

③血栓形成和肺栓塞:导管留置时间过长,会使血中的纤维蛋白黏附于导管周围,导管尖端位置过深,近于嵌入状态时血流减慢,管腔长时间不冲洗,以及休克和低血压患者处于高凝状态等情况,均易形成血栓。血栓形成后,会出现静脉堵塞症状如上肢水肿、颈部疼痛、静脉扩张。

④肺动脉破裂和肺出血:肺动脉破裂和肺出血是最严重的并发症,保尔森(Paulson)等统

计 19 例肺动脉破裂患者,11 例发生死亡。肺动脉破裂的发生率占 0.2%,常见于气囊充气过快或导管长期压迫肺动脉分支。肺出血临床可表现为突发的咳嗽、咯血、呼吸困难,甚至休克,双肺可闻及水泡音。肺小动脉破裂的症状为胸痛、咯血、气急;发生肺动脉破裂时,病情会迅速恶化,应使患肺保持低位(一般为右肺),必要时,行纤维支气管镜检查或手术治疗。多见于老年患者,肺动脉高压和心脏瓣膜病。

⑤导管扭曲、打结、折断:出现导管扭曲应退出和调换。退管困难注入冷生理盐水 10 mL。打结时,可在 X 线透视下放松气囊后退出。导管在心内打结多发生于右室,导管软、管腔较小,插入过快或用力过大,可使导管扭曲打结;测压时,可见导管从右房或右室推进 15 cm 后仍只能记录到右室或肺动脉压,X 线片即可证实。此时,应将导管退出,重新插入。

⑥心律失常:严密监测变化,心律失常以房性和室性早搏最常见,也有束支传导阻滞,测压时导管经三尖瓣入右心室及导管顶端触及室壁时极易诱发室性早搏。如发现室性早搏、阵发性室性心动过速要及时报告医师。一般停止前送导管,早搏即可消失,或静脉注射利多卡因控制。测压时要熟练掌握操作技术,减少导管对室壁的刺激。如遇严重的室速、室颤应立即报告医师,并及时除颤。

⑦缩短置管时间预防感染:留置导管一般在 3~5 天,以不超过 7 天为宜,穿刺部位每天消毒后用透明膜覆盖,便于观察有无渗血,保持清洁、干燥,如患者出现高热、寒战等症,则为感染所致,应立即拔管。感染可发生在局部穿刺点和切口处,也能引起细菌性心内膜炎。怀疑感染的病例应做导管尖端细菌培养,同时,应用有效的抗生素。在血流动力学稳定后拔除导管,拔管时须按压穿刺点以防止局部出血。

(三)血气监护

血液、气体和酸碱平衡正常是体液内环境稳定、机体赖以健康生存的一个重要方面。

1.血气分析指标

(1)动脉血氧分压(PaO_2):PaO_2 是血液中物理溶解的氧分子所产生的压力。PaO_2 的正常范围是 10.67~13.3 kPa(80~100 mmHg),正常值随年龄增加而下降,PaO_2 的年龄预计值 =[13.75 kPa—年龄(岁)×0.057]±0.53 kPa 或[13.5 mmHg—年龄(岁)×0.42]±4 mmHg,PaO_2 低于同龄人正常范围下限者称低氧血症。PaO_2 降到 8.0 kPa(60 mmHg)以下,是诊断呼吸衰竭的标准。

(2)动脉血氧饱和度(SaO_2):血红蛋白实际结合的氧含量与全部血红蛋白能够结合的氧含量比值的百分率。其计算公式为 SaO_2=氧合血红蛋白/全部血红蛋白×100%,正常范围为 95%~98%。动脉血氧分压与 SaO_2 的关系是氧离曲线。

(3)氧合指数:氧合指数=PaO_2/FiO_2,正常值为 53.13~66.67 kPa(400~500 mmHg)。ALI 时存在严重肺内分流,PaO_2 降低明显,提示高吸氧浓度并不能提高 PaO_2 或提高 PaO_2 不明显,故氧合指数常小于 40 kPa(300 mmHg)。

(4)肺泡—动脉血氧分压差[$P(A\text{-}a)O_2$]:在正常生理情况下,吸入空气时 $P(A\text{-}a)O_2$ 为 1.33 kPa(10 mmHg)左右。吸纯氧时,$P(A\text{-}a)O_2$ 正常不超过 8 kPa(60 mmHg);急性呼吸窘迫综合征(acute respiratory clistress syndrome,ARDS)时,$P(A\text{-}a)O_2$ 增大,吸空气时常可增至 6 kPa(50 mmHg);而吸纯氧时,$P(A\text{-}a)O_2$ 常可超过 13.3 kPa(100 mmHg)。但该指标为

计算值,结果仅供临床参考。

(5)肺内分流量(Qs/Qt):正常人可存在小量解剖分流,一般不大于 3%。ARDS 时,由于 V/Q 严重降低,Qs/Qt 可明显增加且在 10% 以上,严重者可为 20%～30%。

以上 5 个指标常作为临床判断低氧血症的参数。

(6)动脉血二氧化碳分压($PaCO_2$):动脉血中物理溶解的 CO_2 分子所产生的压力。正常范围为 4.67～6.0 kPa(35～45 mmHg)。$PaCO_2$ 测定结合 PaO_2 判断呼吸衰竭的类型与程度,$PaCO_2$ 是反映酸碱平衡呼吸因素的唯一指标。当 $PaCO_2 > 45$ mmHg(6.0 kPa)时,应考虑为呼吸性酸中毒或代谢性碱中毒的呼吸代偿;当 $PaCO_2 < 35$ mmHg(4.67 kPa)时,应考虑为呼吸性碱中毒或代谢性酸中毒的呼吸代偿。

$PaO_2 < 8.0$ kPa(60 mmHg)、$PaCO_2 < 6.67$ kPa(50 mmHg)或在正常范围,为Ⅰ型呼吸衰竭。

$PaO_2 < 8.0$ kPa(60 mmHg)、$PaCO_2 > 6.67$ kPa(50 mmHg),为Ⅱ型呼吸衰竭。

肺性脑病时,$PaCO_2$ 一般大于 9.33 kPa(70 mmHg);当 $PaO_2 < 5.33$ kPa(40 mmHg)时,急性病例中 $PaCO_2 > 8.0$ kPa(60 mmHg),慢性病例 >10.67 kPa(80 mmHg),有明显的临床症状提示病情严重。

吸氧条件下,计算氧合指数 <300 mmHg(40 kPa),提示呼吸衰竭。

(7)碳酸氢盐(HCO_3^-):反映机体酸碱代谢状况的指标。HCO_3^- 包括实际碳酸氢盐(AB)和标准碳酸氢盐(SB)。SB 和 AB 的正常范围均为 22～27 mmol/L,平均 24 mmol/L。AB 是指隔离空气的血液标本在实验条件下所测得的血浆 HCO_3^- 值,是反映酸碱平衡代谢因素的指标。AB 小于 22 mmol/L,可见于代谢性酸中毒或呼吸性碱中毒代偿;大于 27 mmol/L,可见于代谢性碱中毒或呼吸性酸中毒代偿。SB 是指在标准条件下[$PaCO_2 = 40$ mmHg(5.33 kPa)、Hb 完全饱和、温度 37 ℃]测得的 HCO_3^- 值,是反映酸碱平衡代谢因素的指标。正常情况下,AB=SB;AB↑>SB↑见于代谢性碱中毒或呼吸性酸中毒代偿;AB↓<SB↓见于代谢性酸中毒或呼吸性碱中毒代偿。

(8)pH:体液氢离子浓度的指标或酸碱度,由于细胞内和与细胞直接接触的内环境的 pH 测定技术上的困难,故常由血液 pH 测定来间接了解 $pH = 1/H^+$,它是反映体液总酸度的指标,受呼吸和代谢因素的影响。正常范围:动脉血为 7.35～7.45;混合静脉血比动脉血低 0.03～0.05。pH<7.35 为失代偿的酸中毒[呼吸性和(或)代谢性],pH>7.45 为失代偿的碱中毒[呼吸性和(或)代谢性]。

(9)缓冲碱(BB):血液(全血或血浆)中一切具有缓冲作用的碱(负离子)的总和,包括 HCO_3^-、血红蛋白、血浆蛋白和 HPO_4^{2-},正常范围为 45～55 mmol/L,平均 50 mmol/L。仅 BB 一项降低时,应考虑贫血。

(10)剩余碱(BE):在 38 ℃、$PaCO_2$ 5.33 kPa(40 mmHg)、SaO_2 100% 条件下,将血液标本滴定至 pH 7.40 时所消耗酸或碱的量,表示全血或血浆中碱储备增加或减少的情况。正常范围为 ±3 mmol/L,平均为 0。其正值时,表示缓冲碱量增加;负值时,表示缓冲碱减少或缺失。

(11)总 CO_2 量(TCO_2):反映化学结合的 CO_2 量(24 mmol/L)和物理溶解的 O_2 量(1.2 mmol/L)。正常值=24+1.2=25.2 mmol/L。

（12）CO_2-CP：血浆中呈化合状态的 CO_2 量，理论上应与 HCO_3^- 大致相同，但因有 $NaHCO_3^-$ 等因素的干扰，故其值比 HCO_3^- 偏高。

2.酸碱平衡的调节

人的酸碱平衡是由 3 套完整调节系统进行调节的，即缓冲系统、肺和肾的调节。人体正是由于有了这些完善的酸碱平衡调节机制，才确保机体处于一个稳定的内环境的平衡状态。机体每天产生固定酸 120～160 mmol（60～80 mEq）和挥发酸 15 000 mmol（15 000 mEq），但体液能允许的 H^+ 浓度变动范围很小，正常时，pH 在 7.35～7.45 内波动，以保证人体组织细胞赖以生存的内环境稳定。这正是因为体内有一系列复杂的酸碱平衡调节。

（1）缓冲系统：人体缓冲系统主要有 4 组缓冲对，即碳酸—碳酸氢盐（H_2CO_3-HCO_3^-）、磷酸二氢钠—磷酸氢二钠系统（$NaH_2PO_4^-$-NaH_2PO_4）、血浆蛋白系统和血红蛋白系统。这 4 组缓冲对构成了人体对酸碱失衡的第一道防线，它能使强酸变成弱酸，强碱变成弱碱，或变成中性盐。但是，由于缓冲系统容量有限，缓冲系统调节酸碱失衡的作用也是有限的。碳酸—碳酸氢盐是人体中缓冲容量最大的缓冲对，在细胞内外液中起着重要作用，占全血缓冲能力的 53%，其中血浆占 35%，红细胞占 18%。磷酸二氢钠—磷酸氢二钠在细胞外液中含量不多，缓冲作用小，只占全血缓冲能力的 3%，主要在肾脏排 H^+ 过程中起较大的作用。血浆蛋白系统主要在血液中起缓冲作用，占全血缓冲能力的 7%，血红蛋白系统可分为氧合血红蛋白缓冲对（$HHbO_2$-HbO_2^-）和还原血红蛋白缓冲对（HHb-Hb^-），占全血缓冲能力的 35%。

（2）肺的调节：肺在酸碱平衡中的作用是通过增加或减少肺泡通气量、控制排出 CO_2 量使血浆中 HCO_3^-/H_2CO_3 比值维持在 20∶1 水平。正常情况下，当体内酸增加时，H^+ 升高，肺代偿性过度通气，CO_2 排出增多，使 pH 维持在正常范围；当体内碱过多时，H^+ 降低，则呼吸浅慢，CO_2 排出减少，使 pH 维持在正常范围。但是，当增高>80 mmHg（10.67 kPa）时，呼吸中枢反而受到抑制，这是呼吸中枢产生 CO_2 麻醉状态而造成的。肺脏调节的特点是作用发生快，但调节的范围小，当机体出现代谢性酸碱失衡时，肺在数分钟内便可代偿性增快或减慢呼吸频率或幅度，以增加或减少 CO_2 排出。

（3）肾脏调节：肾脏在酸碱平衡调节中是通过改变排酸量或保碱量来发挥作用的。其主要调节方式是排出 H^+ 和重吸收肾小球滤出液中的 HCO_3^-，以维持血浆中 HCO_3^- 浓度在正常范围内，使血浆中的 pH 保持不变。肾脏排 H^+ 保 HCO_3^- 的途径有 3 条，即 HCO_3^- 重吸收、尿液酸化和远端肾小管分泌氨与 NH_4^+ 生成。与肺脏的调节方式相比，肾脏调节酸碱平衡的特点：首先，功能完善但作用缓慢，常需 72 小时才能完成；其次，肾调节酸的能力大于调节碱的能力。

3.血气监护

血气监护指利用血气监护仪，即一种将传感器放置在患者血管内或血管外且不伴液体损失的仪器，间断或连续监测 pH、PCO_2、PO_2。目前，市售的血气监护仪一般包括传感器、显示器、定标器三大部分。血管内与血管外血气监护仪的差别在于血管内血气监护仪的传感器置于动脉导管内的光缆顶端，而血管外血气监护仪的传感器则置于便携式传感器盒内，这标志着血气监护技术的新进展。

总之，无论选择哪种方式进行血气分析或血气监护，护士均须从以下几个方面加强护理。

（1）熟练掌握动脉采血方法或血气监护仪操作规程（参照生产厂家仪器使用说明）：临床

上,凡是需要连续观察血气及酸碱变化的患者,均可进行血气监护。但要求每天须进行 4 次以上者,方可考虑应用血气监护仪进行连续监护。

(2)严格掌握动脉采血或血气监护时机:一般情况下,须在患者平静状态下采集动脉血标本。当患者吸氧或机械通气时,需标明吸入氧浓度、吸氧或机械通气时间、监护仪显示的指尖脉氧值和患者体温。尽量避免在患者剧烈咳嗽、躁动不安,或翻身、叩背、吸痰等强刺激后进行血气分析。

(3)耐心做好解释:动脉采血不同于静脉采血,较为少见,患者易产生恐惧和紧张的心理。操作前,护士须向患者详细说明采血意义、方法和注意事项,使患者有充分的心理准备,密切配合,增加一次采血成功率。

(4)避免影响因素。可能影响血气分析结果的常见因素包括:①肝素浓度不当,一般肝素浓度应为 1 000 U/mL。②采血时肝素湿润注射器管壁未排尽,剩余过量可造成 pH 下降和 PO_2 升高。③标本放置过久,可导致 PO_2 和 pH 下降。④未对体温进行校正,pH 与温度呈负相关,PCO_2 和 PO_2 与温度呈正相关。⑤标本中进入气泡,抽取标本时未排尽标本中的气泡,对低氧血症者影响较大。⑥误抽静脉血,一旦误抽静脉血,须及时发现,正确判断,以免影响医师对检查结果的判定。要尽量避免上述影响因素,如选择一次性血气分析专用注射器,标本应现抽现送,立即检查。

第七节 手术后患者的护理

从患者手术结束返回病房到基本康复出院阶段的护理,称手术后护理。

一、护理评估

(一)手术及麻醉情况

了解手术和麻醉的种类和性质、手术时间及过程;查阅麻醉及手术记录,了解术中出血、输血、输液的情况,手术中病情变化和引流管放置情况。

(二)身体状况

1.生命体征

局部麻醉及行小手术后,可每 4 小时测量并记录 1 次。影响机体生理功能的疾病、麻醉、手术等因素存在时,应密切观察。每 15～30 分钟测量并记录 1 次,病情平稳后,每 1～2 小时记录 1 次,或遵医嘱执行。

(1)体温:术后,机体对手术后组织损伤的分解产物和渗血、渗液的吸收,可引起低热或中度热,一般在 38.0 ℃,临床上称外科手术热(吸收热),于术后2～3 天逐渐恢复正常,无须特殊处理。若体温升高幅度过大、时间超过 3 天或体温恢复后又再次升高,应注意监测体温,并寻找发热原因。

(2)血压:连续测量血压,若较长时间患者的收缩压小于 80 mmHg(10.67 kPa)或患者的血压持续下降5～10 mmHg(0.67～1.33 kPa),则表示有异常情况,应通知医师并分析原因,遵医嘱及时处理。

（3）脉搏：术后脉搏可稍快于正常，一般在90次/分以内。若脉搏过慢或过快，均不正常，应及时告知医师，协作处理。

（4）呼吸：术后，可能由舌后坠、痰液黏稠等引起呼吸不畅；也可因麻醉、休克、酸中毒等原因，出现呼吸节律异常。

2.意识

及时评估患者术后意识情况，并根据患者意识恢复的状况安排体位、陪护和其他护理工作。

3.记录液体出入量

术后，护士应观察并记录液体出入量，重点评估失血量、尿量和各种引流量，进而推算出入量是否平衡。

4.切口及引流情况

（1）切口情况：应注意切口有无出血、渗血、渗液、感染、敷料脱落及切口愈合等情况。

（2）引流情况：观察并记录引流液的性状、量和颜色；注意引流管是否通畅，有无扭曲、折叠或脱落等。

5.营养状况

术后，机体处于高代谢状态，且部分患者又需要禁食，应重点评估患者营养摄入能否满足术后的需要，以便进行适当的营养支持，促进患者尽快痊愈和康复。

（三）心理－社会状况

手术结束、麻醉作用消失、度过危险期后，患者心理上有一定程度的焦虑或解脱感。随后，又可出现较多的心理反应。如术后不适或并发症的发生，可引起患者焦虑、不安等不良心理反应；若手术导致功能障碍或身体形象的改变，患者可能产生自我形象紊乱的问题；家属的态度及家庭经济情况也可影响患者的心理。

二、护理诊断及合作性问题

（一）疼痛

与手术切口、创伤有关。

（二）体液不足

与术中出血、失液或术后禁食、呕吐、引流和发热等有关。

（三）营养失调

低于机体需要量，与分解代谢增高、禁食有关。

（四）生活自理能力低下

与手术创伤、术后强迫体位、切口疼痛有关。

（五）知识缺乏

常缺乏有关康复锻炼的知识。

（六）舒适的改变

与术后疼痛、腹胀、便秘和尿潴留等有关。

（七）潜在并发症

如出血、感染、切口裂开和深静脉血栓形成等。

三、护理措施

（一）一般护理

1.体位

护士应根据麻醉情况、术式和疾病性质等安置患者体位。①全麻手术：麻醉未清醒者，采取去枕平卧位，头偏向一侧，防止口腔分泌物或呕吐物误吸；麻醉清醒后，可根据情况调整体位。②蛛网膜下腔麻醉术：去枕平卧6～8小时，防止术后头痛。③硬膜外麻醉术：应平卧4～6小时。④按手术部位不同安置体位：颅脑手术后，若无休克或昏迷，可取15°～30°头高足低斜坡卧位；颈、胸部手术后多取高半坐卧位，以利于血液循环，增加肺通气量；腹部手术后，多取低半坐卧位或斜坡卧位，以利于引流，防止发生膈下脓肿，并降低腹壁张力，减轻疼痛；脊柱或臀部手术后，可取俯卧位或仰卧位。

2.饮食

术后饮食应按医嘱执行，开始进食的时间与麻醉方式、手术范围及是否涉及胃肠道有关。对能正常饮食的患者，应鼓励患者进食高蛋白、高热量和富含维生素的食物；禁食患者暂采取胃肠外营养支持。①非消化道手术：局麻或小手术后，饮食不必严格限制；椎管内麻醉术后，若无恶心、呕吐，4～6小时给予饮水或少量流质饮食，以后酌情给半流质饮食或普通饮食；全身麻醉术后可于次日给予流质饮食，以后逐渐给半流质饮食或普通饮食。②消化道手术：一般在术后2～3天禁食，待肠道功能恢复、肛门排气后开始进流质饮食，应少食多餐，后逐渐给半流质饮食及普通饮食。开始进食时，早期应避免食用牛奶、豆类等产气食物。

3.切口护理

术后常规换药，一般隔天一次，感染或污染严重的切口应每天一次；若敷料被渗湿、脱落或被大小便污染，应及时更换；若无菌切口出现明显疼痛，且有感染迹象，应及时通知医师，尽早处理。

4.引流护理

术后有效的引流是防止术后发生感染的重要措施。应注意：①正确接管、妥善固定，防止松脱。②保持引流通畅，避免引流管扭曲、受压或阻塞。③观察并记录引流液的量、性状和颜色。④更换引流袋或引流瓶时，应注意无菌操作。⑤掌握各类引流管的拔管适应证及拔除引流管时间。较浅表部位的乳胶引流片，一般于术后1～2天拔除；单腔或双腔引流管，多用于渗液、脓液较多的患者，多于术后2～3天拔除；胃肠减压管一般在肠道功能恢复、肛门排气后拔除；导尿管可留置1～2天。具体拔管时间应遵医嘱执行。

5.术后活动

指导患者尽可能地进行早期活动。①术后早期活动的意义：增加肺活量，有利于肺的扩张和分泌物的排出，预防肺部并发症。促进血液循环，有利于切口愈合，预防褥疮和下肢静脉血栓形成。促进胃肠道蠕动，防止腹胀、便秘和肠粘连。促进膀胱功能恢复，防止尿潴留。②活动方法：一般手术无禁忌的患者，当天麻醉作用消失后，即可鼓励患者在床上活动，包括深呼吸、活动四肢及翻身；术后1～2天可试行离床活动，先让患者坐于床沿，双腿下垂，然后，让其下床站立，稍做走动，以后可根据患者的情况、能力，逐渐增加活动范围和时间；病情危重、体质衰弱的患者，如休克、内出血、剖胸手术后、颅脑手术后，仅协助患者做双上、下肢活动，促进肢体血液循环；限制活动的患者，如脊柱手术、疝修补术、四肢关节手术后，活动范围受到限制，协助患者进行局部肢体被动活动。③注意事项：在患者活动时，应注意随时观察患者，不可随便离开患者；活动时，注意保暖；每次活动不能过量；患者活动时若出现心悸、脉速、冷汗等，应立即辅助患者平卧休息。

(二)心理护理

患者术后往往有自我形象紊乱、担心预后等心理顾虑，应根据具体情况做好心理护理工作，为患者创造良好的环境，避免各种不良的刺激。

(三)术后常见不适的护理

1.发热

手术热不超过 38.5 ℃一般可暂不作处理；若体温升高幅度过大、时间超过 3 天或体温恢复后又再次升高，应注意监测体温，并寻找原因。若体温超过 39 ℃，可给予物理降温，如冰袋降温、酒精擦浴等。必要时，可应用解热镇痛药物。发热期间，应注意维护正常体液平衡，及时更换潮湿的床单或衣裤，以防感冒。

2.切口疼痛

麻醉作用消失后，可出现切口疼痛。一般术后 24 小时内，疼痛较为剧烈，2～3 天后逐渐缓解。护士应明确疼痛原因，并对症护理。引流管移动所致的切口牵拉痛，应妥善固定引流管；切口张力增加或震动引起的疼痛，应在患者翻身、深呼吸、咳嗽时，用手保护切口部位；较大创面的换药前，适量应用止痛剂；大手术后 24 小时内的切口疼痛，遵医嘱肌内注射阿片类镇痛剂。必要时，可 4～6 小时重复使用或术后使用镇痛泵。

3.恶心、呕吐

其多为麻醉后的胃肠道功能紊乱的反应，一般于麻醉作用消失后自然消失。腹部手术后频繁呕吐，应考虑急性胃扩张或肠梗阻。护士应观察并记录恶心、呕吐发生的时间及呕吐物的量、颜色和性质；协助其取合适体位，头偏向一侧，防止发生误吸。吐后给予口腔清洁护理及整理床单，可遵医嘱使用镇吐药物。

4.腹胀

术后胃肠道功能未恢复，肠腔内积气过多，可引起腹胀，多于术后 2～3 天，胃肠蠕动功能恢复、肛门排气后自行缓解，无须特殊处理。严重腹胀须及时处理：①遵医嘱禁食、持续性胃肠减压或肛管排气。②鼓励患者早期下床活动。③针刺足三里、气海、天枢等穴位；非胃肠道手术的患者，可口服促进胃肠道蠕动的中药。对于肠梗阻、低血钾、腹膜炎等引起腹胀的患者，应及时遵医嘱给予相应处理。

5.呃逆

神经中枢或膈肌受刺激时可出现呃逆，多为暂时性。术后早期发生暂时性呃逆者，可经压迫眶上缘、短时间吸入二氧化碳、抽吸胃内积气和积液、给予镇静或解痉药物等处理来缓解。若上腹部手术后出现顽固性呃逆,应警惕膈下感染,及时告知医师处理。

6.尿潴留

其多发生在腹部和肛门、会阴部手术后,主要由麻醉后排尿反射受抑制、膀胱和后尿道括约肌反射性痉挛及患者不适应床上排尿等引起。若患者术后 6～8 小时尚未排尿或虽有排尿但尿量少,应作耻骨上区叩诊。若叩诊有浊音区,则应考虑尿潴留。对尿潴留患者,应及时采取有效措施,缓解症状。护士应稳定患者的情绪,在无禁忌证的情况下,可协助其坐于床沿或站立排尿。诱导患者建立排尿反射,如听流水声、下腹部热敷、按摩,应用镇静或止痛药,解除疼痛或用氯贝胆碱等药物刺激膀胱逼尿肌收缩。若上述措施均无效,可在严格无菌技术下导尿。若导尿量超过 500 mL 或有骶前神经损伤、前列腺增生,应留置导尿。留置导尿期间,应注意导尿管护理及膀胱功能训练。

(四)并发症的观察及处理

1.出血

(1)病情观察:一般在术后 24 小时内发生。出血量小,仅有切口敷料浸血,或引流管内有少量出血;若出血量大,则术后早期即出现失血性休克。特别是在输给足够液体和血液后,休克征象或试验室指标未得到改善甚至加重,或一度好转后又恶化,都提示有术后活动性出血。

(2)预防及处理:术后出血应以预防为主,包括手术时严密止血,切口关闭前严格检查有无出血点;有凝血机制障碍者,应在术前纠正凝血障碍。出血量小(切口内少量出血)的患者,更换切口敷料,加压包扎;遵医嘱应用止血药物止血。出血量大或有活动性出血的患者,应迅速加快输液、输血以补充血容量,并迅速查明出血原因,及时通知医师,完善术前准备,准备进行手术止血。

2.切口感染

(1)病情观察:清洁切口和沾染切口并发感染,常发生于术后 3～4 天。表现为切口疼痛加重或减轻后又加重,局部常有红、肿、热、痛或触及波动感,甚至出现脓性分泌物。全身表现有体温升高、脉搏加速、血白细胞计数和中性粒细胞比例增高等。

(2)预防及处理:严格遵守无菌技术原则;注意手术操作技巧,防止残留无效腔、血肿,切口内余留的线过多、过长等;加强手术前后处理,术前做好皮肤准备,术后保持切口敷料的清洁、干燥和无污染;改善患者营养状况,增强抗感染能力。一旦发现切口感染,早期应勤换敷料、局部理疗、遵医嘱使用抗菌药物。若已形成脓肿,应拆除部分缝线,敞开切口,通畅引流,创面清洁后,考虑做二期缝合,以缩短愈合时间。

3.切口裂开

(1)病情观察:多见于腹部手术后,时间上多在术后 1 周左右。主要原因常有营养不良、缝合技术存在缺点、腹腔内压力突然增高和切口感染等。一种是完全裂开,另一种是不完全裂开。完全裂开往往发生于腹内压突然增加,患者自觉切口剧疼和突然松开,有大量淡红色液体自切口溢出,可有肠管和网膜脱出;不完全性切口裂开,是指除皮肤缝线完整,深层组织裂开,线结处有血性液体渗出。

（2）预防：手术前，纠正营养不良状况；手术时，避免强行缝合，采用减张缝合，术后适当延缓拆线时间；手术后，切口处用腹带包扎；咳嗽时，注意保护切口，并积极处理其他原因引起的腹内压增高；预防切口感染。

（3）处理：一旦发现切口裂开，应及时处理。完全性切口裂开时，应立即安慰患者，消除恐惧情绪，让患者平卧，立即用无菌等渗盐水纱布覆盖切口，并用腹带包扎，通知医师，护送患者进手术室重新缝合；若有内脏脱出，切忌在床旁还纳内脏，以免造成腹腔内感染。切口部分裂开或裂开较小时，可暂不手术，待病情好转后择期进行切口疝修补术。

4.肺不张及肺部感染

（1）病情观察：常发生在胸、腹部大手术后，多见于慢性肺气肿或肺纤维化的患者，长期吸烟更易发生。这些患者肺弹性减弱，术后呼吸活动受限，分泌物不易咳出，易堵塞支气管，造成肺部感染及肺不张。开始表现为发热、呼吸和心率加快，持续时间长，可出现呼吸困难和呼吸抑制。体检时，肺不张部位叩诊呈浊音或实音，听诊呼吸音减弱、消失或为管样呼吸音。血气分析示 PaO_2 下降和 $PaCO_2$ 升高，继发感染时，血白细胞计数和中性粒细胞比例增加。

（2）预防：术前做好呼吸锻炼，胸部手术者加强腹式深呼吸训练，腹部手术者加强胸式深呼吸训练。手术前两周停止吸烟，有呼吸道感染、口腔炎症等情况者待炎症控制后再手术。全麻手术拔管前，吸净气管内分泌物，术后鼓励患者深呼吸、有效咳嗽，同时，可应用体位引流或给予雾化吸入。

（3）处理：若发生肺不张，做如下处理。遵医嘱给予有效抗菌药物预防和控制炎症。应鼓励患者深吸气，有效咳嗽、咳痰，帮助患者翻身拍背，协助痰液排出。无力咳嗽排痰的患者，用导管插入气管或支气管吸痰，痰液黏稠应用雾化吸入稀释。有呼吸道梗阻症状、神志不清、呼吸困难者，做气管切开。

5.尿路感染

（1）病情观察：手术后尿路感染与导尿管的插入和留置密切相关，尿潴留是基本原因，分为下尿路和上尿路感染。下尿路感染主要是急性膀胱炎，常伴尿道炎和前列腺炎，主要表现为尿频、尿急、尿痛和排尿困难，一般无全身症状，尿常规检查有较多红细胞和脓细胞。上尿路感染主要是肾盂肾炎，多见于女性，主要表现为畏寒、发热和肾区疼痛，血常规检查白细胞计数增高，中段尿镜检有大量白细胞和脓细胞，做尿液培养可明确菌种，为选择抗菌药物提供依据。

（2）预防与处理：及时处理尿潴留是预防尿路感染的主要措施。鼓励患者多饮水，保持每天尿量在1 500 mL以上，并保持排尿通畅。根据细菌培养和药敏实验选择有效抗菌药物治疗，残余尿在 50 mL 以上者，应留置导尿，放置导尿管时，应严格遵守无菌操作原则。遵医嘱给患者服用碳酸氢钠，以碱化尿液，减轻膀胱刺激症状。

6.深静脉血栓形成和血栓性静脉炎

（1）病情观察：多发生于术后长期卧床、活动少或肥胖患者，以下肢多见。患者感觉小腿疼痛。检查肢体肿胀、充血，有时可触及索状物，继之可出现凹陷性水肿，腓肠肌挤压试验或足背屈曲试验阳性。常伴体温升高。

(2)预防与处理:强调早期起床活动。若为不能起床活动的患者,指导患者学会做踝关节伸屈活动的方法,或采用电刺激、充气袖带挤压腓肠肌及被动按摩腿部肌肉等方法,加速静脉血回流。术前可使用小剂量肝素皮下注射,连续使用5～7天,有效防止血液高凝状态。一旦发生深静脉血栓或血栓性静脉炎,应抬高、制动患肢,严禁局部按摩及经患肢输液,同时,遵医嘱使用抗凝剂、溶栓剂或复方丹参液滴注。必要时,手术取出血栓。

(五)健康指导

(1)心理保健:某些患者因手术致残,形象改变,从而心态也发生改变。要指导患者学会自我调节、自我控制,提高心理适应能力和社会活动能力。

(2)康复知识:指导患者进行术后功能锻炼,教会患者自我保护、保健知识。教会患者缓解不适及预防术后并发症的简单方法。

(3)营养与饮食:指导患者建立良好的饮食卫生习惯,保持合理的营养摄入,促进康复。

(4)合理用药:指导患者按医师开具的出院带药按时按量服用,讲解服药后的毒副反应及特殊用药的注意事项。

(5)按时随访。

第四章 急危重症护理

第一节 概 述

急诊护理的重点是处理急性病的发病最初阶段和对危重病抢救全过程的护理工作。对急诊患者迅速、准确、有效地实施急诊护理措施,不仅能使患者转危为安,为患者进行进一步全面治疗赢得时间,同时,也能为患者的康复打下基础。在急诊抢救过程中,高质量护理工作对于保证抢救的顺利进行、防止和减少并发症、降低死亡率、提高抢救成功率,具有极其重要的意义。

急诊护理的要点:①预检分诊,详细了解病情,迅速作出判断;②急诊抢救,立即采取有效救护措施,维持患者生命;③病情观察与监护,充分估计可能发生的病情变化,密切监察病情,做好应急准备。

急诊救护的范围:心搏骤停、休克、急性创伤、重要脏器衰竭、意外事故、各种危象、严重水电解质、酸碱失衡、各专科危重急诊。

一、预检分诊

危重急诊必须护送到指定救护地点,在予以紧急处理的同时,立即通知有关医护人员进行抢救,做到先抢救后挂号。

检诊时,须对病员做到以下方面:①看:精神、神态、步态、面色、表情等。②问:主要病史和接触史;症状和相关症状;听取主诉。③查:根据不同病史查体温、脉搏、呼吸、血压、瞳孔和必要的初步体格检查及化验,并在病历卡上做有关记录。④安排就诊:根据预检印象进行分科挂号,安排患者到有关科室就诊。⑤登记:一般患者先登记后诊治,紧急情况危及生命者如严重创伤、各种意外等先抢救后登记。登记内容包括姓名、性别、年龄、工作单位和住址、就诊时间及初步诊断。

预检分诊要点:①应由爱护观念强、态度和蔼、具有高度责任心和丰富临床经验的护士担任预检工作;②检诊者应熟悉急诊范围,对各种常见急诊症状有鉴别诊断能力,扼要了解病情,重点观察体征,进行必要检查,迅速作出判断,按轻重缓急分科处置;③遇成批伤病员时,应立即通知有关科主任及医教部,组织抢救工作;对烈性传染病等按传染病报告制度及时汇报;如遇涉及刑事、民事纠纷的伤病员,则应向公安、保卫部门报告。

(一)急诊范围

急诊范围主要包括:①突发高热,体温超过 38.5 ℃;②急性外伤,如脑外伤、骨折、脱臼、撕裂伤、软组织挫伤、烧伤等在 24 小时内未经治疗者;③急性腹痛,如阑尾炎、胃及十二指肠穿孔、肠梗阻、胆道感染、尿路结石发作、嵌顿性疝、宫外孕、临产等;④急性大出血,如外伤性出血、咯血、吐血、便血、妇科出血、鼻出血、可疑内出血等;⑤急性心功能衰竭、心律失常、心动过速、心动过缓、心肌梗死;⑥晕厥、昏迷、休克、抽搐、梅尼埃症发作者、高血压、血压超过24.0/14.2 kPa、急性肢体运动障碍及瘫痪;⑦窒息、面色青紫、呼吸困难、中暑、溺水、触电、濒死、假死;⑧耳道、鼻道、咽部、眼内、气管、支气管及食道中有异物者;⑨急性感染如中耳炎、乳腺炎、丹毒、蜂窝织炎等,体温超过38 ℃;⑩急性过敏性疾病、严重哮喘、急性喉炎等;⑪各种急性中毒(含食物中毒);⑫急性尿潴留、泌尿系统严重感染、眼观或镜观血尿;⑬眼睛急性疼痛、红肿、突然视力障碍、急性青光眼、电光性眼炎、眼外伤、角膜溃疡等;⑭烈性传染病可疑者;⑮发病突然、症状剧烈、发病后迅速恶化者。

(二)常见急诊首诊分科标准

1.腹痛

急性腹痛是急腹症的主要表现,腹痛部位一般明确,常有明显压痛、反跳痛、肌紧张和腹式呼吸受限等,包括内、外、妇、儿、传染各科多种疾病。

(1)内科急腹症:①先发热后腹痛或开始腹痛即出现"热";②腹痛较缓,位置不明确,按压腹部或经呕吐、排便、排气后,疼痛有所好转;③可有压痛,但较轻微,位置不固定,无明显腹膜刺激征,扪不到包块或肿物;④腹式呼吸正常,发病时出现呼吸增快。

(2)外科急腹症:①腹痛是首要症状,发作时无体温升高,随后才有发热;②腹痛突然、剧烈、进展快,改变体位疼痛缓解不明显,部位明确恒定,拒按;③有明显腹膜刺激征;④腹部触及包块或肿物;⑤腹式呼吸明显抑制或消失;⑥白细胞常增加。

常见急性炎症:急性穿孔、急性梗阻、急性绞窄、腹腔内出血等急腹症,以及腹痛剧烈伴发热或黄疸均为外科范围。

(3)妇产科急腹症:①腹痛伴阴道出血;②腹痛,有停经史,伴有出血和低血压休克倾向者。

(4)传染科急腹症:腹痛伴腹泻。

2.头痛

头痛指颅内外各种性质的疼痛症状。主要有血管性头痛、脑血管病性头痛、颅内压力改变性头痛、头面部神经痛、癫痫性头痛,以及颅脑外伤、颅内感染、五官疾病、颅骨及椎骨病变、全身性及中毒性疾病、精神情绪改变等引起的头痛。

(1)内科:头痛伴发热或高血压、结核性、化脓性脑膜炎。

(2)外科:颅脑外伤、颅内占位。

(3)传染科:流行性脑脊髓膜炎、流行性乙型脑炎。

(4)神经科:头痛剧烈不发热、血压不高,病毒性、霉菌性脑炎。

(5)耳鼻喉科:耳源性脑炎、急性上颌窦炎、急性鼻窦炎、急性中耳炎等伴发的头痛。

3.眩晕

眩晕指机体对空间关系的定向感觉障碍,表现为旋转、摇晃、移动、倾斜或头昏、头胀、头重脚轻等,常伴随有眼球震颤、听觉障碍、颅内压增高等体征。

(1)耳鼻喉科:眩晕伴有耳鸣、恶心、呕吐、视物旋转、听力下降等由耳鼻喉科诊治。

(2)神经科:除耳鼻喉科的眩晕均属神经科。

4.外伤

根据受伤部位及伤情划分就诊科室。

（1）骨科：①四肢、脊椎骨折、骨盆骨折；②四肢大面积或严重软组织损伤；③手外伤。

（2）眼科：眼、眉部外伤。

（3）口腔科：口腔、颌面部外伤。

（4）耳鼻喉科：耳、鼻部外伤。

（5）普外科：除上述情况者。

5.消化道出血

其为由炎症、机械、血管、肿瘤等及全身疾病或消化系统邻近组织病变所致的消化系统出血，表现为呕血、黑便或便血，出血量大时，出现休克征象。

（1）内科：①胃、十二指肠溃疡出血；②食道静脉曲张破裂出血（有肝炎、肝硬化病史者）；③全身性疾病引起出血。

（2）外科：①急性外伤引起出血；②有肝硬化、门脉高压（做过手术者）；③有胃、十二指肠或肠癌手术者；④明确肝癌者；⑤肝、胆道感染出血者。

6.昏迷

昏迷指各种原因引起的意识障碍，患者呼之不应，各种反射减弱或消失，严重者生命体征常有改变。

（1）内科：CO中毒昏迷、有机磷中毒昏迷、安眠药及其他口服药物中毒昏迷、糖尿病昏迷、高渗性高血糖非酮症性昏迷、低血糖昏迷、肝硬化肝昏迷、尿毒症昏迷、中暑昏迷等。

（2）外科：有外伤史或电击伤史昏迷、颅内肿瘤昏迷者。

（3）神经科：有癫痫史或原因不明之昏迷、脑血管意外、脑梗死。

（4）妇产科：妊娠期昏迷（除心、肝、肾病史）。

（5）传染科：流脑、乙脑等疑有传染病昏迷者，急性肝病昏迷。

7.泌尿系统疾病

（1）外科：血尿、急性尿潴留、无明显内科、神经科原发病者、急性损伤、肾绞痛、急性淋病。

（2）妇科：尿潴留于产后或妊娠期者。

（3）内科：除上述情况的泌尿系疾病。

8.过敏性疾病

（1）内科有过敏症状而无皮疹者。

（2）皮肤科有过敏症状并有皮疹者。

9.脑血管意外

（1）内科：①风心病脑栓塞者；②陈旧性脑血管疾病病情稳定出现肺部感染者。

（2）神经科：脑出血、脑血管痉挛、脑梗死、急性脑血管病合并肺部感染者。

10.破伤风病

（1）骨科：破伤风病有骨折者。

（2）外科：破伤风病无骨折者。

（3）小儿科：新生儿破伤风。

11.便血

（1）外科：便鲜血无痢疾样症状。

（2）传染科：便血伴有痢疾样症状。

12.其他

（1）溺水、自缢由内科处置。

（2）刎颈有气管伤者，由耳鼻喉科处置；有血管损伤、食管伤者由外科处置。

（3）肢体瘫痪：非脑血管意外、无外伤史者由神经科诊治。

（4）恶性肿瘤晚期：行过手术者由手术科室首诊；未行手术者，按原发病部位划分科室。

（5）化脓性扁桃体炎由耳鼻喉科首诊。

二、急诊抢救

急诊科是抢救急诊危重患者的重要阵地。其救治对象多为突发性急危患者，病种复杂，病情多变，若不及时救护，稍有延误便会影响治疗结果，甚至危及患者生命。急诊抢救以"急"为中心，对病情紧急的患者及时诊治、处理，对生命受到威胁的患者应立即组织人力、物力，按科学的抢救程序进行及时、有效的抢救。

（一）急诊抢救护理常规

1.正确分诊

正确分诊是争取时间，获得抢救成功的第一步。急诊分诊工作一般在预检室进行。由有一定临床经验的急诊科护士（师）担任预检分诊工作。预检分诊中，要区别急诊与急救。一般急诊按"一看、二问、三检查、四分诊"原则进行检诊。护士应详细了解病史和体征，根据需要测试体温、脉搏、呼吸、血压、瞳孔、神志等，并根据需要进行血、尿、粪常规化验。综合分析病情，迅速作出判断，检诊后分科挂号，按轻重缓急依次安排就诊；发现危重患者给予急救，立即送入抢救室，边检诊边护送，简单扼要了解病史，围绕重点进行体检，根据病情立即组织人力、物力实施抢救。要求做到先抢救后挂号。遇传染病或可疑传染病应分到隔离室或传染科就诊。急诊预检分诊正确率应在96％以上。

预检护士应主动出迎救护车，尽快对重危患者预检分诊。有条件的急诊科应设导医服务，开展以患者为中心的高效、畅通、规范的救护。

2.严密观察病情

细致的病情观察可以为早期确诊提供依据，又可以及时发现严重并发症的征象，还可以在患者病情发生急骤变化时，为抢救患者生命赢得宝贵时间。观察护士只有具备丰富的专业知识、高度的责任心和观察入微的注意力，才能及时发现和掌握情况，作出正确的判断和应答。观察的内容主要有意识状态、生命体征、局部症状、急诊用药反应、心理状况等方面，要求正确掌握观察方法、密切观察病情变化，随时做好应急准备。对应用各种监护仪进行观察抢救的患者，要严密观察监护仪的示波结果，注意机器的运转是否正常，若发生故障，应首先观察和处理患者，保证患者抢救工作的连续性，然后，再查明故障原因并进行排除。观察患者应是连续的过程，应不分昼夜地进行，并做好观察记录，班班交接。

3.积极配合抢救

正确及时实施救护措施和执行治疗计划是赢得抢救成功的保证。参加抢救的护理人员必须具有高度的责任观念、精湛的操作技术、牢固的专业理论、良好的工作作风和健康的身体素质。在抢救患者过程中，患者病情危急，用药复杂，抢救措施甚多。护士除了应熟练掌握急救技能及熟悉急救仪器、药品的使用,还应注意以下几点。

(1)及时实施预见性救护措施:当患者病情凶险时,护士在医师未到达前就应对病情有初步的判断和了解,并立即给予正确的护理处理,如气管插管、面罩给氧、建立静脉通道、采取血标本、备血、插管洗胃等;一般抢救室应设置常见急症的救护程序或救护流程图,或抢救预案,以指导抢救工作顺利开展。

(2)协调抢救工作:抢救中应组织严密,分工明确,医护密切配合。对涉及多专科的抢救患者,护士要及时与有关科室取得联系,并作好配合工作。如有需要临床辅助科检查的项目,应尽早通知,及时取样检查,尽快获得结果。需要手术者,应立即行术前准备,并通知手术室。

(3)正确执行医嘱:认真执行医嘱,严格"三查七对"。对抢救过程中的口头医嘱,在执行前,先复诵一遍,经医师认可后再操作,并及时记录。可按听、问、看、补等顺序进行(听清医嘱、再问一遍、看清药名、及时补记)。抢救中所用药物的空袋(瓶)或安瓿留下,待抢救结束核实后,方可弃之。

(4)管理好抢救现场:抢救室内保持空气新鲜,抢救物品必须做到"四定"。抢救患者时,注意维持秩序,抢救工作应忙而不乱,抢救结束后,及时清理和补充用品。

(5)加强护理和记录:在抢救过程中不可忽视基础护理和心理护理。对清醒者要给予鼓励和解释,争取患者的合作。要及时清除污物,保持呼吸道通畅,保护好皮肤,预防各种并发症。要做好详细完整的抢救记录,重大抢救专人负责,记录后签全名,以视重视和负责。

(二)严重多发伤的救护

严重多发伤多由车祸、高处坠落、地震、工伤事故、爆炸伤、火器伤等所致。严重多发伤伤员创伤范围广泛,失血量较大,生理紊乱严重,伤情变化快,抢救开始几分钟的处置正确与否可能会关系到伤员的存亡,故抢救人员必须争分夺秒地对伤情作出快速判断,并采取有效急救措施。在救护过程中,复苏、伤情判断和紧急处理三者同时进行,为挽救患者生命,抢救人员必须抓紧时间。

1.临床特点

(1)所有严重的多发伤都伴有一系列复杂的全身反应,相互影响,创伤反应持久、显著,随时危及患者生命。

(2)受伤范围广,伤势重,伤情变化迅速,并发症多,致残率高,感染机会多。

(3)创伤出血量大,休克发生率高,可重叠存在低血容量性休克与心源性休克,早期易发生低氧血症。

(4)重要的多内脏器官损伤或出血可迅速导致患者死亡。

(5)易漏诊,伤员的表面可见组织的毁损常掩盖内脏损伤,开放伤会掩盖闭合伤伤情或浅表伤掩盖深部创伤,从而延误诊断。

(6)有些需多科室抢救的伤员,要避免强调分而治之或相互推诿致使一些严重的多发伤伤员失去抢救机会。

2.抢救

高效、快速的救护是为严重多发创伤的濒死伤员赢得抢救时机的关键。

(1)重视现场和转运途中的急救。尽量缩短院前救护时间,以最快的速度、最短的时间将伤员送到能进行确定性救治的医院。在急救现场及转运途中,应尽早、不间断地实施有效的救护措施。

(2)充分了解受伤经过,分析受伤机制。全面考虑,分清主次,掌握抢救程序,危急者先进行抢救,做到早期确诊,及时处置。

(3)判断生命体征。迅速判断有无危及生命的紧急情况,并优先处理威胁伤员生命的伤情。如影响循环或呼吸系统的伤情应优先处理;合并有脑、腹或胸部伤并均处于紧急情况时,应分别同时给予适当处理;对休克者尽快给予抗休克治疗。

(4)及时掌握有无多系统损伤的问题,迅速对伤员进行全面而有重点的检查。可用"CRASH-PLAN"挤压伤计划的字母顺序检诊。为防止抢救过程的漏诊,急救措施实施后还应重复检诊。一旦发现多系统损伤应抓住救治时机,采用确定性救治方案;怀疑有腹腔脏器伤时,应反复进行床旁 B 超和腹腔诊断性穿刺;在抗休克的同时,做好术前准备工作。

(5)预先制订治疗计划和抢救分工法(表 4-1)。

表 4-1　急诊护士抢救配合分工制度

配合人员数	主要任务	抢救程序
1	根据基本生命支持及高级生命支持,有条不紊地按计划进行。根据伤情判断选择相应的救护措施	建立静脉通道、备血,保持呼吸道通畅,给氧、皮试、导尿,采用监测手段遵医嘱进行各种治疗和护理
2	甲:负责循环系统及记录	甲:建立静脉通道、备血、皮试;负责抢救记录工作
	乙:负责呼吸系统及联络	乙:保证呼吸道通畅、给氧;负责对外联络
3	甲:负责循环系统,进行各种治疗	甲:建立两个以上静脉通道、备血、采集化验标本;协助实施止血措施、配合进行各种检查;执行所有口头医嘱
	乙:负责呼吸系统,观察病情及抢救记录	乙:清除呼吸道梗阻、保持其通畅,吸痰、给氧、人工呼吸、气管插管或切开;观察生命体征;完整记录抢救记录单
	丙:负责对外联络,保证物资供应	丙:术前准备工作,如剃头、备血、皮试等;对外联络、提血、补充急救药品及物品

(6)规范的救护程序——VIPC 顺序。

V——ventilation:保持患者呼吸通畅和充分给氧,纠正低氧血症。必要时,可采用气管插管、环甲膜穿刺、气管切开术等方法保持气道通畅,采用呼吸机辅助呼吸。

I——infusion:立即扩充血容量,输液输血,改善微循环,及时、有效地恢复循环血量。迅速建立有效静脉通道,遵循早期、快速、足量补充容量的原则扩容,输入液体总量按失血量 2～3 倍的液体输入,并尽早应用全血。早期患者除颅脑伤外应强调扩容的速率,可借助输液泵快速补液。成人 30 分钟内可输入平衡液 2 000～3 000 mL。

P——pulsation:对心泵功能监测。监测心电变化及血流动力学变化情况。及时发现和纠正心源性休克。

C——contral bleeding:紧急控制出血。对外出血伤口敷料加压包扎、钳夹止血、止血带结扎,对疑有内出血患者应警惕脑、胸、腹三腔损伤性大出血,可行胸、腹腔穿刺或腹腔灌洗以确诊并制定止血措施,必要时,行紧急开颅、开胸、开腹探查或选用动脉内阻塞止血法。

3.救护要点

(1)具备对紧急手术的判断能力:对严重颅脑伤、一侧或两侧瞳孔散大者,胸腹腔内大出血、肝脾破裂、经抢救后血压不升或升后复降者,心脏外伤、心包填塞者,骨盆粉碎性骨折、腹膜后血肿增大者,伴有多发伤不能搬动者,重度休克需要紧急手术止血者等进行初步判断,做好现场手术准备工作。

(2)能熟练配合各种急诊手术:抢救性外科手术的原则是首先抢救生命,其次,保全功能。一般根据损伤确定手术顺序,常为胸、腹、颅脑、泌尿、四肢外伤,若两处损伤均危及患者生命,可分组同时进行手术。

(3)掌握并熟练运用急救技术:在抢救过程中,伤情估计和抢救工作同时进行。如判断呼吸功能不全者,应立即采取保持呼吸道通畅的措施,改善缺氧状态。当患者出现反常呼吸时,应立即行气管插管和人工呼吸,有张力性气胸者立即做胸腔闭式引流术。对严重出血性休克患者应迅速止血(有明显外出血可压迫出血的近心端)、扩容(快速建立两个以上有效通道)、吸氧、留置导尿,适时应用抗休克裤等措施。

(4)密切观察病情变化:可采用一看、二摸、三听、四问的方法,尽快了解患者的主要生命体征情况;并通过视、触、叩、听,作出全身伤情的估计,根据细小变化特征,作出预见性的救护措施。如患者出现口渴、脸色苍白伴腹部受伤,应立即建立静脉通道、给氧、做好腹腔穿刺准备,必要时导尿,做好术前准备。

(5)对严重多发伤应按抢救预案有计划地进行抢救,每次治疗、检查、救护措施都应有计划地进行,尽量减少搬动患者的次数。

(6)抢救或手术后监测与护理:严重多发伤经急诊抢救或手术处理后应进入 EICU,对呼吸、循环、肝、肺、肾功能进行全面系统的连续监测,以防病情恶化及可能发生的并发症,为机体进行综合治疗、修复。

(三)大批急诊患者抢救的护理

在平时或战时,都会遇到大批的需要抢救的患者,如集体食物中毒、瓦斯爆炸、塌方、煤气中毒、交通事故、地震、灾害等突发事件,须在短时间内接受大量的救护任务。无论是在战场或意外事故现场,还是在急诊科室处理成批患者,成批伤员的紧急救护都是非常重要的。

1.临床特点

(1)突发事件发生后产生大批伤员或病员,加上救护人员、围观者等,造成抢救场所人员众多且杂乱。因此,维持良好的救护秩序是保证抢救顺利进行的条件之一。

(2)意外事故所造成的伤病员病情复杂。不少伤病员病情危重、变化迅速、进展快,短时间内可危及生命。

(3)成批患者的病情常轻重不一。某些伤病表面看起来较严重(如患者有明显外出血、患者大声呻吟或叫喊等),易引起医护人员的重视,而不声不响的伤病员(有的病情危重或休克、反应淡漠),或早期尚未充分暴露症状的患者可能会不被重视而延误抢救。

2.救护成批患者的抢救

关键是有完整的救治系统和权威性的组织指挥,具有相当救护能力的救护人员。首先,要组织好抢救人员,分类分组、明确分工、统一指挥、密切配合,有条不紊地进行现场及急诊科室的救护工作。

（1）建立急救网络：做到组织、人员、技术、思想、物资五项落实。随时做好在接到救护信号后迅速奔赴事故现场或救治地点开展救护工作的准备。

（2）救护人员到达现场或救治地点后，应根据伤病员的伤情及人数分成若干救护小组进行工作，如预检分诊组、复苏组、轻伤组、转运组等。各组应指定一名负责人。

（3）预检成批伤员时，应由有经验的救护人员根据病员的生命体征及伤病情，准确迅速地将伤病员按轻重缓急分组分类进行救护和处置。根据伤病员病情的轻重决定抢救的先后次序，并通知医疗机构做全面救治的准备。对危及生命的伤病员，应就地抢救，等平稳后转送。轻病员也须经仔细观察一定时间才能离开。

3.急诊科（室）的抢救

（1）接到成批抢救信息后，边向上级领导汇报，边做好各种抢救准备工作（包括人员、物品、场地等），并由专人统一指挥抢救。

（2）迅速协调各科室人员参加抢救工作。如手术室做好手术准备，检验科、血库、药房、放射科等辅助科室做好保障工作，担架员做好运送工作，科领导负责组织、指挥维持救护秩序等工作。

（3）若有大批外伤者，各类病员分类入室进行抢救和处置，其救护原则同严重多发伤的救护原则。

（4）急诊科（室）救护人员必须分工明确，协同作战，忙而不乱、快速准确地开展救护工作。严密观察每个伤病员的全身反应，避免误诊、漏诊。

（四）一般创伤的救护

1.闭合性损伤的救护

应检查深部组织或脏器有无损伤。对皮下血肿可压迫包扎，伤后数小时内不可热敷，24小时后可以热敷；早期血肿也可穿刺抽吸后加压包扎，切忌切开引流，以防继发感染。

2.开放性损伤的救护

（1）擦伤：去掉擦伤表面异物，可用软刷刷洗后再用生理盐水冲洗，最后，用1%洗必泰消毒液冲洗，表层涂以红汞，必要时可采用暴露方法。

（2）刺伤及贯通伤：去除异物及坏死组织，只清创，不进行缝合。

（3）切割伤、撕裂伤及挫伤：根据污染程度、损伤种类、部位及伤后经历时间来决定清创术后伤口一期缝合的适应证（伤后6小时内可行一期缝合；被人或动物咬伤的伤口，原则上不进行一期缝合）。

（4）伤口一期缝合处理的步骤：初步止血（一般压迫止血）；剃毛和冲洗伤口（剃去伤口周围毛发，创口用无菌纱布以肥皂和生理盐水洗刷或冲洗）；暴露创面，常规消毒，局部麻醉，以无菌镊子去除异物，检查伤口深度、宽度及有无肌腱、血管或神经损伤；创面经洗必泰液消毒和冲洗后，用手术刀、剪刀或镊子将坏死组织、异物清除，修整创缘（面部、眼睑、口唇、手、指、阴茎等要少去组织），缝合皮肤（缝合时不留死腔，皮缘应紧密对合，皮肤缺损大时，可游离植皮或作皮瓣移植，缝合前对明显的出血点应结扎止血）；无菌纱布包扎固定伤口，四肢创伤者应抬高患肢以减轻肿胀和疼痛。

（5）开放伤术后处理及拆线：若留置引流管（条），应在术后 24～48 小时去掉。术后 2～3 天检查伤口。拆线时间应根据愈合情况、全身状态及局部因素来确定。一般面部伤口拆线时间在缝合后 3～5 天，头皮、躯干、手指等伤口为 7～14 天，足趾伤口为 10～14 天。

（6）抗生素和破伤风抗毒素的应用：常规破伤风抗毒素 1 500 IU（皮试阴性后）肌内注射。伤口污染严重、被人或动物咬伤和疑有异物残留时，可用抗生素预防感染。

（五）烧伤的救护

1.急救处理

急救处理包括去除致伤因素、处理严重合并伤（症）、镇静止痛、保护创面、补充液体及迅速护送。

（1）新鲜烧伤者，应立即使之离开火源并脱去衣服；若 20% 以下 I～II 度烧伤，可用自来水冷敷烧伤皮肤，口服含盐饮料等。

（2）头面部烧伤者，应保持呼吸道通畅；疑有吸入性烧伤或呼吸道烧伤时，尽快行气管插管或环甲膜穿刺（切开），或气管切开术等。

（3）烧伤面积大于 20% 者，应立即建立静脉通道、备血、留置导尿管。

（4）烧伤体表以干净大单或消毒敷料覆盖创面后护送。所有烧伤患者均常规注射破伤风抗毒素。

2.严重程度的估计

（1）烧伤面积的估计：大面积烧伤的计算用新九分表，小面积烧伤可用手掌法计算（患者手指并拢，单手手掌面积相当于体表面积的 1%）。

（2）烧伤深度的估计：一般采用三度四分法来估计，即 I 度、II 度（分浅 II 度和深 II 度）和 III 度烧伤。

（3）烧伤严重程度的分类。①轻度烧伤，总面积在 10% 以下的 II 度烧伤。②中度烧伤，总面积在 11%～30%，或 III 度烧伤面积在 10% 以下。③重度伤烧，总面积在 31%～50% 或 III 度烧伤面积在 10%～20%，或面积虽不足 30% 但有下列情况之一者：全身病情较重或已有休克者；有复合伤、合并伤或化学中毒者；中重度吸入性烧伤。④特重烧伤，总面积在 50% 以上或 III 度烧伤在 20% 以上者。

3.休克的防治

（1）液体疗法。一般胶体和晶体溶液的比例为 1∶（1～2）。补液量可用下式计算。

伤后第 1 个 24 小时，补液量（mL）＝II、III 度烧伤面积（%）×体重（kg）×1.5 mL（胶体液和电解质液）＋2 000～3 000（基础水分）。

胶体液和电解质溶液的分配比例一般为 1∶2；如果 II 度烧伤面积超过 70% 或 III 度烧伤面积超过 50%，可按 1∶1 的比例补给。补液总量的半量应在烧后 6～8 小时补给，伤后第 2 个和第 3 个 8 小时各补给总量的 1/4 量。

伤后第 2 个 24 小时补液量：胶体液和电解质量按第 1 个 24 小时实际补液量的半量补充，基础水分量不变。

（2）留置导尿、测定中心静脉压，根据患者尿量、血压、脉搏、脉压、末梢循环状态及中心静脉压来调整输液量。

4.烧伤局部创面清创处理

剃除毛发、肥皂水清洗创面周围的正常皮肤,用无菌水或消毒液冲洗创面,用棉花或纱布轻拭污垢或异物,切忌洗刷或擦洗。浅Ⅱ度完整水泡皮予以保留,已脱落或深度创面上的水泡皮均予以清除。吸干创面后,可选用1‰磺胺嘧啶银霜等抗感染药物涂于患处,酌情予以包扎或暴露。酸碱烧伤均应用大量清水冲洗创面,持续冲洗时间不少于半小时,采用中和剂处置与否应视创面情况而定,最好采用暴露疗法。

第二节　常用的急救技术

抢救危重患者的急救技术是急救成功的关键,它直接影响患者的生命安全和生命质量。护理人员必须熟练掌握常用的急救技术,保证急救工作及时、准确、有效地进行。

一、吸氧法

吸氧法是通过给氧,增加吸入空气中氧的浓度,提高肺泡内的氧浓度,进而提高动脉血氧分压(PaO_2)和动脉血氧饱和度(SaO_2),增加动脉血氧含量(CaO_2),纠正各种原因造成的缺氧状态,促进组织的新陈代谢,维持机体生命活动的一种治疗方法。其是临床常用的急救技术之一。

(一)缺氧的分类

根据发病原因的不同,缺氧可分为四种类型。不同类型的缺氧具有不同的血氧变化特征,氧疗的效果也不尽相同。

1.低张性缺氧

低张性缺氧是吸入气体中氧分压过低、肺泡通气不足、气体弥散障碍、静脉血分流入动脉引起的缺氧。主要特点是 CaO_2 降低,SaO_2 降低,组织供氧不足。常见于慢性阻塞性肺部疾病、呼吸中枢抑制、先天性心脏病等。

2.血液性缺氧

血液性缺氧是血红蛋白数量减少或性质改变使血红蛋白携氧能力降低引起的缺氧。主要特点是 CaO_2 降低,PaO_2 一般正常。常见于严重贫血、一氧化碳中毒、高铁血红蛋白症、输入大量库存血等。

3.循环性缺氧

循环性缺氧是动脉血灌注不足、静脉血回流障碍引起的缺氧。主要特点是 PaO_2、SaO_2、CaO_2 均正常,而动-静脉氧压差增加。常见于休克、心力衰竭、大动脉栓塞等。

4.组织性缺氧

组织性缺氧是组织细胞生物氧化过程障碍,利用氧能力降低引起的缺氧。主要特点是 PaO_2、SaO_2、CaO_2 均正常,而静脉血氧含量和氧分压较高,动-静脉氧压差小于正常值。常见于氰化物中毒、组织损伤、大量放射线照射等。

以上四种类型的缺氧中,氧疗对低张性缺氧的疗效最好,吸氧能提高 PaO_2、SaO_2、CaO_2,使组织供氧增加。氧疗对心功能不全、严重贫血、一氧化碳中毒、休克等患者也有一定的疗效。

(二)缺氧的症状和程度判断及给氧的标准

1.判断缺氧程度

对缺氧程度的判断除患者的临床表现外,主要根据血气分析检查结果来判断(表4-2)。

表4-2 缺氧的症状和程度判断

程度	发绀	呼吸困难	神志	血气分析			
				氧分压(PaO_2)		二氧化碳分压(PaCO_2)	
				kPa	mmHg	kPa	mmHg
轻度	轻	不明显	清楚	6.6~9.3	50~70	>6.6	>50
中度	明显	明显	正常或烦躁不安	4.6~6.6	35~50	>9.3	>70
重度	显著	严重,三凹征明显	昏迷或半昏迷	<4.6	<35	>12.0	>90

注:动脉血气分析正常值为 PaO_2 80~100 mmHg,PaCO_2 35~45 mmHg,SaO_2 95%。

2.给氧指征

(1)轻度缺氧:一般不给氧,如果患者有呼吸困难可给予低流量的氧气(1~2 L/min)。

(2)中度缺氧:须给氧。患者 PaO_2 小于 50 mmHg(6.67 kPa)时均应给氧。对于慢性阻塞性肺疾病并发冠心病患者,其 PaO_2 小于 60 mmHg(7.99 kPa)时,便需要给氧。

(3)重度缺氧:给氧的绝对适应证。

(三)氧气疗法的种类及适用范围

动脉血二氧化碳分压(PaCO_2)是评价通气状态的指标,是决定以何种方式给氧的重要依据。

1.低浓度氧疗

低浓度氧疗又称控制性氧疗,吸氧浓度低于 40%,用于低氧血症伴二氧化碳潴留的患者。例如,慢性阻塞性肺部疾病和慢性呼吸衰竭的患者,呼吸中枢对二氧化碳增高的反应很弱,呼吸的维持主要依靠缺氧刺激外周化学感受器。如果给予高浓度的氧气吸入,低氧血症迅速解除,同时也解除了缺氧兴奋呼吸中枢的作用,因此,可导致呼吸进一步抑制,加重二氧化碳的潴留,甚至发生二氧化碳麻醉。

2.中等浓度氧疗

中等浓度氧疗吸氧浓度为 40%~60%,主要用于有明显通气,或灌注比例失调或显著弥散障碍的患者,特别是血红蛋白浓度很低或心排血量不足者,如肺水肿、心肌梗死、休克等。

3.高浓度氧疗

高浓度氧疗吸氧浓度在 60% 以上,应用于单纯缺氧而无二氧化碳潴留的患者,如心肺复苏后的生命支持阶段、成人型呼吸窘迫综合征等。

(四)供氧装置

供氧装置有氧气筒、氧气压力表和管道氧气装置(中心供氧装置)。

1.氧气筒和氧气压力表装置

(1)氧气筒装置。

氧气筒为柱形无缝钢筒,筒内可耐高压达 14.7 MPa,容纳氧气约 6 000 L。

总开关：在筒的顶部，可控制氧气的放出。使用时，将总开关向逆时针方向旋转 1/4 周即可放出足够的氧气，不用时可按顺时针方向将总开关旋紧。

氧气筒装置气门：在氧气筒颈部的侧面有一气门与氧气表相连，是氧气自筒中输出的途径。

（2）氧气压力表装置。

组成：其由以下几部分组成。①压力表。表上的指针能表示筒内氧气的压力，以 MPa 或 kgf/cm² （非法定计量单位，1 ksf/cm² ≈ 0.1 MPa）表示。压力越大则说明氧气储存量越多。②减压器。一种弹簧自动减压装置，可将氧气气筒内的压力降为 0.2～0.3 MPa，使流量平衡，保证安全，便于使用。③流量表。可以测知，每分钟氧气的流出量，用 L/min 表示，以浮标上端平面所指刻度读数为标准。④湿化瓶。用于湿润氧气，以免呼吸道黏膜被干燥的气体所刺激。瓶内装入 1/3～1/2 的冷开水，通气管浸入水中，出气管和鼻导管相连。湿化瓶应每天换水一次。⑤安全阀。由于氧气表的种类不同，安全阀有的在湿化瓶上端，有的在流量表下端。当氧气流量过大、压力过高时，安全阀的内部活塞即自行上推，使过多的氧气从四周小孔流出，以保证安全。

装表法：①吹尘。将氧气筒置于架上，取下氧气筒帽，用手将总开关按逆时针方向打开，使少量氧气从气门处流出，随即迅速关好总开关，以达清洁该处的目的，避免灰尘吹入氧气表内。②接氧气表。将氧气表的旋紧螺帽口与氧气筒气门处的螺丝接头衔接，将表稍向后倾，用手按顺时针方向初步旋紧，然后，再用扳手旋紧，使氧气表直立于氧气筒旁。③接湿化瓶。连接通气管和湿化瓶。④接管与检查。连接出气橡胶管于氧气表上，检查流量调节阀。确认关好后，打开氧气筒总开关，再打开流量调节阀，检查氧气流出是否通畅、有无漏气及全套装置是否适用。最后关上流量调节阀，推至病房待用。

卸表法：①放余气。旋紧氧气筒总开关，打开氧气流量调节阀，放出余气，再关好流量调节阀，卸下湿化瓶和通气管。②卸氧气表。一手持表，一手用扳手将氧气表上的螺帽旋松，然后，再用手旋开，将表卸下。

2.管道氧气装置

管道氧气装置即中心供氧装置。氧气通过中心供氧站提供，中心供氧站通过管道将氧气输送至各病区床单位、门诊、急诊科。中心供氧站通过总开关进行管理，各用氧单位有分开关，并配有氧气表，患者需要时，打开床头流量表开关，调整好氧流量即可使用。

（五）氧气成分、浓度及关于用氧的计算

1.氧气成分

根据条件和患者的需要，一般常用 99% 氧气，也可用 5% 二氧化碳和纯氧混合的气体。

2.氧气吸入浓度

氧气在空气中占 20.93%，二氧化碳为 0.03%，其余 79.04% 为氮气、氢气和微量的惰性气体。掌握吸氧浓度对纠正缺氧起着重要的作用。低于 25% 的氧浓度则和空气中氧含量相似，无治疗价值；高于 70% 的浓度且持续时间超过 2 天则可能发生氧中毒，表现为恶心、烦躁不安、面色苍白、进行性呼吸困难。故掌握吸氧浓度至关重要。

3.氧浓度和氧流量的换算方法

换算公式如下：

吸氧浓度(%)＝21＋4×氧流量(L/min)

4.氧气筒内的氧气量的计算

计算公式如下：

氧气筒内的氧气量(L)＝氧气筒容积(L)×压力表指示的压力(kgf/cm²)÷1 kgf/cm²

5.氧气筒内氧气的可供应时间的计算

计算公式如下(公式中5是指氧气筒内应保留压力值)：

氧气筒内的氧气可供应的时间(h)＝(压力表压力－5)(kgf/cm²)×氧气筒容积(L)÷
1 kgf/cm²÷氧流量(L/min)÷60min

(六)鼻导管给氧法

鼻导管给氧法有单侧鼻导管给氧法和双侧鼻导管给氧法两种。①单侧鼻导管给氧法是将一细鼻导管插入一侧鼻孔，经鼻腔到达鼻咽部，末端连接氧气的供氧方法。此法节省氧气，但会刺激鼻腔黏膜，长时间应用患者会感觉不适，因此目前不常用。②双侧鼻导管给氧法是将特制双侧鼻导管插入双鼻孔内，末端连接氧气的供氧方法。插入深约1 cm，导管环稳妥固定即可。此法操作简单，对患者刺激性小，适用于长期用氧的患者。其是目前临床上常用的给氧方法之一。

1.目的

(1)改善各种原因导致的缺氧状况。

(2)提高 PaO_2 和 SaO_2。

(3)促进组织代谢，维持机体生命活动。

2.评估

(1)了解患者病情，缺氧原因、缺氧程度及缺氧类型，检查患者呼吸道是否通畅、鼻腔黏膜情况、有无鼻中隔偏曲等。

(2)操作者双手不可接触油剂。

(3)用物氧气筒是否悬挂"有氧"及"四防"标志。

(4)检查环境病房有无烟火及易燃品。

3.计划

(1)用物准备。①治疗盘内备：治疗碗(内放鼻导管、纱布数块)、小药杯(内盛冷开水)、通气管、棉签、乙醇、弯盘、胶布、玻璃接管、湿化瓶(内装 1/3～1/2 湿化液)、安全别针、扳手。②治疗盘外备：氧气筒及氧气压力表装置、吸氧记录单、笔。

(2)患者准备：体位舒适，情绪稳定，理解目的，愿意配合。

(3)环境准备：清洁，安静，光线充足，室温适宜，1 m 以内无热源，5 m 以内无明火，远离易燃易爆品。

4.评价

(1)患者缺氧症状得到改善，无鼻黏膜损伤，无氧疗不良反应发生。

(2)氧气装置无漏气，护士操作规范，用氧安全。

（3）患者知晓用氧安全注意事项,能主动配合操作。

5.健康教育

（1）指导患者及其家属认识氧疗的重要性和配合氧疗的方法。

（2）指导患者及探视者用氧时,禁止吸烟,保证用氧安全。

（3）告知患者及其家属不要自行摘除鼻导管或者调节氧流量。

（4）告知患者,如感到鼻咽部干燥不适或者胸闷憋气,应及时通知医务人员。

6.其他注意事项

（1）注意用氧安全,切实做好"四防",即防震、防火、防热、防油。氧气筒内压力很高,在搬运时避免倾倒撞击,防止爆炸;氧气助燃,氧气筒应放阴凉处,筒的周围严禁烟火和易燃品,氧气筒至少距明火5 m,暖气1 m;氧气表及螺旋口上勿涂油,也不可用带油的手拧螺旋,避免燃烧。

（2）氧气筒的氧气不可全部用尽,当压力表上指针降至 0.5 MPa（5 kgf/cm^2）时,不可再用,以防灰尘进入筒内,再次充气时发生爆炸。

（3）未用和已用完的氧气筒,应分别注明"满"或"空"的字样,便于及时储备,以应急需。

（4）保护鼻黏膜防止交叉感染:①用鼻导管持续吸氧者,每天更换鼻导管两次以上,双侧鼻孔交替使用,以减少对鼻黏膜的刺激。②及时清洁鼻腔,防止导管阻塞。③湿化瓶一人一用一消毒,连续吸氧的患者,应每天更换湿化瓶、湿化液及一次性吸氧管。

（七）鼻塞给氧法

鼻塞给氧法是将鼻塞塞于一侧鼻孔内的给氧方法。鼻塞是用塑料或有机玻璃制成的带有管腔的球状物,大小以恰能塞进鼻孔为宜。此法可避免鼻导管对鼻黏膜的刺激,两侧鼻孔可交替使用,患者较为舒适,适用于慢性缺氧者长期氧疗。

（八）面罩给氧法

将面罩置于患者口鼻部供氧,用松紧带固定,氧气自下端输入,呼出的气体从面罩侧孔排出的方法是面罩给氧法。由于口、鼻部都能吸入氧气,因此此法效果较好,同时,此法对呼吸道黏膜刺激性小,简单易行,患者较为舒适。可用于病情较重,氧分压明显下降者。面罩给氧时必须要有足够的氧流量,一般为 6～8 L/min。

（九）氧气袋给氧法

氧气袋为一长方形橡胶袋,袋的一角有橡胶管,上有调节器以调节流量。使用时将氧气袋充满氧气,连接湿化瓶、鼻导管,调节好流量,让患者头部枕于氧气袋上,借助重力使氧气流出。主要用于家庭氧疗、危重患者的急救或转运途中。

（十）头罩给氧法

头罩给氧法适用于新生儿、婴幼儿的给氧,将患儿头部置于头罩里,将氧气接于进气孔上,可以保证罩内一定的氧浓度。此法简便、无刺激,同时,透明的头罩也易于观察病情变化。

（十一）氧疗监护

1.缺氧症状改善

患者由烦躁不安变为安静,心率变慢、血压上升、呼吸平稳、皮肤红润温暖、发绀消失,说明缺氧症状改善。

2.实验室检查

实验室检查可作为氧疗监护的客观指标,主要用于观察氧疗后 PaO_2、$PaCO_2$、SaO_2 等指标的变化。

3.氧气装置

护理人员应检查氧气装置有无漏气,管道是否通畅。

4.氧疗的不良反应及预防

若氧浓度高于 60%、持续时间超过 24 小时,则可能出现氧疗的不良反应。

常见的不良反应有以下几种。

(1)氧中毒:长时间高浓度氧气吸入的患者可有肺实质的改变,如肺泡壁增厚、出血。氧中毒患者常表现为胸骨后不适、疼痛、灼热感,继而出现干咳、恶心呕吐、烦躁不安、进行性呼吸困难,继续增加吸氧浓度,患者的 PaO_2 不能保持理想水平。

预防措施:预防氧中毒的关键是避免长时间、高浓度吸氧;密切观察给氧的效果和不良反应;定时进行血气分析,根据分析结果调节氧流量。

(2)肺不张:呼吸空气时,肺内含有大量不被血液吸收的氮气,构成肺内气体的主要成分。高浓度氧疗时,肺泡气中氮逐渐被氧取代,一旦发生支气管阻塞,肺泡内的气体更易被血液吸收而发生肺泡萎缩,从而引起吸收性肺不张。患者表现为烦躁不安,呼吸、心率增快,血压上升,继而出现呼吸困难、发绀,甚至昏迷。

预防措施:控制吸氧浓度;鼓励患者深呼吸、有效咳嗽、经常翻身叩背以促进痰液排出,防止分泌物阻塞。

(3)呼吸道分泌物干燥:如持续吸入未经湿化且浓度较高的氧气超过 48 小时,支气管黏膜可因干燥气体的直接刺激而产生损害,使分泌物黏稠、结痂、不易咳出。特别是气管插管或气管切开的患者,因失去了上呼吸道对气体的湿化作用而更易发生此反应。

预防措施:氧气吸入前一定要先湿化,必要时,配合做超声波雾化吸入。

(4)眼晶状体后纤维组织增生:仅见于新生儿,尤其是早产儿。患儿长时间吸入高浓度氧气,可发生视网膜血管收缩,从而发生视网膜纤维化,最后导致不可逆的失明。

预防措施:新生儿吸氧浓度应严格控制在 40% 以下,并控制吸氧的时间。

(5)呼吸抑制:常发生于低氧血症伴二氧化碳潴留的患者吸入高浓度的氧气后。由于 $PaCO_2$ 长期升高,呼吸中枢失去了对二氧化碳的敏感性。呼吸的调节主要依靠缺氧对外周感受器的刺激来维持,如果吸入高浓度氧,虽然缺氧得到某种程度的改善,但却解除了缺氧对呼吸的刺激作用,这导致呼吸中枢抑制加重,甚至呼吸停止。

预防措施:低浓度低流量持续给氧,并检测 PaO_2 的变化,维持患者的 PaO_2 在 60 mmHg(7.99 kPa)左右。

二、吸痰法

吸痰法是指利用机械吸引的方法,经口、鼻腔、人工气道将患者呼吸道的分泌物吸出,以保持呼吸道通畅的一种治疗方法。临床上主要用于年老体弱、危重、昏迷、麻醉未清醒前、气管切开等不能有效咳嗽、排痰者。

(一)吸痰装置

临床上常用的吸痰装置有电动吸引器和中心负压吸引装置两种,它们利用负压吸引原理,连接导管,吸出痰液。

1.电动吸引器

(1)构造:主要由电动机、偏心轮、气体过滤器、压力表及安全瓶和储液瓶组成。安全瓶和储液瓶是两个容量为 1 000 mL 的容器,瓶塞上各有两个玻璃管,并通过橡胶管相互连接。

(2)原理:接通电源后,电动机带动偏心轮,从吸气孔吸出瓶内的空气,并由排气孔排出,这样不断地循环转动,使瓶内产生负压,将痰吸出。

2.中心负压吸引装置

目前,各大医院均设中心负压吸引装置,吸引管道连接到各病房床单位,使用十分方便。

(二)电动吸引器吸痰法

1.目的

其目的是:清除呼吸道分泌物,保持呼吸道通畅;预防肺不张、坠积性肺炎、窒息等并发症的发生。

2.评估

(1)患者:评估患者鼻腔有无分泌物堵塞,有无鼻息肉、鼻中隔偏曲等情况;评估患者的意识及有无将呼吸道分泌物排出的能力,以判断是否具有吸痰的适应证,判断是否需要同时备压舌板或开口器及舌钳。

(2)环境:评估病房是否安静,温湿度是否适宜。

(3)用物:评估吸痰管型号是否合适,吸痰用物是否保持无菌状态;备好不同型号的无菌吸痰管或消毒吸痰管(成人 12～14 号,小儿 8～12 号);将内盛消毒液的瓶子系于吸引器一侧(内放吸痰后的玻璃接管);检查电动吸引器性能是否良好,各管道连接是否正确。

3.计划

(1)患者准备:体位舒适,情绪稳定,理解目的,愿意配合。

(2)操作者准备:根据患者情况及痰液的黏稠度调节负压(成人 39.9～53.3 kPa,儿童 <39.9 kPa)。

(3)用物准备。①无菌治疗盘内备:无菌持物镊或血管钳、无菌纱布、无菌治疗碗,必要时,备压舌板、开口器、舌钳。②治疗盘外备:盖罐两个(分别盛 0.9％氯化钠注射液和消毒吸痰管数根,也可用一次性无菌吸痰管)、弯盘、无菌手套。③吸痰装置:电动吸引器 1 台、多头电插板。

4.评价

(1)患者呼吸道内分泌物及时清除,气道通畅,缺氧症状得到缓解。

(2)护士操作规范,操作中未发现呼吸道黏膜损伤。

5.健康教育

(1)告诉清醒患者不要紧张并教会患者正确配合吸痰。

(2)告知患者适当饮水,以利痰液排出。

6.其他注意事项

(1)电动吸引器连续使用不得超过两小时。

(2)储液瓶内应放少量消毒液,使吸出液不致黏附于瓶底,便于清洗消毒;储液瓶内吸出液应及时倾倒,液面不应超过储液瓶的2/3,以免痰液被吸入电动机而损坏机器。

(3)按照无菌技术操作原则,治疗盘内吸痰用物应每天更换1~2次,吸痰管每次更换,储液瓶及连接导管每天清洁消毒,避免交叉感染。

(4)小儿吸痰时,吸痰管要细,吸力要小。

(5)痰液黏稠者,可以配合翻身叩背、雾化吸入等方法,增强吸痰效果。

(6)经鼻气管内吸引时插入导管长度:成人20 cm、儿童14~20 cm、婴幼儿8~14 cm。

(7)颅底骨折患者严禁从鼻腔吸痰,避免颅内感染及脑脊液被吸出。

(三)中心负压吸引装置吸痰法

使用中心负压吸引装置吸痰时,只需将吸痰导管和负压吸引管道相连接,开动吸引开关即可抽吸痰液。因中心负压吸引装置无脚踏开关,手控开关打开后即为持续吸引,因此,每次插管前均须反折吸痰管,以免负压吸附黏膜,引起损伤。

(四)注射器吸痰法

一般用50 mL或100 mL注射器连接吸痰管进行抽吸。其适用于紧急状态下吸痰。

三、洗胃法

洗胃是将胃管插入患者胃内,反复注入和吸出一定量的溶液,以冲洗并排出胃内容物,减轻或避免吸收毒物的胃灌洗方法。

(一)目的

1.解毒

清除胃内毒物或刺激物,减少毒物吸收,还可利用不同灌洗液进行中和解毒,用于急性食物或药物中毒。服毒后6小时内,洗胃效果最有效。

2.减轻胃黏膜水肿

幽门梗阻患者饭后常有滞留现象,可引起上腹胀闷、恶心呕吐等不适,洗胃可将胃内潴留食物洗出,减轻潴留物对胃黏膜的刺激,从而减轻胃黏膜水肿。

3.为手术或检查做准备

如行胃部、食管下段、十二指肠等手术前,洗胃可减少术中并发症,便于手术操作。

(二)口服催吐法

口服催吐法适用于清醒且能合作的患者。

(1)用物:治疗盘内备量杯(按需要备10 000~20 000 mL洗胃溶液,温度为25~38 ℃)、压舌板、橡胶围裙、盛水桶、水温计。

(2)操作方法:①患者取坐位或半坐卧位,戴好橡胶围裙,盛水桶置患者座位前。②嘱患者在短时间内自饮大量灌洗液,即可引起呕吐,不易吐出时,可用压舌板压其舌根部引起呕吐。如此反复进行,直至吐出的灌洗液澄清无味为止。③协助患者漱口、擦脸,必要时,更换衣服,卧床休息。④记录灌洗液名称及量,呕吐物的量、颜色、气味,患者主诉,必要时,送检标本。

(三)自动洗胃机洗胃法

自动洗胃机洗胃法是将电磁泵作为动力源,通过自控电路的控制,使电磁阀自动转换动作,先向胃内注入冲洗药液,随后从胃内吸出内容物的洗胃过程。自动洗胃机台面上装有电子钟、调节药量的开关(顺时针为开,冲洗时压力在 $39.2\sim58.8$ kPa,流量约 2.3 L/min)和停机、手吸、手冲、自动清洗等键,洗胃机侧面装有药管、胃管、污水管口等,机内备滤清器(防止食物残渣堵塞管道),背面装有电源插头。自动洗胃机能迅速、彻底地清除胃内毒物。

1.评估

(1)患者:①评估患者意识及有无配合的能力,以方便操作及减轻患者的痛苦。②了解患者中毒情况、既往健康状况,以便掌握洗胃禁忌证,增加洗胃的安全性。③评估患者口腔黏膜情况、有无活动义齿。

(2)用物:自动洗胃机性能是否良好。

(3)环境:病房是否安静、整洁、宽敞。

2.计划

(1)环境准备:环境安静、整洁、宽敞,避免人群围观,必要时,备屏风以保护患者隐私。

(2)操作者准备:洗手,戴口罩,必要时戴手套。

(3)用物准备:①备洗胃溶液。根据毒物性质准备洗胃溶液,毒物性质不明时可选用温开水或等渗盐水洗胃;一般用量为 10 000~20 000 mL,温度为 25~38 ℃。②备洗胃用物。备无菌洗胃包(内有胃管、纱布、镊子或使用一次性胃管)、止血钳、液状石蜡、棉签、弯盘、治疗巾、橡胶围裙或橡胶单、胶布、检验标本容器或试管、量杯、水温计、压舌板、50 mL 注射器、听诊器、手电筒,必要时备开口器、牙垫、舌钳于治疗碗中,以及水桶两只(分别盛放洗胃液、污水)。③备洗胃机。接通电源,连接各种管道,将三根橡胶管分别与机器的药水管(进液管)、胃管、污水管(出液管)连接,将已配好的洗胃液倒入洗胃液桶内,药管的一端放入洗胃液桶内,污水管的一端放入空水桶内。调节药量流速,备用。

(4)患者准备:有义齿者取下义齿,体位舒适,清醒者愿意配合。

3.实施

自动洗胃机洗胃步骤见表 4-3。

表 4-3 自动洗胃机洗胃法

流 程	步骤详解	要点与注意事项
备物核对 插胃管	携用物至床旁,核对并再次解释	尊重患者,取得合作,昏迷者取得家属配合
	卧位:协助患者取合适的卧位;清醒或中毒较轻可取坐位或半坐卧位;中毒较重者取几侧卧位,昏迷患者取去枕仰卧位,头偏向一侧	左侧卧位可减慢胃排空,延缓毒物进入十二指肠
	保护衣被:围橡胶单于胸前	
	插胃管:弯盘放于口角处,润滑胃管,由口腔插入,方法同鼻饲法	昏迷者使用张口器和牙垫协助打开口腔;插管时动作要轻柔,切忌损伤食管黏膜或误入气管
	验证固定:确定胃管在胃内,用胶布固定	同鼻饲法
连接胃管	洗胃机胃管的一端与已插好的患者的胃管相连	

流程	步骤详解	要点与注意事项
自动洗胃	按"手吸"按钮,吸出胃内容物。	以彻底有效清除胃内毒物
	按"自动"按钮,机器即开始对胃进行自动冲洗,直至洗出液澄清无味为止	冲洗时"冲"灯亮,吸引时"吸"灯亮,提示胃内残留毒物已基本洗净
观　察	洗胃过程中,随时注意洗出液的性质、颜色、气味、量及患者的面色、脉搏、呼吸和血压的变化	如患者有腹痛、休克,洗出液呈血性,应立即停止洗胃,通知医师采取相应的急救措施
拔　管	洗毕,反折胃管、拔出	防止管内液体误入气管
	协助患者漱口、必要时更换衣服,取舒适卧位,整理床单位。	使患者清洁、舒适
	清理用物,洗手。	
整理记录	记录灌洗液名称、量,洗出液的颜色、气味、性质、量,患者的反应。	自动洗胃机三管(进液管、胃管、污水管)同时,放入清水中,按"清洗"键清洗各管腔,洗毕将各管同时取出,待机器内水完全排尽后,按"停机"键关机

4.评价

(1)患者痛苦减轻,毒物或胃内潴留物被有效清除,症状缓解。

(2)护士操作规范,操作中患者未发生并发症。

5.健康教育

(1)告知患者及其家属洗胃后的注意事项。

(2)对自服毒物者应给予针对性的心理护理。

6.其他注意事项

(1)急性中毒者,应先迅速采用口服催吐法,必要时进行洗胃,以减少毒物的吸收。

(2)当所服毒物性质不明时,应先抽吸胃内容物送检,以明确毒物性质,同时可选用温开水或0.9%氯化钠注射液洗胃,待毒物性质明确后,再采用拮抗剂洗胃。

(3)若服强酸或强碱等腐蚀性毒物,则禁忌洗胃,以免导致胃穿孔。可按医嘱给予药物或物理性对抗剂,如牛奶、豆浆、蛋清(用生鸡蛋清调水至200 mL)、米汤等,以保护胃黏膜。

(4)食管、贲门狭窄或梗阻,主动脉弓瘤,最近曾有上消化道出血,食管静脉曲张,胃癌等患者均禁忌洗胃,昏迷患者洗胃宜谨慎。

(5)每次灌洗液量以300～500 mL为宜,如灌洗液量过多可引起急性胃扩张,胃内压增加,加速毒物吸收,也可引起液体反流以致呛咳、误吸。并且要注意每次入量和出量应基本平衡,防止胃潴留。

(6)洗胃结束后,应立即清洗洗胃机各管腔,以免其被污物堵塞或腐蚀。

(四)电动吸引器洗胃法

电动吸引器洗胃法是利用负压吸引原理,吸出胃内容物和毒物的方法,用于急救急性中毒患者。

1.操作方法

(1)接通电源,检查吸引器功能。

（2）将灌洗液倒入输液瓶，悬挂于输液架上，夹紧输液管。

（3）同自动洗胃机洗胃法插入、固定胃管。

（4）取"Y"形管（三通管），将其主干与输液管相连，两个分支分别连接胃管末端、吸引器的储液瓶引流管。

（5）开动吸引器，吸出胃内容物，留取第一次标本送检。

（6）将吸引器关闭，夹住引流管，开放输液管，使溶液流入胃内 300～500 mL。夹住输液管，开放引流管，开动吸引器，吸出灌入的液体。

（7）如此反复灌洗，直到吸出的液体澄清无味为止。

2.注意事项

负压应保持在 100 mmHg(13.33 kPa)左右，以防损伤胃黏膜。其余同自动洗胃机洗胃。

（五）漏斗胃管洗胃法

漏斗胃管洗胃法是利用虹吸原理，将洗胃溶液灌入胃内后再吸引出来的方法，适用于家庭和社区现场急救缺乏仪器的情况。

1.操作方法

（1）同自动洗胃机洗胃法插入、固定胃管。

（2）将胃管漏斗部分放置于低于胃部的位置，挤压橡胶球，吸出胃内容物。

（3）举漏斗高过头部 30～50 cm，将洗胃液缓慢倒出 300～500 mL 于漏斗内，当漏斗内尚余少量溶液时，迅速将漏斗降至低于胃的位置，倒置于盛水桶内，利用虹吸作用引出胃内灌洗液；流完后，再举漏斗注入溶液。

（4）反复灌洗，直至洗出液澄清为止。

2.注意事项

若引流不畅，可将胃管中段的皮球挤压吸引，即先将皮球末端胃管反折，然后捏皮球，再放开胃管。其余同自动洗胃机洗胃。

（六）注洗器洗胃法

注洗器洗胃法适用于幽门梗阻、胃手术前准备及术后吻合口水肿、吻合口狭窄者。

1.用物

治疗盘内放治疗碗、胃管、镊子、50 mL 注洗器、纱布、液状石蜡及棉签，另备橡皮单、治疗巾、弯盘、污水桶，灌洗液及量按需要准备。

2.操作方法

插入洗胃管方法同前，证实胃管在胃内并固定后，用注洗器吸尽胃内容物，注入洗胃液约 200 mL 后抽出弃去，反复冲洗，直到洗净为止。

3.注意事项

（1）为幽门梗阻患者洗胃，可在饭后 4～6 小时或空腹进行。应记录胃内潴留量，以了解梗阻情况。胃内潴留量＝洗出量－灌入量。

（2）胃手术后吻合口水肿，宜用 3％氯化钠洗胃，每天两次，有消除水肿的作用。

第三节　急性一氧化碳中毒

在生产和生活中,含碳的物质不完全燃烧产生 CO,当人吸入过量 CO 后可发生急性 CO 中毒。

一、病因和发病机制

(一)病因

CO 为无色、无味的气体,气体相对密度 0.967,几乎不溶于水。在工业生产中,合成光气、甲醇等需以 CO 为原料;炼钢、炼焦、矿井爆破、瓦斯爆炸等可产生大量 CO,发生泄漏或通风不良极易引起急性 CO 中毒。失火现场、室内启动内燃机车或内燃机车通过隧道时,空气中的 CO 浓度均可达到有害的水平。在日常生活中,使用煤炉、燃气热水器及煤气泄漏引发的急性 CO 中毒,是最常见的生活性中毒。

(二)发病机制

CO 经呼吸道吸入后,迅速经肺弥散入血,与 Hb 结合成稳定的碳氧血红蛋白(HbCO)。Hb 与 CO 的亲和力较 O_2 大 200～300 倍,HbCO 的解离度仅为氧合血红蛋白(HbO_2)的 1/3 600。HbCO 不能携带 O_2 可致低氧血症,还能使 HbO_2 的解离曲线左移,阻碍 O_2 在组织中的释放,造成组织缺氧。另外,CO 可与肌球蛋白结合,影响细胞内氧的弥散,损害线粒体功能;还可与线粒体中的细胞色素结合,抑制细胞呼吸。总之,CO 中毒阻断了氧的吸收、运输和利用,使机体处于严重缺氧状态。

二、临床表现

(一)急性中毒

急性 CO 中毒的临床表现与血液中 HbCO 浓度有密切关系,同时,也与患者的健康状态如有无心脑血管疾病,以及中毒时体力活动等有关。发病多突然,中毒的程度可分为三级。

1.轻度中毒

患者有剧烈头痛、头晕、心悸、乏力、恶心、呕吐、视物不清、感觉迟钝、嗜睡、意识模糊、幻觉、谵妄、惊厥等症状,口唇黏膜呈樱桃红色。若脱离中毒环境,吸入新鲜空气或氧疗,症状可很快消失。

2.中度中毒

患者出现呼吸困难、昏迷,瞳孔对光反射和角膜反射迟钝,腱反射减弱,生命体征可有轻度变化。患者经氧疗后可以恢复正常且无明显迟发性脑病。

3.重度中毒

患者呈深昏迷状态或呈去大脑皮质状态。受压部位的皮肤可出现大水疱和红肿;受压肢体肌肉可出现压迫性肌肉坏死(横纹肌溶解症)。常有脑水肿、肺水肿、呼吸衰竭、心肌损害、心律失常、休克、急性肾衰竭等并发症。死亡率高,幸存者可有不同程度的迟发性脑病。

(二)迟发性脑病

重度中毒患者在意识障碍恢复后,有 3%～30% 经 2～60 天的"假愈期"出现迟发性脑病症状。表现为下列之一。①精神意识障碍:痴呆木僵、谵妄状态或去大脑皮质状态等。②锥体外系症状:震颤麻痹综合征等。③锥体系症状:偏瘫等。④大脑局灶性功能障碍:失语、失明或继发性癫痫等。⑤周围神经症状:感觉或运动功能障碍。

三、辅助检查

HbCO 是诊断急性 CO 中毒的标志物,但采血要早,因脱离现场数小时后血液 HbCO 即可降至正常。最好用分光镜检查法,不仅有确诊价值,对临床分型亦有重要参考价值。正常血液 HbCO 含量为 5%～10%,一般轻度中毒为 10%～20%,中度中毒为 30%～40%,重度中毒为 50% 以上。紧急时或条件不具备时也可用加碱法(简易法):取患者 1～2 滴血液,用 3～4 mL 蒸馏水稀释后加 10% 氢氧化钠 1～2 滴混匀,观察颜色变化。正常血液呈绿色;若 HbCO 浓度达 50% 以上,血液颜色无变化仍呈淡红色。

四、诊断和鉴别诊断

(一)诊断

根据 CO 接触史,突然出现的中枢神经系统症状如头痛、头晕、意识障碍,皮肤黏膜呈樱桃红色等即可作出诊断。职业性中毒多为意外事故,群体性发病,接触史比较明确;疑生活性中毒者应询问发病时的周围环境,如炉火烟囱有无通风不良及同室其他人员的情况等。血液 HbCO 测定可助确诊。

(二)鉴别诊断

急性 CO 中毒需与脑血管意外、脑外伤及其他毒物中毒所致的意识障碍相鉴别。根据接触史、皮肤黏膜呈樱桃红色等鉴别不难。必要时,测定血液 HbCO。

五、治疗

在中毒现场,要立即将患者转移至空气新鲜处,保持呼吸道通畅。临床上治疗急性 CO 中毒的主要措施是积极纠正缺氧和防治脑水肿。

(一)纠正缺氧

氧疗是抢救 CO 中毒最主要的措施。吸氧能促进血液 HbCO 的解离,加速 CO 的排出,也可增加血液中的物理溶解氧。对昏迷或有昏迷史,以及 HbCO>25%、出现明显心血管系统症状的患者,应给予高压氧治疗。高压氧治疗不仅可缩短病程,降低病死率,而且可减少或防止迟发性脑病的发生。

(二)防治脑水肿

急性 CO 中毒后 2～4 小时即可出现脑水肿,24～48 小时达高峰。应及早应用脱水剂、利尿剂和糖皮质激素等,以防治脑水肿,促进脑血液循环。一般 2～3 天后,可逐渐减量至停药。

(三)对症支持治疗

有惊厥者,应积极应用抗惊厥药如地西泮等,防止惊厥加重缺氧导致病情恶化。高热者应进行物理降温或采用冬眠疗法,注意寻找高热的原因并采取相应的治疗措施。应用改善脑组织代谢的药物,如能量合剂、脑活素等,促进脑细胞的恢复。急性 CO 中毒昏迷者经抢救苏醒后,应绝对卧床休息,加强护理,并密切观察两周,及时发现并治疗迟发性脑病。

六、护理要点

(一)一般护理

(1)将患者放至空气流通处,高流量吸氧或行高压氧治疗。昏迷或烦躁患者,应加强保护措施,以免发生坠床、骨折等。

(2)昏迷患者取侧卧位或平卧头偏向一侧,及时清除口腔内分泌物,保持呼吸道通畅,加强皮肤护理,定时翻身、按摩,预防褥疮的发生。

(3)昏迷者暂禁饮食,通过静脉补充营养,必要时鼻饲。神志清醒后,鼓励患者进食,多饮水。

(二)病情观察与护理

(1)严密观察患者的体温、脉搏、呼吸、血压、尿量,并填写特别记录单,以便及时采取救治措施。高热者可采用物理降温。

(2)发现昏迷的患者,可按昏迷进行护理,注意安全及保持呼吸道的通畅,防止坠床、窒息及吸入性肺炎。昏迷患者清醒后,仍需注意观察,以便及时发现再度出现昏迷的先兆症状,予以及早防治。

(3)注意患者神经系统的表现及皮肤、肢体受压部位损害情况,如有无急性痴呆性木僵、癫痫、失语、肢体瘫痪、惊厥、震颤麻痹、皮肤水泡、筋膜间隔综合征等。

(三)对症护理

(1)重度中毒患者伴有抽搐、呕吐时,应将患者头偏向一侧,及时清除口腔内呕吐物,防止吸入气管。抽搐发作时,应将缠有纱布的压舌板放于上、下臼齿之间,防止舌咬伤,并记录抽搐发作的次数、持续时间、间隔时间等,遵医嘱给予镇静剂,并观察疗效。

(2)由于缺氧,患者表现有呼吸困难、胸闷,严重者可出现呼吸衰竭。应严密观察呼吸速率、节律、深浅度的变化,保持呼吸道通畅,正确给氧,必要时行气管插管、呼吸机辅助呼吸,遵医嘱应用呼吸兴奋剂。

七、健康教育

大力加强一氧化碳的基本知识和防护措施的宣传。工矿车间应认真执行安全操作规程,注意个人防护,普及急救知识。车间定期测定空气中一氧化碳的浓度,检修煤气管道。冬季及时向居民宣传取暖时不能将煤炉或炭火放在密闭的卧室中;厨房的烟囱必须通畅;装有煤气管道的房间不能做卧室;用煤气热水器者,切勿将热水器安装在浴室内,不要燃烧煤气来取暖。接触一氧化碳的人若有头晕、头痛,要立即离开所在环境,以免中毒加深。

第四节　百草枯中毒

一、定义

百草枯,属于吡啶类除草剂,国内商品为 20％的百草枯溶液,是目前我国农村使用比较广泛的、毒性最大的除草剂,国外报道中毒病死率为 64％,国内报道病死率高达 95％。

百草枯可经皮肤、呼吸道、消化道吸收,吸收后通过血液循环,几乎分布于所有的组织器官,肺中浓度最高,肺纤维化常在第 5～9 天发生,2～3 周达到高峰,患者最终因肺纤维化呼吸窘迫综合征而死亡。中毒机制与超氧离子的产生有关,急性中毒主要以肺水肿、肺出血、肺纤维化和肝、肾损害为主要表现。吸收后其主要蓄积于肺组织,被肺泡Ⅰ、Ⅱ型细胞主动摄取和

转运,经线粒体还原酶Ⅱ、细胞色素 C 还原酶催化,产生超氧化物阴离子(O_2)、羟自由基(OH
—)及过氧化氢(H_2O_2)等,引起细胞膜脂质过氧化,造成细胞破坏,导致多系统损害。

二、护理评估

(1)评估神志、面色、呼吸、氧饱和度。

(2)询问服用毒物名称、剂量、时间,服毒前后是否饮酒,是否在当地医院洗胃或采取其他
抢救措施。

(3)了解患者的生活史、过去史、近期精神状况等。

(4)查看药液是否溅在皮肤上或双眼上。

(5)局部皮肤有无擦伤。

(6)评估患者有无洗胃的禁忌证。

(7)体位、饮食、活动、睡眠状况。

(8)皮肤颜色,尿量、尿色。

(9)心理状况:有无紧张、焦虑等心理反应。

(10)家庭支持和经济状况。

(11)实验室检查:血常规、电解质、肝功、肾功。

(12)辅助检查:胸片、CT。

(13)用药的效果及不良反应。

三、护理问题/关键点

舌、口及咽部烧灼疼痛;咳嗽;进行性呼吸困难;发绀;少尿;黄疸;恐惧。

四、护理措施

(1)如患者无心跳呼吸,则应立即给予心肺脑复苏及进一步生命支持;有心跳呼吸,清除口
鼻分泌物,保持呼吸道通畅;昏迷患者去枕平卧位,头偏向一侧,并给予持续心电监护、血压监
测、氧饱和度监测。

(2)立即洗胃:患者来院后立即洗胃,洗胃时洗胃液体温度要适宜,适宜温度可避免促进毒
物吸收,又可避免温度低使患者发生寒战等不良反应,单次注入量以 $200\sim300$ mL 为宜,若大
于500 mL,会促进胃内容物进入肠道,影响洗胃效果。

(3)清除患者体内尚未吸收的毒物,在尽早洗胃的基础上,口服 20% 甘露醇导泻,口服活
性炭吸附毒物。

(4)开通静脉通路,根据患者情况给予胃黏膜保护剂、保肝药物、抗氧化剂(维生素 C)及抗
生素等。尽早应用激素、抗自由基药物、大剂量激素可预防肺纤维化的形成。激素应早期、足
量、全程。

(5)密切观察病情变化:百草枯中毒后,密切观察患者意识状态、瞳孔、心率、心律、血压、脉
搏、呼吸、血氧饱和度等情况,发现异常及时报告医师,积极抢救。准确记录尿量,必要时留置
尿管,观察尿液性状、颜色,有无肉眼血尿、茶色尿,有无少尿、无尿症状出现。观察呕吐物及大
便颜色、性状及量,以判断有无消化道出血,还要防止呕吐物误吸入呼吸道引起窒息。应特别
注意有无肺损害现象,因百草枯对机体各个组织器官均有严重损害,尤以肺损害为主。应密切
观察呼吸的频率、节律,有无胸闷、咳嗽及进行性呼吸困难,有无呼吸道梗阻及咯血等。

(6)口腔护理:百草枯具有腐蚀性,口服 2～3 天可出现口腔黏膜、咽喉部糜烂溃疡,舌体、扁桃体肿大疼痛,黏膜脱落,易继发感染。在护理过程中,要特别注意保持口腔清洁,可用生理盐水及利多卡因溶液交替含漱,随时保持口腔清洁,减少分泌物渗出引起的粘连、出血、感染。出现腹部疼痛、消化道出血,给予止血药物,并仔细观察大便的颜色、次数和量。

(7)呼吸道护理:由于肺是百草枯毒性作用的靶器官,进入人体的百草枯被组织细胞摄取后在肺内产生氧自由基,造成细胞膜脂质氧化,破坏细胞结构,引起细胞肿胀、变性、坏死,进而导致肺内出血、肺水肿、透明膜变性或纤维细胞增生。肺纤维化多在中毒后 5～9 天发生,两周或 3 周达高峰。因此,应保持呼吸道通畅,鼓励患者深呼吸,用力咳嗽,积极进行肺功能锻炼,定期进行胸部 X 线检查,发现异常及时处理。

(8)肾功能的监测:百草枯中毒可造成肾小管急性坏死,导致不同程度的肾功能损害。百草枯中毒 1～3 天即可出现肾功能损害,在中毒 12 小时后,患者即可出现蛋白尿及血尿,甚至出现肾衰竭。尿量是反映肾功能情况最直接的指标,严格记录 24 小时尿量,观察尿量及有无尿频、尿急、尿痛等膀胱刺激症状;根据尿量调整输液量及输液速度,发现少尿或多尿,要及时报告医师,定期做生化、肾功能、尿常规化验。

(9)饮食护理:禁食期过后鼓励患者饮食,早期如牛奶、米汤等,之后逐渐加入鸡蛋、瘦肉等高蛋白、富含维生素、高糖类食品,如因咽喉部疼痛而不能进食,可于进食前给予稀释后的利多卡因含漱以减轻疼痛,必要时给予鼻饲,以保证营养供给。

(10)基础护理:患者入院后,立即脱去污染衣物并清洗皮肤,有呕吐者随时更换衣服及床单,给患者创造一个整洁、舒适的环境;同时,加强营养支持,按医嘱要求完成当日补液量及输入各种药物。

(11)心理护理:服药中毒给患者造成的身心痛苦及预后的担忧使之产生焦虑、恐惧心理,护理人员应同情、理解患者,给患者讲解治疗措施对抢救生命的重要性,加强心理疏导、安慰。多给予劝导、鼓励,尽可能满足患者的合理要求,帮助患者度过情绪的低谷,使其能够积极配合治疗与护理。

五、护理评价

(1)患者生命体征是否稳定。

(2)洗胃是否彻底。

(3)患者有无并发症发生。

六、健康教育

(1)向患者和家属讲解此病的疗程,让患者和家属积极配合治疗。

(2)普及防毒知识,讲解口服百草枯的毒性和危害性。

(3)定期随访,了解患者的活动能力和生存质量。

第五节 急性有机磷农药中毒

有机磷杀虫药仍是当今农业生产使用最多的农药,品种达百余种,广泛用于杀灭农作物害虫,对人畜均有毒性。大多呈油状或结晶状,通常在酸性环境中稳定,遇碱则易分解,色泽由淡黄至棕色,稍具挥发性且有蒜味。一般难溶于水,也不易溶于多种有机溶剂。但敌百虫例外,它不仅溶于水,且在碱性溶液中可变为毒性更大的敌敌畏。

一、病因和发病机制

(一)病因

1.生产性中毒

生产性中毒指生产过程中发生泄漏,在产品出料和包装或在事故的抢修过程中有机磷污染口罩、衣服或破损的手套等,被吸入或经皮肤吸收发生中毒。

2.使用性中毒

在使用过程中发生的中毒主要是喷施有机磷时操作不当,以致药液污染皮肤或被吸入而发生中毒;也可因在配制过程中用手直接接触原液发生中毒。

3.生活性中毒

日常生活中发生的中毒主要是由于误服、自服;也可见于饮用被污染的水或食入被污染的食品;偶见于滥用有机磷治疗头虱等皮肤病者。

(二)毒物的吸收和代谢

有机磷经胃肠道、呼吸道及肺、皮肤和黏膜吸收。吸收后迅速分布于全身各组织器官,储存在脂肪组织中。代谢主要在肝脏内进行,一般过程为先氧化后水解,氧化后的产物毒性大多增强,水解后则多被解毒,如对硫磷经肝细胞微粒体的氧化酶系统氧化为对氧磷后,对胆碱酯酶的抑制能力增加 300 倍,然后经水解降低毒性。有机磷排泄较快,一般在吸收后 6~12 小时血浓度达高峰,经肾由尿排出,48 小时完全排出体外,体内无蓄积。

(三)发病机制

有机磷在机体内通过抑制很多酶的活性而发生毒性作用,但主要是通过亲电子性的磷与胆碱酯酶结合,形成磷酰化胆碱酯酶,抑制 ChE 活性,特别是乙酰胆碱酯酶(AChE)的活性,使 AChE 失去分解乙酰胆碱的能力,乙酰胆碱在生理效应部位积蓄,产生一系列胆碱能神经过度兴奋的表现。

二、临床表现

(一)胆碱能危象

有机磷中毒的潜伏期因毒物的品种、摄入途径和吸收剂量而异。口服中毒最短,可在 10 分钟左右发病;经皮肤和呼吸道摄入者潜伏期较长,一般 2~6 小时。

1.毒蕈碱样症状

其是由 M-受体兴奋性增高引起的平滑肌痉挛和腺体分泌增加,类似毒蕈碱中毒。表现为恶心、呕吐、腹痛、腹泻、大小便失禁、多汗、流涎、瞳孔缩小、心率减慢、支气管痉挛和分泌物增多等,严重者可出现肺水肿。

2.烟碱样症状

其是由 N-受体兴奋性增高引起的横纹肌过度兴奋,类似烟碱中毒。表现为包括面、眼睑、舌在内的全身横纹肌肌张力增强、肌纤维震颤、肌束颤动,甚至全身抽搐,而后发生肌力减退和瘫痪,甚至呼吸肌麻痹致呼吸衰竭、死亡。

3.中枢神经系统症状

其主要是指中枢神经系统乙酰胆碱蓄积导致中枢神经系统功能紊乱。表现有头晕、头痛、软弱无力、共济失调、意识模糊甚至昏迷等。

有机磷中毒的病情分级以临床表现为主。①轻度中毒:出现轻度中枢神经系统和毒蕈碱样症状。②中度中毒:除了有轻度中毒表现,伴有肌颤、大汗淋漓。③重度中毒:昏迷、抽搐、肺水肿、呼吸肌麻痹等。

(二)局部损害

敌敌畏、敌百虫,对硫磷、内吸磷等接触皮肤可引起过敏性皮炎,并可出现水疱和剥脱性皮炎。有机磷滴入眼部可引起结膜充血和瞳孔缩小。

(三)中间肌无力综合征

其因发生在胆碱能危象控制后、迟发性神经病变发生之前而得名,多发生在急性中毒后24～96 小时,发生率在 7％左右。表现为在神志清醒的情况下出现颈、上肢和呼吸肌麻痹,可有眼睑下垂、面瘫、声音嘶哑等脑神经受累的表现。常迅速发展为呼吸衰竭而致死。

(四)迟发性周围神经病变

少数患者在胆碱能危象控制后 2～4 周出现肢体麻木、刺痛、对称性手套或袜套样感觉异常,伴肢体萎缩无力,重者出现轻瘫或全瘫,一般下肢重于上肢。多在 6～12 个月恢复。

三、辅助检查

全血 ChE 活力测定是诊断有机磷中毒的特异性指标,对病情判断、疗效判断和预后估计均有重要价值。以正常人全血 ChE 活力值作为 100％,全血 ChE 活力值在 70％～50％为轻度中毒;50％～30％为中度中毒;30％以下为重度中毒。但此酶的活力下降程度并不与病情的轻重呈正相关,对有机磷中毒的分级应以临床表现为主,全血 ChE 的活力测定作为参考。

四、诊断和鉴别诊断

(一)诊断

根据接触史,临床有典型表现如呼出气中有蒜味、大汗淋漓、肌纤维颤动、瞳孔针尖样缩小等,一般即可作出诊断。如测定全血 ChE 活力降低,更可确诊。

(二)鉴别诊断

有机磷中毒须与拟除虫菊类及杀虫脒等其他常用农药的中毒相鉴别。除有机磷外,其他常用的农药中毒呼出气和口腔中无蒜味、全血 ChE 活力正常等可资鉴别。其他如中暑、急性胃肠炎、脑炎等疾病,与有机磷中毒鉴别一般不困难。

五、治疗

(一)迅速清除毒物

在生产和使用中发生中毒者,要立即离开现场,脱去污染的衣服,用肥皂水或清水彻底清洗污染的皮肤、毛发和指甲,注意不要用温水或酒精擦洗,以免促进毒物的吸收。眼内被污染者要用清水冲洗干净。口服中毒者用清水、2‰碳酸氢钠溶液(敌百虫中毒禁用)或 1：5 000 高锰酸钾溶液(对硫磷禁用)反复洗胃,直至洗清为止,然后再用硫酸钠 20～40 g 溶于 20 mL 水中一次口服导泻,也可用甘露醇或硫酸镁导泻。

(二)促进已吸收毒物的排出

在积极补充液体和电解质的同时,使用利尿剂(如呋塞米)可以促进有机磷的排泄。血液净化技术在治疗重度有机磷中毒中具有显著疗效。可选用血液灌流加血液透析,早期反复应用可有效清除血液中和蓄积于组织内释放入血的有机磷,提高治愈率。

(三)特效解毒药的应用

1.抗胆碱药

抗胆碱药如阿托品和莨菪碱类药,能与胆碱争夺胆碱能受体,有效阻断毒蕈碱作用和解除呼吸中枢抑制,但对烟碱样症状无效。阿托品的用法见表4-4,用药至毒蕈碱样症状缓解,或临床出现瞳孔较前明显扩大、皮肤干燥、颜面潮红、心率加快等"阿托品化"时,再逐渐延长用药间隔时间或减少用药剂量,直至停药;若用药过程中出现瞳孔扩大、神志模糊、烦躁不安、抽搐、昏迷等,则提示阿托品中毒,应停用。山莨菪碱在解除平滑肌痉挛、减少分泌物等方面优于阿托品,且无大脑兴奋作用,推荐使用。

2.胆碱酯酶复活剂

胆碱酯酶复活剂如肟类化合物,能使被抑制的 ChE 恢复活性,对减轻或消除烟碱样症状的作用较为明显,但不能使老化的 ChE 恢复活性。中毒 24 小时后,磷酰化的 ChE 老化率达 97％,故宜早用;已复活的 ChE 可被组织释放的有机磷再次抑制,故宜重复使用。常用的 ChE 复活剂有氯解磷定(PAM-Cl)、碘解磷定(PAM-I)及解磷注射液等,用法见表4-4。

表 4-4　有机磷杀虫剂中毒解毒剂的用法

药名	轻度中毒	中度中毒	重度中毒
阿托品	1.0～2.0 mg 肌内注射,必要时1～2 小时后重复 1 次	2.0～4.0 mg 肌内注射或静脉注射,10～20 分钟重复 1 次	5～10 mg 肌内注射或静脉注射,以后每 5～10 分钟 3～5 mg
PAM-Cl	0.25～0.5 g 肌内注射必要时 2 小时后重复 1 次	0.5～0.75 g 肌内注射或静脉注射,1～2 小时后重复 1 次,以后每 2 小时重复 1 次	0.75～1.0 g 肌内注射或静脉滴注,0.5 小时可重复 1 次,以后每2 小时重复 1 次
PAM-I	0.5 g 缓慢静脉注射,必要时 2 小时重复 1 次	0.5～1.0 g 缓慢静脉注射,1～2 小时后重复或静脉滴注维持	1.0～2.0 g 缓慢静脉注射,0.5 小时后可重复 1 次,以后0.5 s/h 静脉注射或静脉滴注
解磷注射液	0.5～1 支肌内注射	1～2 支肌内注射或静脉注射,1 小时后重复 1 次	2～3 支肌内注射或静脉注射,1 小时后重复1～2 支。

(四)对症治疗

有机磷中毒的主要死亡原因是肺水肿、呼吸肌麻痹、呼吸中枢衰竭、脑水肿等。对症治疗应以维持心肺功能为重点,保持呼吸道通畅,做好心电监护。一旦出现呼吸衰竭,应予以辅助呼吸,直至自主呼吸稳定;脑水肿者,应及时应用脱水剂和糖皮质激素。对重度中毒者,症状消失后至少要观察 3 天。

六、护理要点

(一)一般护理

(1)立即脱去患者被污染的衣服并保存。

(2)大量清水或肥皂水冲洗污染皮肤,特别注意毛发、指甲部位。禁用热水或酒精擦洗。腿部污染可用 2% 碳酸氢钠溶液、生理盐水或清水连续冲洗。

(3)口服中毒者要立即用清水、2% 碳酸氢钠(敌百虫忌用)或 1：5 000 高锰酸钾(硫酸忌用)反复洗胃,直至清洗后无大蒜气味。

(4)患者躁动不安,精神运动兴奋时,要及时安好床栏,或应用束带等安全保护措施。患者尿失禁时,应留置导尿,按时排放尿液,冲洗膀胱,以防尿路感染。

(5)对大小便失禁者,要及时清理污染物,保持患者清洁和床铺清洁干燥。

(6)为患者及时更换体位,按时翻身,按摩受压部位。

(7)及时为患者清除呼吸道分泌物,防止患者发生误吸。

(8)患者情绪稳定后,选择适当时机讲解有机磷类农药的作用,鼓励患者树立信心,认识再发生的危害性,提高患者自身认识。

(二)病情观察与护理

(1)密切观察呼吸情况,及时纠正缺氧。有机磷中毒致呼吸困难较常见,在抢救过程中应严密观察呼吸情况,若发现痰量增多,应及时吸痰。若发现患者有辅助呼吸肌收缩、呼吸不规则、呼吸表浅等呼吸衰竭先兆征象,并出现咳嗽、胸闷、咯大量泡沫样痰时,提示有急性肺水肿,均应立即报告医师并按医嘱做好抢救准备,协助医师进行气管内插管或气管切开,用正压人工辅助呼吸,有条件的可选用同步压力控制型呼吸器维持有效呼吸。使用呼吸器进行人工辅助呼吸时,必须有专人在床旁监护,以保持高流量氧气吸入,纠正缺氧。

(2)注意观察血压变化。中毒早期,患者血压多有升高;而到中毒晚期血压则下降,甚至发生休克。恢复期患者血压升高是反跳的先兆。重度中毒患者血压下降是危险征象。因此,应密切观察血压的变化,发现异常应立即通知医师,并按医嘱采取相应的措施。

(3)注意观察有无喷射样呕吐、头痛、惊厥、抽搐等脑水肿征象,若发现有,应及时报告医师,并按医嘱使用 20% 甘露醇液 200～400 mL 快速静脉滴注或呋塞米 40～60 mg 溶于 25% 葡萄糖液中静脉推注。必要时,可重复使用。

(4)注意观察瞳孔变化,多数患者中毒后即出现意识障碍,瞳孔缩小为其特征之一。因此,应注意瞳孔扩大表示阿托品用量已足,瞳孔再度缩小是病情反复的征象,应通知医师并按医嘱采取治疗措施。

(5)及时测量体温,注意观察体温变化。有机磷农药中毒患者由于中毒后肌肉震颤和强力收缩,产热增加,大量使用阿托品可引起散热障碍及可能继发感染。体温升高是常见的,当体温在 38.5 ℃ 以上时,应给予物理降温,同时应检查瞳孔、肺部啰音、皮肤、神志等变化,以了解是否阿托品化。如已阿托品化,则应报告医师并按医嘱减少阿托品用量。若有感染征象,则应按医嘱给予抗感染治疗。

(6)应注意观察有无尿潴留,若有尿潴留,则需安置保留导尿管,到患者清醒后即刻拔除。

注意呕吐物、粪便的性质和量,必要时留取标本,若发现有出血征象,应报告医师并按医嘱采取相应措施。若出现昏迷,则应按昏迷患者进行护理。

(7)要注意观察药物不良反应及"反跳"现象,使用阿托品过程中应及时、准确记录用药时间、剂量及效果。严格交接班,严密观察有无有机磷中毒反跳现象,若有应及时处理。

(8)详细记录出入量,对频繁呕吐或腹泻引起脱水及电解质紊乱者,应及时送验血标本,按医嘱给予补液,严重者应作好输血准备。

(9)对恢复期患者的护理绝对不能放松,尤其是病情观察更应细致。如发现流涎增多、胸闷、冷汗、呼吸困难、瞳孔缩小等"反跳"的早期征象,应立即通知医师并做好抢救准备。易发生反跳的乐果、氧化乐果、久效磷、敌敌畏等农药中毒的恢复期护理,不能少于 7 天。最近有人认为,恢复期观察应以流涎情况为重点,这可避免有的患者瞳孔变化不准确和正常出汗被误诊为反跳的弊端。

(三)对症护理

除了中毒的一般护理,还须针对以下临床表现进行护理。

(1)急性有机磷中毒一旦发生呼吸肌麻痹,多在较短时间内发生呼吸停止,故依病情在继续解毒治疗的基础上早期行气管插管或气管切开,给予呼吸机辅助通气,有助于改善患者的预后。机械通气后应加强呼吸道管理,防止痰栓窒息,定时监测血气分析,保证呼吸机正常运转。加强气道湿化,补充足够的血容量,及时吸痰,按时翻身、拍背,以助排痰。

(2)重度中毒患者会出现休克、脑水肿,甚至心搏骤停,应连接生命体征监护仪密切观察,如有异常,及时通知医师作相应处理。

(3)阿托品化后患者表现为烦躁、谵语,应加强保护措施,专人看护,固定好各管道,保证其通畅,防止滑脱。禁止用力约束患者的肢体,以免造成骨折。

七、健康教育

(1)普及预防有机磷农药中毒的有关知识,向生产者、使用者特别是农民广泛宣传各类有机磷农药都可通过皮肤、呼吸道、胃肠道进入体内,以致中毒。喷洒农药时,应遵守操作规程,加强个人防护,穿长袖衣裤及鞋袜,戴口罩、帽子及手套,下工后用碱水或肥皂洗净手和脸,方能进食、抽烟,污染衣物要及时洗净。农药盛具要专用,严禁装食品、牲口饲料等。

生产和加工有机磷化合物的工厂,生产设备应密闭化,并经常进行检修,防止外溢有机磷化合物。工人应定期体检,测定血胆碱酯酶活力,慢性中毒者全血胆碱酯酶活力尚在 60% 以下时,不宜恢复工作。

(2)患者出院时,应向家属交代患者需要在家休息 2～3 周,按时服药,不可单独外出,以防发生迟发性神经症。急性中毒除个别出现迟发性神经症外,一般无后遗症。

(3)自杀致中毒者出院时,患者已学会应对应激源的方法,争取社会支持极其重要。

第六节 急性乙醇中毒

急性乙醇中毒是服用过量的乙醇或酒类饮料引起的中枢神经系统兴奋及抑制状态。绝大多数乙醇在胃、十二指肠和空肠的第一段被吸收,十二指肠和空肠为最主要的吸收部位。乙醇进入空胃,通常30～90分钟内能完全被吸收入血。乙醇吸收入血后,迅速分布于全身各组织和体液,并通过血-脑脊液屏障进入大脑。进入体内的乙醇90%以上都经肝氧化脱氢分解,最终变成二氧化碳和水。肝代谢主要依靠肝内的乙醇代谢酶,不同个体酶的水平及活性不同。

一、中毒机制

乙醇的主要毒理作用是抑制中枢神经系统。首先,从大脑皮质开始,乙醇选择性抑制网状结构上行激动系统,使较低功能失去控制而呈现一时性兴奋状态,在短时间内自我控制能力减退;其次,皮质下中枢、脊髓和小脑功能受到抑制,出现共济失调等运动障碍,分辨力、记忆力、洞察力、注意力减退甚至消失,视觉、语言、判断力失常;最后,抑制延髓血管运动中枢和呼吸中枢,呼吸中枢麻痹是重度乙醇中毒者死亡的主要原因。

二、护理评估

(一)病史

患者有大量饮酒或摄入含乙醇饮料史。

(二)临床表现

临床表现与乙醇的浓度、饮酒量、饮酒速度和是否空腹有关。急性中毒的主要症状和体征是中枢神经系统抑制、循环系统和呼吸系统功能紊乱。临床大致可分为以下3期。

1.兴奋期

血乙醇含量在200～990 mg/L,患者出现眩晕和欣快,易感情用事,说话滔滔不绝,言辞动作常粗鲁无理,喜怒无常,不承认自己饮酒过量、自制力很差,有时则寂静入睡。

2.共济失调期

血乙醇含量达1 000～2 999 mg/L。患者动作笨拙、步态不稳、言语含糊不清、语无伦次,似精神错乱。

3.昏迷期

血乙醇含量达3 000 mg/L以上。患者由兴奋转为抑制,常昏睡不醒、呼吸慢并带鼾声、体温偏低、面色苍白、皮肤发绀、口唇微紫、脉搏细速,常呈休克状态,瞳孔正常或散大,严重者昏迷、抽搐和大小便失禁,最后发生呼吸麻痹致死。

(三)辅助检查

(1)乙醇检测:呼气中乙醇浓度与血清乙醇浓度相当。

(2)动脉血气分析:可有轻度代谢性酸中毒。

(3)血清电解质检测:可见低钾血症、低镁血症、低钙血症。

(4)血清葡萄糖检测:可有低血糖症。

(5)心电图检查:可见心律失常和心肌损害。

三、病情诊断

根据患者大量饮酒或摄入含乙醇饮料史,临床表现为急性中毒的中枢神经抑制症状、呼气中有酒味,参考实验室检查,可作出急性乙醇中毒的诊断。

四、急救护理

(一)紧急救护

1.清除毒物

轻度醉酒一般无须做驱毒处理。饮酒量过大者,如神志尚清醒可予以催吐,但应严防误吸;如神志已模糊,则应考虑洗胃。对来诊时已处于严重状态者,应早期进行血液透析治疗。

2.解除中枢抑制作用

可用内啡肽拮抗药纳洛酮 0.4～0.8 mg 静脉注射,可每半小时左右重复注射,多数患者数次应用后可清醒。同时,可用 10% 高渗葡萄糖液 500 mL 加胰岛素 8～16 U 静脉滴注,加维生素 C、B 族维生素,促进乙醇氧化。

(二)一般护理

1.卧床休息

应采取侧卧位,以防呕吐致窒息和吸入性肺炎,同时,要注意保暖。

2.加强病情观察

如患者出现昏迷、呼吸慢而不规则、脉搏细弱、皮肤湿冷、大小便失禁、抽搐等异常情况,要及时进行处理。

3.加强饮食指导

鼓励患者多饮水,绿豆汤、西瓜汁等都有较好的解酒作用,也可给予浓茶醒酒。

4.加强药物应用的护理

注意观察用药效果,如氯丙嗪等中枢抑制剂,同时,做好液体出入量记录。

5.对症治疗

保持患者呼吸道通畅、给氧;呼吸中枢抑制时,及时插管,机械辅助呼吸,慎用呼吸兴奋剂;及时解痉镇静,如患者发生抽搐,可用地西泮 5～10 mg 肌内注射或静脉注射,忌用巴比妥类;防止脑水肿、水电解质紊乱和酸碱平衡失调;纠正低血糖;注意防治呼吸道感染和吸入性肺炎。

6.健康指导

(1)生活指导。加强乙醇中毒引起不良后果的宣传,倡导适量饮酒,严禁嗜酒的生活习惯。

(2)健康指导。加强宣传和教育,尤其注意防止意外伤害及意外事故的发生:①意外伤害,如醉酒后可因落水、高坠、吸入呕吐物窒息而死;若冬季在室外昏睡,则易被冻伤甚至冻死,应予预防并避免。②意外事故,如酒后驾车肇事、打架斗殴、伤人毁物、工伤事故及其他暴力犯罪等,且一旦发生,必须承担相关法律责任,应予以预防并及时制止。

第七节 强酸、强碱中毒

一、疾病概论

(一)病因及发病机制

强酸、强碱为腐蚀性化学物。强酸主要指硫酸、硝酸及盐酸等。急性中毒多为经口误服或意外吸入,皮肤接触或被溅洒,引起局部腐蚀性烧伤、组织蛋白凝固和全身症状。强碱是指氢氧化钠、氢氧化钾、氧化钠和氧化钾等。急性中毒多为误服或意外接触引起局部组织碱烧伤,与组织蛋白结合形成碱性蛋白盐,使脂肪组织皂化,出现全身症状。

(二)临床表现

口服中毒者出现口咽、喉头、食管及胃黏膜烧伤,从而出现剧烈灼痛,呕吐血性内容物,并可出现喉头水肿、痉挛、吞咽困难,严重者出现胃穿孔。幸存患者可遗留食管及胃部瘢痕收缩引起的狭窄等。吸入中毒者,出现呛咳、咯痰、喉及支气管痉挛,呼吸困难、肺炎及肺水肿等。

(三)救治原则

(1)对强酸口服中毒者,立即服用氢氧化铝凝胶或7.5%氢氧化镁混悬液,并可服用生蛋清或牛奶,同时,加服植物油,严禁洗胃、催吐。对强碱口服中毒者立即用食醋、3%～5%醋酸或5%稀盐酸,大量橘汁或柠檬汁等中和,同时禁用催吐与洗胃。

(2)对强酸吸入中毒者,用2%碳酸氢钠溶液雾化吸入,备大量肾上腺皮质激素预防肺水肿,备抗生素预防感染。

(3)皮肤接触首先脱掉污染衣物,用大量清水冲洗。对强酸者可用2%碳酸氢钠溶液反复冲洗;对强碱者用2%醋酸溶液湿敷。皮肤损伤时,按烧伤处理。

二、护理评估

(一)病史

有强酸、强碱类毒物接触史或误服史。

(二)症状及体征

皮肤接触强酸、强碱类毒物后即有灼伤、腐蚀、坏死和溃疡形成。严重碱灼伤可引起体液丢失而发生休克。眼部接触强酸、强碱类烟雾或蒸气后,可发生眼睑水肿、结膜炎症和水肿、角膜混浊甚至穿孔,严重时可发生全眼炎以致失明。口服强酸、强碱后患者口、咽、喉头、食管、胃均有剧烈灼痛,腐蚀性炎症,严重者可发生穿孔。强酸、强碱烟雾吸入后,患者发生呛咳、胸闷、呼吸加快。如短时间内吸入高浓度烟雾,可引起肺水肿和喉头痉挛,可迅速因呼吸困难和窒息而死亡。

(三)心理社会评估

尤其对于自杀者应评估自杀原因。

三、护理诊断

(一)有窒息的危险

窒息与吸入中毒引起的肺水肿和喉头痉挛有关。

（二）有休克的危险

休克与患者碱灼伤引起的体液大量丢失有关。

（三）绝望

绝望与患者自杀的诱因有关。

（四）有感染的危险

感染与患者皮肤灼伤后屏障破坏有关。

（五）有再次自杀的危险

再次自杀与患者自杀的诱因未解除有关。

四、护理目标

（1）患者未发生窒息，或发生窒息能被及时发现并得到妥善处理。

（2）患者发生休克的临床指标得到重点监测，液体补充及时有效。

（3）患者愿意表达内心的感受，再次自杀的危险性减小。

（4）患者未发生感染。

五、护理措施

（1）对强酸、强碱类毒物中毒的患者，清洗毒物时，首先以清水为宜，并要求冲洗时间稍长，然后选用合适的中和剂继续冲洗。强酸中毒可用 2％～5％碳酸氢钠、1％氨水、肥皂水、石灰水等中和；强碱中毒用 1％醋酸、3％硼酸、5％氯化钠、10％枸橼酸钠等中和。

（2）口服强酸、强碱的患者禁止洗胃，可给予胃黏膜保护剂缓慢注入胃内，注意用力不要过大，速度不要过快，防止造成穿孔。

（3）严密观察生命体征的变化，准确记录出入液量，谨防休克的发生。

（4）保持呼吸道畅通，防止窒息的发生。

（5）耐心听取患者的诉说，在患者需要时陪伴患者，充分利用患者的社会及家庭支持系统。

六、护理评价

（1）患者是否发生窒息或发生窒息能否被及时发现并得到妥善处理。

（2）患者发生休克的临床指标是否得到重点监测，液体补充是否及时有效。

（3）患者是否愿意表达内心的感受，再次自杀的危险性是否减小。

（4）患者是否发生感染。

第八节 中 暑

一、中暑的病因、发病机制与分类

中暑广义上类似热病，泛指高温高湿环境对人体的损伤。按严重程度递增顺序，中暑可细分为热昏厥、热痉挛、热衰竭和热射病（也就是狭义的中暑概念）。其他还有先兆中暑、轻症中暑等概念，因较含糊或与许多夏季感染性疾病的早期表现难以鉴别，仅用热昏厥、热痉挛、热衰竭和热射病等诊断已可描述各种中暑类型，故本节对这些概念不做介绍。

民间喜欢将暑天发生的大部分疾病往中暑上套，事实上，其中很多仅为病毒或细菌感染的早期表现(如感冒、胃肠炎等),须注意鉴别。同时,民间还盛传中暑不能静脉补液的谬论,须注意与患者沟通解释。2010 年 7 月,中暑已被列入国家法定职业病目录。

(一)病因及发病机制

下丘脑通过调节渴感、肌张力、血管张力、汗腺来平衡产热与散热。

1.散热受限

散热机制有三种:出汗、传导对流、辐射。辐射为人体通过红外线散射热量,正常时占散热的 65%,其与传导对流方式相比,优点在于基本不耗能,但在高温环境下失效。而出汗在正常时占散热的 20%,在高温环境下则成为主要散热方式,但需消耗水、电解质与能量,并在高湿环境下性能下降,100% 相对湿度时完全失效。

(1)环境因素:高温、高湿环境如日晒、锅炉房,厚重、不透气的衣物。一般温度大于 32 ℃或湿度大于 70% 就有可能发生。

(2)自身体温调节功能下降:①自身出汗功能下降。肥胖、皮肤病如痂皮过厚、汗腺缺乏、皮肤血供不足、脱水、低血压,心脏病导致的心排血量下降如充血性心力衰竭导致皮肤水肿散热不良,以及老年人或体弱者等。②抑制出汗。酗酒、抗胆碱能药如阿托品等、抗精神病药物、三环抗抑郁药、抗组胺药、单胺氧化酶抑制剂、缩血管药和 β 受体抑制剂等。③脱水。饮水不足、利尿剂、泻药等。④电解质补充不足。

2.产热过多

强体力活动,多见于青壮年或健康人,或药物如苯环利定、麦角酸二乙酰胺、苯异丙胺、可卡因、麻黄素类和碳酸锂等的使用。

3.脱水、电解质紊乱

中暑时大量出汗、呼吸道水分蒸发和摄入水分不足会造成大量失水,同时,造成电解质丢失。往往是丢水大于丢钠造成高渗性脱水。不同类型的脱水之间也可相互转化,如若伤员单纯补充饮用淡水则会导致低渗性脱水。

(二)不同的中暑类型

1.热昏厥

脑血供不足。皮肤血管扩张及血容量不足导致突然低血压,从而导致脑及全身血供不足而丧失意识,多见于体力活动后。此时,皮肤湿冷,脉弱,收缩压低于 13.3 kPa(100 mmHg)。

2.热痉挛

低钠血症。大量出汗导致脱水、电解质损失,血液浓缩,然后,单纯饮淡水导致稀释性低钠血症,引起骨骼肌缓慢的痛性痉挛、颤搐,一般持续 1～3 分钟。由于体温调节、口渴机制正常,此时,血容量尚未明显不足,生命体征一般尚稳定,如体温多正常或稍升高,皮肤多湿冷。

3.热衰竭

脱水、电解质缺乏。脱水、电解质缺乏造成发热、头晕、恶心、头痛、极度乏力,但体温调节系统尚能工作,治疗不及时会转变为热射病。热衰竭与热射病在表现上的主要区别在于没有严重的中枢神经系统紊乱。此时口渴明显,肛温超过 37.8 ℃,皮肤湿,大量出汗,脉细速,可有轻度的中枢神经症状(头痛、乏力、焦虑、感觉错乱、歇斯底里),高通气(为了排出热量)导致呼吸性碱中毒。其他症状还有恶心、呕吐、头晕、眼花、低血压等,以及热晕厥及热痉挛的症状。治疗关键是补液。

4.热射病

体温调节功能失调。其为在热衰竭基础上再进一步发展,体温调节功能失调而引起的高热及包括中枢神经系统症状在内的一系列症状体征,在热衰竭的症状基础上,其会有典型的热射病三联症:超高热、标志性特点、肛温>41 ℃。意识改变是标志性特点,如神志恍惚并继发突发的癫痫、谵妄或昏迷;无汗,在早期可能有汗,但很快会进展到无汗。除以上3点外还有以下表现:血压先升后降,高通气导致呼吸性碱中毒,伴随心、肝、凝血、肾等损伤。热射病可分为两型:经典型(classic),以上症状在数天时间内慢慢递增,多见于湿热环境或老年、慢性病伤员,此型无汗;劳累型,以上症状可迅速发生,多为青壮年,伴有体力活动,但可能还会继续出汗。治疗关键是降温、补液并处理并发症。

二、现场评估与救护

(1)病史、查体。了解发病原因:①环境,包括环境温度与湿度、通风情况、持续时间、动作强度、身体状况及个体适应力等。②症状,如口干、乏力、恶心、呕吐、头晕、眼花、神志恍惚等。③查体,测量生命体征,如肛温、脉搏和血压等。

(2)评估体温:接诊可能为中暑的伤员后应首先评估体温,如体温是否在 39 ℃以上。

①若否,并考虑可能为热晕厥时。通过平卧位、降温、补充水分(肠内,必要时静脉)可恢复,必要时,须观察监护以发现某些潜在的疾病。

体位治疗:平卧位,可将腿抬高,保证脑血供。

②若否,并考虑可能为热痉挛时。通过阴凉处休息、补充含电解质及糖分的饮料可恢复,在恢复工作前一般需休息 1~3 天并持续补充含钠饮料直到症状完全缓解。同时,可通过被动伸展运动、冰敷或按摩来缓解痉挛。

口服补液方法:神志清醒时,饮用冷的含电解质及糖分的饮料(稀释的果汁、牛奶、市场上卖的运动饮料或稀盐汤等)来补充。

③若是,则可能为热衰竭或热射病。

(3)评估意识状态:若意识改变,可能为热射病,否则为热衰竭。

(4)若为热衰竭,马上开始静脉补液。

补液方法:严重时,需要静脉输液来补充等张盐水,0.9%生理盐水、5%葡萄糖或林格液均可,2~4 小时可补充 1 000~2 000 mL 液体,并根据病情判断脱水的类型,判断后续补液种类。严重的低钠血症可静脉滴注最高 3%的高张盐水。有横纹肌溶解风险时,可加用甘露醇或碱化尿液,监测出入量,留置导尿管,维持尿量 50 mL/h 以上预防肾衰竭。神志清醒时也可口服补液。

(5)若为热射病,在气道管理、维持呼吸、维持循环的基础上马上降温到 39 ℃(蒸发降温),处理并发症。

①评估气道、保持呼吸道通畅,维持呼吸:注意气道的开放,必要时,气管插管;置鼻胃管,可用于神志不清时补液及预防误吸。给氧,高流量给氧如 100%氧气吸入,直到体温降到39 ℃。

②降温方法:脱离湿热环境,防止病情加重。置于凉快、通风的地点(室内、树荫下);松开

去除衣物,尽量多地暴露皮肤。蒸发法降温,用冷水(15 ℃)喷到全身,并用大风量风扇对着伤员吹。其他方法还有在腋窝、颈部、腹股沟、腘窝等浅表动脉处放置降温物品如冰袋等,以及冷水洗胃或灌肠,但效果不及蒸发法。有条件的使用降温毯。必要时,可将身体下巴以下或仅四肢浸入冷水,体温降到 39 ℃就停止浸泡,这对降温非常有效,但很可能会导致低血压及寒战。甚至可考虑使用肌松药来辅助降温。寒战的控制,氯丙嗪 25～50 mg 静脉注射或静脉滴注,或地西泮 5～10 mg 静脉注射,减少产热,注意血压呼吸监护。目标是迅速(1 小时内)控制体温。

非甾体类解热镇痛药应禁用(如阿司匹林、消炎痛、对乙酰氨基酚等),因中暑时此类药已无法通过控制体温调节中枢来达到降温效果,反而会延误其他有效治疗措施的使用。但可考虑使用糖皮质激素。

③补液方法:参见热衰竭。但神志障碍时,要慎用口服补液,防止误吸。

三、进一步评估与救护

(一)辅助检查

辅助检查主要用来了解电解质及评估脏器损伤。检查项目包括血电解质(热痉挛为低钠;热射病则高钠、低钠、低钾、低钙、低磷均可能)、肾功能(肌酐、尿素氮升高,高尿酸)、血气分析(呼碱、代酸、乳酸酸中毒)、尿常规(比重)、血常规(白细胞增多、血小板减少)、心肌酶学、转氨酶、出凝血时间[PT 延长,弥散性血管内凝血(disseminated intravascular coagulation,DIC)]、心电图(心肌缺血,ST-T 改变),必要时血培养。评估肾衰竭、心力衰竭、呼吸窘迫、低血压、血液浓缩、电解质平衡、凝血异常的可能。

(二)评估脱水的类型

根据病情判断是等渗、高渗还是低渗性脱水。中暑时多为高渗性脱水,但伤员单纯饮用淡水会导致低渗性脱水。

(三)鉴别是否为药物或其他疾病引

例如,恶性综合征,如抗精神病药物引起的高烧、强直及昏迷;恶性高热,由麻醉药引起;血清素综合征,由选择性 5 羟色胺再吸收抑制剂与单胺氧化酶抑制剂合用引起;抗胆碱能药、三环抗抑郁药、抗组胺药、吸毒、甲亢毒症、持续长时间的癫痫、感染性疾病引起的发热。

(四)注意病情进展

热衰竭伤员体温进一步升高并出汗,停止时会转为热射病。

(五)各种并发症的处理

呼吸衰竭如低氧、气道阻力增加时,若考虑 ARDS,则需呼吸机 PEEP 模式支持人工呼吸。监测血容量及心源性休克的可能,血流动力学监测如必要时漂浮导管测肺动脉楔压、中心静脉压等,低血压、心力衰竭时补液、使用血管活性药物如多巴酚丁胺。持续的昏迷癫痫须进一步查头颅 CT、腰椎穿刺、气管插管、呼吸机支持。凝血异常如紫癜、鼻衄、呕血或 DIC 等,监测出凝血血小板等,考虑输注血小板及凝血因子,若考虑 DIC 则早期给予肝素。若有少尿、无尿、肌酐升高、肌红蛋白尿等肾衰竭表现,则应补液维持足够尿量,必要时透析治疗。

若在急性期得到恰当及时治疗,没有意识障碍或血清酶学升高的伤员多数能在 1～2 天恢复。

四、健康教育

健康教育最重要的是预防。应教育公众中暑是可预防的。避免长时间暴露于湿热环境，使用遮阳设备，多休息。在进入湿热环境前及期间多饮含电解质及糖分的冷饮如稀释的果汁、市场上卖的运动饮料或1‰稀盐汤、非碳酸饮料来补充水分和电解质。特别是告知一些老年人不要过分限制食盐摄入。避免含咖啡因的饮料，其会引起兴奋导致产热增多。教育高危人群如体力劳动者、运动员、老年、幼儿、孕妇、肥胖者、糖尿病者、酗酒者、心脏病者等及使用吩噻嗪类、抗胆碱能类等药的人，不要穿厚重紧身衣物，认识中暑的早期症状体征。告知中暑伤员，曾经中暑过，以后也容易中暑，如对热过敏，起码4周内避免再暴露。暑天有条件的使用空调降温。在暑天，不能把儿童单独留在车内。

第九节　淹　溺

一、疾病概论

淹溺又称溺水，是指人淹没于水中，水和水中污泥、杂草堵塞呼吸道或反射性喉、支气管痉挛引起通气障碍从而导致窒息。如跌入粪池、污水池和化学物品池中，可引起皮肤和黏膜损伤及全身中毒。

(一)病因及发病机制

1.病因

淹溺最常见的原因是溺水，造成人淹溺的主要因素包括以下几点。

(1)游泳时或意外事件时落入水中，可发生淹溺。如游泳中换气过度，体内 CO_2 排出过多，引起呼吸性碱中毒，导致手足抽搐；疲劳过度、水温过低等可引起腓肠肌痉挛而发生淹溺。

(2)水下作业时潜水用具发生故障，发生潜水病，或潜水时间过长、过度疲劳，而使体内血氧饱和度过低，引起意识障碍而发生淹溺。

(3)不慎跌入粪池、污水池、化学物质储存池中造成淹溺，并引起皮肤和黏膜损伤及全身中毒。

2.发病机制

(1)人淹没于水中，多因紧张、惊恐、寒冷等因素的强烈刺激，反射性地引起喉头和支气管痉挛，声门紧闭，造成缺氧。

(2)由于缺氧，淹溺者被迫进行深呼吸。吸入的水越多，肺顺应下降越明显，最终出现呼吸衰竭，产生低氧血症、高碳酸血症及呼吸性酸中毒，并可伴有代谢性酸中毒。低氧血症及组织缺氧最终导致肺水肿甚至脑水肿。

(3)如呼吸道吸入淡水，水可迅速经肺泡进入血液循环，使血容量增加、血液稀释，从而发生血、电解质平衡失常，红细胞破裂引起血管内溶血，血钾浓度增高，血钠、血钙、血氯浓度降低，血浆蛋白减少。如海水进入呼吸道和肺泡，则会引起血容量减少，造成血液浓缩，血钠、血氯、血钙、血镁浓度增加。高钙血症可引起心动过缓和传导阻滞，甚至心脏停搏；高镁血症可抑制中枢神经和周围神经，扩张血管，而血容量减少又使血压下降，动脉血氧分压降低，机体缺氧,引起脑水肿、代谢性酸中毒,最终导致心力衰竭、循环障碍。两者的病理特点比较见表4-5。

表 4-5　淡水淹溺与海水淹溺病理特点比较

项目	淡水淹溺	海水淹溺
血液总量	增加	减少
血液渗透压	降低	增加
电解质变化	钾离子增加,钠、钙、镁减少	钠、钙、镁、氯增加
心室纤颤发生率	常见	少见
主要死因	急性肺水肿、脑水肿、心力衰竭、心室纤颤	急性肺水肿、脑水肿、心力衰竭

(二)临床表现

患者从水中被救上岸后,主要表现有:①神志不清;②皮肤发绀、四肢冰冷;③呼吸、心搏微弱或已停止,血压测不到;④口旁、鼻内充满泡沫状液体;⑤胃扩张。

(三)救治原则

(1)立即清理口、鼻中的污泥、水草等杂物,保持呼吸道畅通。若呼吸道被水阻塞,要立即取俯卧位,头偏向一侧,腹下垫高,救护者用手按压其背部;或救护者一腿跪地一腿屈膝,将淹溺者腹部置于救护者屈膝的腿上,头部向下并偏向一侧,救护者用手按压其背部,可使呼吸道和胃部的积水倒出;也可将淹溺者扛在救护者的肩上,肩顶住淹溺者的腹部,上下抖动以达到排水的目的。注意排水时间不可过长,倒出口、咽、气管内的水分即可,以免延误抢救的时机。如为海水淹溺,高渗性液体使血浆渗入肺部,此时,应取低头仰卧位以利水分引流。

(2)对呼吸、心脏停搏者立即行心肺脑复苏。

(3)输氧:几乎所有的患者都存在低氧血症。可吸入高浓度氧或进行高压氧治疗,如有条件,可使用人工呼吸机。

(4)复温:如患者体温过低,根据情况做好体外或体内复温措施。

(5)维持水、电解质平衡:淡水淹溺者适当限制入水量,并积极补充氯化钠溶液;海水淹溺者因血容量低,不宜过分限制入水量,并注意补液,纠正低血容量;根据患者病情,酌情补充碳酸氢钠以纠正代谢性酸中毒。

(6)防治并发症:如肾上腺糖皮质激素可防治肺水肿、脑水肿、ARDS及溶血等。如合并急性肾功能不全、心律失常、心功能不全、DIC等,应及时作出相应处理。

二、护理评估

(一)病史

淹溺最常见于儿童、青少年。应详细了解患者淹水的时间、水温、被救起的方式、现场处理情况等。

(二)身心状况

1.症状与体征

患者常有意识障碍,牙关紧闭,呼吸、心脏搏动微弱或停止。还可见皮肤黏膜苍白或发绀,四肢发冷,口腔、鼻腔内充满泡沫、泥沙、水草等,上腹部膨胀、隆起伴胃扩张。复苏过程中,可出现各种心律失常、心力衰竭、急性呼吸窘迫综合征、脑水肿、DIC及急性肾衰竭等,病程中常合并肺部感染。淹溺发生在寒冷水中,可出现低温综合征。

2.心理与社会

患者苏醒后,常可出现焦虑、恐惧、失眠,甚至出现短时记忆丧失。

(三)辅助检查

1.血常规

淡水淹溺者,可出现血红蛋白下降。

2.血气分析

血气分析可见低氧血症、高碳酸血症、呼吸性酸中毒合并代谢性酸中毒。

3.电解质

淡水淹溺者,可出现血清钠、血清氯降低,血清钾增高;海水淹溺者,血清钠、血清氯、血清镁、血清钙可增高。

4.胸部 X 射线检查

胸部 X 射线检查可见肺不张或肺水肿,肺野可见大片絮状炎性渗出物。

三、护理诊断

(一)液体量过多

液体量过多与淹溺者吸入的水可迅速经肺泡进入血液循环,使血容量增加有关。

(二)意识障碍

意识障碍与低氧血症、脑组织缺氧、肺水肿、脑水肿有关。

(三)潜在并发症:心脏停搏

心脏停搏与心肌严重缺氧、电解质紊乱、心律失常有关。

四、护理目标

(1)清除患者体内过多体液,恢复正常呼吸。

(2)患者意识清楚,反应正常,生活自理。

(3)患者未发生心脏停搏,或心脏停搏经心肺脑复苏后恢复正常。

五、护理措施

(一)一般护理

(1)迅速清除呼吸道异物。

(2)吸氧:对于心肺复苏有效者,给予高流量氧气吸入。

(3)迅速建立静脉通道,并保持输液畅通。

(4)加强基础护理:对昏迷患者要注意皮肤护理,定时翻身,以预防压疮;呼吸道分泌物较多者,应吸痰、翻身、拍背,以利排痰;定时清洁口腔。可留置胃管,用于胃肠减压和防止呕吐。

(二)急救护理

(1)立即行心肺脑复苏,直至患者出现自主呼吸和心律。如心脏搏动、呼吸未恢复者,继续行人工呼吸和胸外心脏按压,边转运边抢救。

(2)注意患者的神志变化,要观察昏迷患者瞳孔的大小、对光反射,注意有无散大、固定。

(3)监测患者每小时尿量。出入水量相差过多时,应通知医师,便于及时发现肾脏损害和心力衰竭。

（4）严密观察患者生命体征的变化。随时采取应急措施，做好观察记录。

（5）对于神志已经清醒，肺部检查正常，但还存在缺氧、酸中毒或低温者，应注意保温，并继续留在观察室，以防止病情反复和恶化。对于淹溺的危重患者，呼吸、心脏搏动没有恢复或已恢复但不稳定者，应送重症监护病房（intensive care unit，ICU）抢救。对于心电监护的心律、血压、血氧饱和度的变化随时通知医师，及时处理。

（6）对复苏成功的患者要观察 24～48 小时，防止其出现病情反复。

（三）心理护理

患者清醒后，精神可能受到极大刺激和创伤，甚至留下遗忘症、惊恐等精神症状。针对患者的具体情况，护士给予患者精心的心理护理。培养患者的自理能力，使心理重新康复。

六、护理评价

（1）患者肺水肿消退，呼吸频率、节律正常，低氧血症被纠正。

（2）患者神志清楚，思维敏捷，恐怖心理消除。

（3）未发生心脏停搏，或经复苏术后心律恢复正常，生命体征平稳。

第十节　电击伤

一、疾病概论

超过一定极量的电流或电能量（静电）通过人体引起组织不同程度损伤或器官功能障碍，称电击伤，俗称触电。电流通过中枢神经系统和心脏时，可引起心室颤动或心搏骤停、呼吸抑制，甚至造成死亡（或假死）；电流局限于某一肢体时，可造成该肢体残疾。

（一）病因及发病机制

1.病因

电击的常见原因是人体直接接触电源，或在高压电和超高压电场中电流或静电电荷经空气或其他介质电击人体。电击伤原因主要为以下几点。

（1）主观因素：不懂用电常识，违章进行用电操作，如在电线上挂晒衣物、违规布线、带电操作等。

（2）客观因素：工作环境差或没有采取必要的安全保护措施。常见的电击多由 110～220 V交流电所致。如电器漏电、抢救触电者时，抢救者用手去拉触电者等；各种灾害，如火灾、水灾、地震、暴风雨等造成电线断裂或高压电源故障，引起电击或雷电引起电击。

2.发病机制

人体本身也有生物电，当外界电流通过人体时，人体便成为电路中导体的一部分。电击对人体的影响取决于电流的性质和频率、强度、电压、接触的部位、接触的时间、接触部位的电阻及通过人体的途径等。

（1）电流的性质和频率：电流分为交流电和直流电，人体对两种电流的耐受程度不同，通常情况下对人体而言，交流电比直流电危险，交流电低频对心脏的损害极强。

（2）电流的强度：电流的强度越大，对人体组织造成的损伤就越大。一般认为 2 mA 以下的电流仅产生轻微的麻木感;50 mA 以上的电流如通过心脏可引起心室颤动或心搏骤停,还可引起呼吸肌痉挛而致呼吸停止;100 mA 以上的电流通过脑部,可造成意识丧失。

(3)电压的高低:高压电较低压电危险性更大。小于 36 V 的电压称为安全电压。目前,家用及工业用电器设备电压大多不小于 220 V,如通过心脏能引起心室颤动;1 000 V 以上的高压电击,可以造成呼吸肌麻痹、呼吸停止、心搏骤停。高压电还可引起严重烧伤。

(4)电阻大小:人体可看作由各种电阻不同的组织组成的导体,电阻越小,通过的电流越大。人体组织电阻由大到小依次为骨骼、皮肤、脂肪、肌肉、血管和神经。当电流通过血管、神经、肌肉时,则造成严重危害。

(5)电流通过的途径与时间:如果电流流经心脏,则可引起心室颤动,甚至心搏骤停;如果电流经头部流至足底,则多为致命电损伤。

(二)临床表现

1.全身症状

轻度触电者有一时性麻木感,并可伴有心悸、头晕、面色苍白、惊慌、四肢软弱无力;重者可出现抽搐、昏迷或休克,并可出现短暂心室颤动,严重者呼吸停止、心脏停搏。

2.局部表现

局部表现主要为电灼伤。低电压的皮肤烧伤较明显,高压放电时,灼伤处可立刻出现焦化或炭化,并伴组织坏死。

3.体征

轻者无体征,重者有抽搐、昏迷、休克、呼吸及心搏停止等体征。

(三)救治原则

1.立即帮助触电者脱离电源

应立即关闭电闸、切断电路;如不可能关闭电闸断电,则应迅速用木棍、竹竿、皮带等绝缘物品拨开电线或使触电者脱离用电器等。

2.心肺脑复苏

呼吸停止者,立即进行口对口人工呼吸,也可采用压胸式人工呼吸;心脏停搏者同时进行心脏按压,如无效可考虑开胸心脏按压;如电流进出口为两上肢,心脏多呈松弛状态,可使用肾上腺素或 10%氯化钙;如电流进出口分别为上下肢,则心脏多呈收缩状态,宜选用阿托品,同时可应用高渗葡萄糖、甘露醇,以减轻脑水肿。

3.防治各种并发症

及时发现与处理水、电解质和酸碱平衡紊乱,防治休克、肝肾功能不全等。

4.局部治疗

保持创面清洁,预防感染,可酌情给予抗生素治疗,并可行破伤风类毒素预防破伤风;清除坏死组织,局部包扎止血、骨折固定,如病变较深,可行外科探查术。

二、护理评估

(一)病史

电击伤发生在人体成为电路回流的一部分或受到附近电弧热效应的影响的情况,主要包括以下几点。

1.闪电击伤

闪电时,患者所处的位置为附近最高点或靠近1个高的物体(如1棵大树)。

2.高电压交流电击伤

其常见于身上有导体接触头顶上方的高压电时(如导电的钓鱼竿),也可见于误入带电导体附近。

3.低电压交流电击伤

其可见于用牙齿咬电线、在自身接地的同时接触带电的用电器或其他带电物品。

4.直流电击伤

其少见,如无意中接触电力火车系统的带电铁轨。

(二)身心状况

1.症状与体征

(1)电击伤:表现为局部的电灼伤和全身的电休克。临床上可分为3型。①轻型:触电后立即弹离电流,表现为惊慌、呆滞、四肢软弱、心动过速、呼吸急促、局部灼伤疼痛等。②重型:意识障碍、心率增快、节律不整、呼吸不规则,可伴有抽搐、休克,有些患者可出现假死状态。③危重型:昏迷、心跳及呼吸停止、瞳孔扩大。

(2)电热灼伤:损伤主要为电流进口、出口和经过处的组织损伤,触电的皮肤可呈现灰白色或焦黄色。早期可无明显的炎性反应,24～48小时后,周围组织开始有发红、肿胀等炎症反应,1周左右损伤组织出现坏死、感染,甚至发生败血症。

(3)闪电损伤:被闪电击中后,常出现心跳、呼吸立即停止。皮肤血管收缩,可出现网状图案。

(4)并发症和后遗症:电击伤后24～48小时,常出现严重室性心律失常、神经源性肺水肿、胃肠道出血、弥散性血管内凝血等。约半数电击伤者出现单侧或双侧鼓膜破裂。电击数天至数月可出现神经系统病变、视力障碍。孕妇可发生死胎和流产。

2.心理与社会

部分患者于电击伤后可出现恐惧、失眠等。

(三)辅助检查

1.常规检查

常规检查可行血、尿常规检查,血、电解质检查,肝、肾功能检查。血清肌酸磷酸激酶(creatine phosphokinase,CPK)升高反映肌肉损伤,见于严重的低电压和高电压电击伤。

2.X线检查

X线检查可显示电击伤后有无骨折、内脏损伤。

3.心电图

心电图可显示心肌损害、心律失常,甚至出现心室纤颤及心脏停搏。

4.脑电图

意识障碍者可行脑电图检查,但脑电图检查对于早期治疗方案的制定并不起决定性作用。

三、护理诊断

(一)皮肤完整性受损

其与电伤引起的皮肤灼伤有关。

（二）意识障碍

其与电击伤引起的神经系统病变有关。

（三）潜在并发症：心律失常

其与电流流经心脏，引起心电紊乱有关。

四、护理目标

（1）患者皮肤清洁、干燥，受损皮肤愈合。

（2）患者意识清楚，反应正常，生活自理。

（3）患者心律失常未发生，或发生心律失常后得到及时控制。

五、护理措施

（一）一般护理

（1）迅速使患者脱离电源。

（2）吸氧：对于重症电击伤者给予鼻导管吸氧，危重病例行面罩吸氧，必要时给予高压氧治疗。

（3）体位：如患者已昏迷，则应头偏向一侧或颈部伸展，并定时吸痰，保持呼吸道畅通。

（4）迅速建立静脉通道，并保持输液畅通。

（二）急救护理

（1）密切观察患者的神志、瞳孔、生命体征、尿量（尿量应维持在 30 mL/h 以上）、颜色、尿相对密度的变化。对于血压下降者，立即抢救，做好特护记录。

（2）心电监护：进行心电监护（包括心律、心率及血氧饱和度等）和中心静脉压监测，应维持 48～72 小时。如出现心室纤颤，及时给予电除颤及用药物配合除颤，并可应用利多卡因、溴苄胺等药物，同时给予保护心肌的药物。

（3）观察电击局部的创面，注意创面的色泽及有无异常分泌物从创口流出，保持创面清洁，定期换药，防治感染。

（4）严密观察电击局部肢体有无肿胀、疼痛、触痛、活动障碍及血运情况，警惕出现局部肢体缺血坏死。如发现异常立即报告医师，及时作出处理。

（5）保护脑组织：在患者头部及颈、腋下、腹股沟等大血管处放置冰袋，使其体温降至 32 ℃。可应用甘露醇、高渗葡萄糖、糖皮质激素、纳洛酮等预防和控制脑水肿，给予脑活素、三磷酸腺苷、辅酶 A 等促进脑细胞代谢的药物。

（三）心理护理

患者清醒后，精神可能受到极大刺激和创伤，甚至留下遗忘症、惊恐等精神症状，并可出现白内障或视神经萎缩，也可能致残。针对患者的具体情况，护士要给予患者精心的心理护理，培养患者的自理能力，同时，做好营养支持，使受到严重损伤机体得以康复。

六、护理评价

（1）患者受伤皮肤无感染，伤口如期愈合。

（2）患者心律失常未发生，或发生心律失常后得到及时控制，生命体征平稳。

（3）患者意识清楚，反应敏捷，恐惧感消失，能认识电击伤的原因，并有预防触电及安全用电的知识。

第五章　呼吸内科护理

第一节　慢性支气管炎

慢性支气管炎(以下简称"慢支")是由感染或非感染因素引起的气管、支气管黏膜及其周围组织的慢性非特异性炎症。临床以咳嗽、咳痰或伴有喘息反复发作为特征,每年持续3个月以上,且连续两年以上。

一、病因和发病机制

慢性支气管炎的病因极为复杂,迄今尚有许多因素还不够明确,往往是多种因素长期相互作用的综合结果。

(一)感染

病毒、支原体和细菌感染是本病急性发作的主要原因。病毒感染以流行性感冒病毒、鼻病毒、腺病毒和呼吸道合胞病毒最常见;细菌感染以肺炎链球菌、流感嗜血杆菌和卡他莫拉菌及葡萄球菌最常见。

(二)大气污染

化学气体如氯气、二氧化氮、二氧化硫等刺激性烟雾,空气中的粉尘等均可刺激支气管黏膜,使呼吸道清除功能受损,为细菌入侵创造条件。

(三)吸烟

吸烟为本病发病的主要因素。吸烟时间的长短与吸烟量决定发病率的高低,吸烟者的患病率较不吸烟者高2~8倍。

(四)过敏因素

喘息性支气管患者,多有过敏史。患者痰中嗜酸性粒细胞和组胺的含量及血中IgE明显高于正常水平。此类患者实际上应属慢性支气管炎合并哮喘。

(五)其他因素

气候变化,特别是寒冷空气对慢支的病情加重有密切关系。自主神经功能失调,副交感神经功能亢进,老年人肾上腺皮质功能减退,慢性支气管炎的发病率增加。维生素C缺乏,维生素A缺乏,易患慢性支气管炎。

二、临床表现

(一)症状

患者常在寒冷季节发病,出现咳嗽、咳痰,尤以晨起显著,白天多于夜间。病毒感染痰液为白色黏液泡沫状,继发细菌感染,痰液转为黄色或黄绿色黏液脓性,偶可带血。慢性支气管炎反复发作后,支气管黏膜的迷走神经感受器反应性增高,副交感神经功能亢进,可出现过敏现象而发生喘息。

（二）体征

早期多无体征。急性发作期可有肺底部闻及干、湿啰音。喘息性支气管炎在咳嗽或深吸气后可闻及哮鸣音，发作时，有广泛哮鸣音。

（三）并发症

（1）阻塞性肺气肿：慢性支气管炎最常见的并发症。

（2）支气管肺炎：慢性支气管炎蔓延至支气管周围肺组织中，患者表现为寒战、发热、咳嗽加剧、痰量增多且呈脓性；白细胞总数及中性粒细胞增多；胸部 X 线片显示双下肺野有斑点状或小片阴影。

（3）支气管扩张症。

三、诊断

（一）辅助检查

1.血常规检查

白细胞总数及中性粒细胞数可升高。

2.胸部 X 线检查

慢性单纯性支气管炎，X 线检查阴性或仅见双下肺纹理增多、增粗、模糊，呈条索状或网状。继发感染时为支气管周围炎症改变，表现为不规则斑点状阴影，重叠于肺纹理之上。

3.肺功能检查

早期病变多在小气道，常规肺功能检查多无异常。

（二）诊断要点

凡咳嗽、咳痰或伴有喘息，每年发作持续 3 个月，连续两年或两年以上者，并排除其他心、肺疾患（如肺结核、肺尘埃沉着症、支气管哮喘、支气管扩张症、肺癌、肺脓肿、心脏病、心功能不全等）、慢性鼻咽炎疾患后，即可诊断。如每年发病不足 3 个月，但有明确的客观检查依据（如胸部 X 线片、肺功能等）者，也可诊断。

（三）鉴别诊断

1.支气管扩张

支气管扩张多见于儿童或青年期发病，常继发于麻疹、肺炎或百日咳，并有咳嗽、咳痰反复发作的病史，合并感染时痰量增多，并呈脓性或伴有发热，病程中常反复咯血。在肺下部周围可闻及不易消散的湿啰音。晚期重症患者可出现杵状指（趾）。胸部 X 线片上可见双肺下野纹理粗乱或呈卷发状。薄层高分辨率 CT（HRCT）检查有助于确诊。

2.肺结核

活动性肺结核患者多有午后低热、消瘦、乏力、盗汗等中毒症状。咳嗽痰量不多，常有咯血。老年肺结核的中毒症状多不明显，常被慢性支气管炎的症状掩盖而误诊。胸部 X 线片上可发现结核病灶，部分患者痰结核菌检查可获阳性。

3.支气管哮喘

支气管哮喘常为特质性患者或有过敏性疾病家族史者，多见于幼年发病。一般无慢性咳嗽、咳痰史。哮喘多突然发作，且有季节性，血和痰中嗜酸性粒细胞常增多，治疗后可迅速缓解。发作时，双肺布满哮鸣音，呼气延长，缓解后可消失，且无症状，但气道反应性仍增高。慢性支气管炎合并哮喘的患者,病史中咳嗽、咳痰多发生在喘息前,迁延不愈较长时间后伴有喘息,且咳嗽、咳痰的症状多比喘息更为突出,平喘药物疗效不如哮喘等可资鉴别。

4.肺癌

肺癌多发生于 40 岁以上男性,并有多年吸烟史的患者,刺激性咳嗽常伴痰中带血和胸痛。胸部 X 线检查肺部常有块影或反复发作的阻塞性肺炎。痰脱落法细胞学检查及支气管镜等检查,可明确诊断。

5.慢性肺间质纤维化

慢性咳嗽,咳少量黏液性非脓性痰,进行性呼吸困难,双肺底可闻及瓦尔科啰音(爆裂音),严重者发绀并有杵状指。胸部 X 线片见中下肺野及肺周边部纹理增多、紊乱,呈网状结构,其间见弥漫性细小斑点阴影。肺功能检查呈限制性通气功能障碍,弥散功能减低,动脉血氧分压下降。肺活检是确诊的手段。

四、治疗

(一)急性发作期及慢性迁延期的治疗

急性发作期及慢性迁延期以控制感染、祛痰、镇咳为主,同时解痉平喘。

1.抗感染药物

及时、有效、足量,感染控制后及时停用,以免产生细菌耐药或二重感染。一般患者可按常见致病菌用药。可选用青霉素 G 80 万 U 肌内注射;复方磺胺甲噁唑(SMZ),每次两片,2 次/d;阿莫西林 2～4 g/d,3～4 次,口服;氨苄西林 2～4 g/d,分 4 次,口服;头孢氨苄 2～4 g/d 或头孢拉定 1～2 g/d,分 4 次,口服;头孢呋辛 2 g/d 或头孢克洛 0.5～1 g/d,分 2～3 次,口服。也可选择新一代大环内酯类抗生素,如罗红霉素,0.3 g/d,分 2 次,口服。抗菌治疗疗程一般 7～10 天,反复感染病例可适当延长。严重感染时,可选用氨苄西林、环丙沙星、氧氟沙星、阿米卡星、奈替米星或头孢菌素类联合静脉滴注给药。

2.祛痰镇咳药

刺激性干咳者不宜单用镇咳药物,否则,痰液不易咳出。可给盐酸溴环己胺醇 30 mg 或羧甲基半胱氨酸 500 mg,3 次/d,口服。乙酰半胱氨酸(富露施)及氯化铵甘草合剂均有一定的疗效。α-糜蛋白酶雾化吸入亦有消炎祛痰的作用。

3.解痉平喘

解痉平喘主要为解除支气管痉挛,有利于痰液排出。常用药物为氨茶碱 0.1～0.2 g,8 次/时,口服;丙卡特罗 50 mg,2 次/d;特布他林 2.5 mg,2～3 次/d。慢性支气管炎有可逆性气道阻塞者应常规应用支气管舒张剂,如异丙托溴铵(异丙阿托品)气雾剂、特布他林等吸入治疗。阵发性咳嗽常伴不同程度的支气管痉挛,应用支气管扩张药后可改善症状,并有利于痰液的排出。

(二)缓解期的治疗

缓解期,应以增强体质、提高机体抗病能力和预防发作为主。

(三)中药治疗

采取扶正固本原则,按肺、脾、肾的虚实辨证施治。

五、护理措施

(一)常规护理

1.环境

保持室内空气新鲜,流通,安静,舒适,温湿度适宜。

2.休息

急性发作期应卧床休息,取半卧位。

3.给氧

持续低流量氧疗。

4.饮食

给予高热量、高蛋白、高维生素、易消化饮食。

(二)专科护理

(1)解除气道阻塞,改善肺泡通气。及时清除痰液,应鼓励神志清醒患者咳嗽,痰稠不易咯出时,给予雾化吸入或雾化泵药物喷入,减少局部淤血水肿,以利痰液排出。危重体弱患者,定时更换体位,叩击背部,使痰易于咯出,餐前应给予胸部叩击或胸壁震荡。方法:患者取侧卧位,护士两手手指并拢,手背隆起,指关节微屈,自肺底由下向上、由外向内叩拍胸壁,振动气管,边拍边鼓励患者咳嗽,以促进痰液的排出,每侧肺叶叩击 3~5 分钟。对神志不清者,可进行机械吸痰,需注意无菌操作,抽吸压力要适当,动作轻柔,每次抽吸时间不超过 15 秒,以免加重缺氧。

(2)合理用氧,减轻呼吸困难。根据缺氧和二氧化碳潴留的程度,合理用氧,一般给予低流量、低浓度、持续吸氧,如病情需要提高氧浓度,应辅以呼吸兴奋剂刺激通气或使用呼吸机改善通气,吸氧后如呼吸困难缓解、呼吸频率减慢、节律正常、血压上升、心率减慢、心律正常、发绀减轻、皮肤转暖、神志转清、尿量增加等,表示氧疗有效。若呼吸过缓,意识障碍加深,需考虑二氧化碳潴留加重,必要时,采取增加通气量措施。

第二节 支气管哮喘

支气管哮喘是一种慢性气管炎症性疾病,其支气管壁存在以肥大细胞、嗜酸性粒细胞和T淋巴细胞为主的炎症细胞浸润,可经治疗缓解或自然缓解。本病多发于青少年,儿童多于成人,城市多于农村。近年的流行病学显示,哮喘的发病率或病死率均有所增加,我国哮喘发病率为 1 ‰~2 ‰。支气管哮喘的病因较为复杂,大多在遗传因素的基础上,受到体内外多种因素激发而发病,并反复发作。

一、临床表现

(一)症状和体征

典型的支气管哮喘,发作前多有鼻痒、打喷嚏、流涕、咳嗽、胸闷等先兆症状,进而出现呼气性的呼吸困难伴喘鸣,患者被迫呈端坐呼吸,咳嗽、咳痰。发作持续几十分钟至数小时,后自行或经治疗缓解。此为速发性哮喘反应。迟发型哮喘反应时,患者气管呈持续高反应性状态,上述表现更为明显,较难控制。

少数患者可出现哮喘重度或危重度发作,表现为重度呼气性呼吸困难、焦虑、烦躁、端坐呼吸、大汗淋漓、嗜睡或意识模糊,经应用一般支气管扩张药物不能缓解。此类患者不及时救治,可危及生命。

(二)辅助检查

1.血液检查

嗜酸性粒细胞、免疫球蛋白 E(IgE)及特异性免疫球蛋白 E 均可增高。

2.胸部 X 线检查

哮喘发作期由于肺脏充气过度,肺部透亮度增高,在合并感染时,可见肺纹理增多及炎症阴影。

3.肺功能检查

哮喘发作期有关呼气流速的各项指标,如第一秒用力呼气量(FEV_1)、最大呼气流量(MEF)等均降低。

二、治疗原则

本病的防治原则是祛除病因,控制发作和预防发作。控制发作应根据患者发作的轻重程度,抓住解痉、抗炎两个主要环节,迅速控制症状。

(一)解痉

哮喘轻、中度发作时,常用氨茶碱稀释后静脉注射或加入液体中静脉滴注。根据病情吸入或口服 β_2-受体激动剂。常用的 β_2-受体激动剂、气雾吸入剂有特布他林(喘乐宁)、沙丁胺醇等。

哮喘重度发作时,应及早静脉给予足量氨茶碱及琥珀酸氢化可的松或甲泼尼龙琥珀酸钠,待病情得到控制后再逐渐减量,改为口服泼尼松龙,或根据病情吸入糖皮质激素,应注意不宜骤然停药,以免复发。

(二)抗感染

肺部感染的患者,应根据细菌培养及药敏结果选择应用有效抗生素。

(三)稳定内环境

及时纠正水、电解质及酸碱平衡失调。

(四)保证气管通畅

痰多而黏稠不易咳出或有严重缺氧及二氧化碳潴留者,应及时,行气管插管吸出痰液,必要时行机械通气。

三、护理

(一)一般护理

(1)将患者安置在清洁、安静、空气新鲜、阳光充足的房间,避免接触变应原,如花粉、皮毛、油烟等。护理操作时,防止灰尘飞扬。喷洒灭蚊蝇剂或某些消毒剂时,要转移患者。

(2)患者哮喘发作呼吸困难时,应给予适宜的靠背架或床桌,让患者伏桌而坐,以帮助呼吸,减少疲劳。

(3)给予营养丰富的、易消化的饮食,多食蔬菜、水果,多饮水。同时,注意保持大便通畅,减少用力排便引起的疲劳。严禁食用与患者发病有关的食物,如鱼、虾、蟹等,并协助患者寻找过敏原。

(4)危重期患者应保持皮肤清洁干燥,定时翻身,防止压疮发生。因大剂量使用糖皮质激素,应做好口腔护理,防止发生口腔炎。

(5)哮喘重度发作时,大汗淋漓,呼吸困难甚至有窒息感,所以患者极度紧张、烦躁、疲倦。要耐心安慰患者,及时满足患者需求,缓解紧张情绪。

(二)观察要点

1.观察哮喘发作先兆

如患者主诉有鼻、咽、眼部发痒及咳嗽、流鼻涕等黏膜过敏症状,应及时报告医师采取措施,减轻发作症状,尽快控制病情。

2.观察药物毒副作用

氨茶碱 0.25 g 加入 25 %～50 % 葡萄糖注射液 20 mL,静脉推注,时间至少在 5 分钟,浓度过高或推注过快可使心肌过度兴奋而产生心悸、惊厥、血压骤降等严重反应。使用时要现配现用,静脉滴注时,不宜和维生素 C、促肾上腺皮质激素、去甲肾上腺素、四环素类抗生素等配伍。糖皮质激素类药物久用可引起钠潴留、血钾降低、消化道溃疡病、高血压、糖尿病、骨质疏松、停药反跳等,须加强观察。

3.根据患者缺氧情况调整氧流量

氧流量一般为 3 ～5 L/min。保持气体充分湿化,氧气湿化瓶每天更换、消毒,防止医源性感染。

4.观察痰液黏稠度

哮喘发作患者由于过度通气、出汗过多,因而身体丢失水分增多,致使痰液黏稠形成痰栓,阻塞小支气管,导致呼吸不畅,感染难以控制。可通过静脉补液和饮水补足水分和电解质。

5.严密观察有无并发症

例如,自发性气胸、肺不张、脱水、酸碱平衡失调、电解质紊乱、呼吸衰竭、肺性脑病等并发症。监测动脉血气、生化指标,如发现异常需及时对症处理。

6.注意呼吸频率、深浅幅度和节律

重度发作患者喘鸣音减弱乃至消失,呼吸变浅,神志改变,常提示病情危急,应及时处理。

(三)家庭护理

1.增强体质,积极防治感染

平时注意增加营养,根据病情做适量体力活动,如散步、做简易操、打太极拳等,以提高机体免疫力。当感染发生时,应及时就诊。

2.注意防寒避暑

寒冷可引起支气管痉挛,分泌物增加,同时,感冒易致支气管及肺部感染。因此,冬季应适当提高居室温度,秋季进行耐寒锻炼防治感冒,夏季避免大汗,防止痰液过稠不易咳出。

3.尽量避免接触变应原

患者应戒烟,尽量避免去人员众多、空气污浊的公共场所。保持居室空气清新,室内可安装空气净化器。

4.防止呼吸肌疲劳

防止呼吸肌疲劳应坚持进行呼吸锻炼。

5.稳定情绪

一旦哮喘发作,应控制情绪,保持镇静,及时吸入支气管扩张气雾剂。

6.家庭氧疗

家庭氧疗又称缓解期氧疗,对于患者的病情控制、存活期的延长和生活质量的提高有重要意义。家庭氧疗时,应注意氧流量的调节,严禁烟火,防止火灾。

7.缓解期处理

哮喘缓解期的防治非常重要,对于防止哮喘发作及恶化、维持正常肺功能、提高生活质量、保持正常活动量等均具有重要意义。哮喘缓解期患者,应坚持吸入糖皮质激素,可有效控制哮喘发作,吸入色甘酸钠和口服酮替酚也有一定的预防哮喘发作的作用。

第三节　急性呼吸窘迫综合征

急性呼吸窘迫综合征(acute respiratory distress syndrome,ARDS)是指在严重感染、创伤、休克等非心源性疾病过程中,肺毛细血管内皮细胞和肺泡上皮细胞损伤造成弥漫性肺间质纤维化及肺泡水肿,导致急性低氧性呼吸功能不全或呼吸衰竭,属于急性肺损伤(acute lung injury,ALI)的严重阶段,以肺容积减少、肺顺应性降低、严重的通气/血流比例失调为病理生理特征。临床上表现为进行性低氧血症和呼吸窘迫,肺部影像学表现为非均一性的渗出性病变。本病起病急、进展快、病死率高。

ALI 和 ARDS 是同一疾病过程中的两个不同阶段,ALI 代表早期和病情相对较轻的阶段,而 ARDS 代表后期病情较为严重的阶段。发生 ARDS 时,患者必然经历过 ALI,但并非所有的 ALI 都会发展为 ARDS。引起 ALI 和 ARDS 的原因和危险因素有很多,根据肺部直接和间接损伤对危险因素进行分类,可分为肺内因素和肺外因素。肺内因素是指致病因素对肺的直接损伤,包括:①化学性因素,如吸入毒气、烟尘、胃内容物及氧中毒等;②物理性因素,如肺挫伤、放射性损伤等;③生物性因素,如重症肺炎。肺外因素是指致病因素通过神经体液因素间接引起肺损伤,包括严重休克、感染中毒症、严重非胸部创伤、大面积烧伤、大量输血、急性胰腺炎、药物或麻醉品中毒等。ALI 和 ARDS 的发生机制非常复杂,目前尚不完全清楚。多数学者认为,ALI 和 ARDS 是由多种炎症细胞、细胞因子和炎性介质共同参与引起的广泛肺毛细血管急性炎症性损伤过程。

一、临床特点

ARDS 的临床表现可有很大差别,取决于潜在疾病和受累器官的数目和类型。

(一)症状体征

(1)发病迅速:ARDS 多发病迅速,通常在发病因素攻击(如严重创伤、休克、败血症、误吸)后12～48 小时发病,偶尔有长达 5 天者。

(2)呼吸窘迫:ARDS 最常见的症状,主要表现为气急和呼吸频率增快,呼吸频率大多在

25～50 次/min。其严重程度与基础呼吸频率和肺损伤的严重程度有关。

（3）咳嗽、咳痰、烦躁和神志变化：ARDS 可有不同程度的咳嗽、咳痰，可咳出典型的血水样痰，可出现烦躁、神志恍惚。

（4）发绀：未经治疗 ARDS 的常见体征。

（5）ARDS 患者也常出现呼吸类型的改变，主要为呼吸浅快或潮气量的变化。病变越严重，这一改变越明显，甚至伴有吸气时鼻翼翕动及三凹征。在早期自主呼吸能力强时，常表现为深快呼吸，当呼吸肌疲劳后，则表现为浅快呼吸。

（6）早期可无异常体征，或仅有少许湿啰音；后期多有水泡音，也可出现管状呼吸音。

（二）影像学表现

1.胸部 X 线检查

早期病变以间质性为主，胸部 X 线片常无明显异常或仅见血管纹理增多，边缘模糊，双肺散在分布的小斑片状阴影。随着病情进展，上述的斑片状阴影进一步扩展，融合成大片状，或两肺均匀一致增加的毛玻璃样改变，伴有支气管充气征，心脏边缘不清或消失，称为"白肺"。

2.胸部 CT 检查

与胸部 X 线片相比，胸部 CT 检查尤其是高分辨率 CT 检查可更为清晰地显示出肺部病变分布、范围和形态，为早期诊断提供帮助。由于肺毛细血管膜通透性一致性增高，引起血管内液体渗出，两肺斑片状阴影呈现重力依赖性现象，还可出现变换体位后的重力依赖性变化。在 CT 上表现为病变分布不均匀：①非重力依赖区（仰卧时主要在前胸部）正常或接近正常；②前部和中间区域呈毛玻璃样阴影；③重力依赖区呈现实变影。这些提示肺实质的实变出现在受重力影响最明显的区域。无肺泡毛细血管膜损伤时，两肺斑片状阴影均匀分布，既不出现重力依赖现象，也无变换体位后的重力依赖性变化。这一特点有助于与感染性疾病相鉴别。

（三）实验室检查

1.动脉血气分析

$PaO_2 < 60$ mmHg(8.0 kPa)，有进行性下降趋势，在早期 $PaCO_2$ 多不升高，甚至可因过度通气而低于正常值；早期多为单纯呼吸性碱中毒；随病情进展可合并代谢性酸中毒，晚期可出现呼吸性酸中毒。氧合指数较动脉氧分压更能反映吸氧时呼吸功能的障碍，而且与肺内分流量有良好的相关性，计算简便。氧合指数参照范围为 400～500 mmHg(53.3～66.7 kPa)，在 ALI 时≤300 mmHg，ARDS 时≤200 mmHg。

2.血流动力学监测

通过漂浮导管，可同时测定并计算肺动脉压(PAP)、肺动脉楔压(PAWP)等，不仅对诊断、鉴别诊断有价值，而且对机械通气治疗也为重要的监测指标。肺动脉楔压一般小于 12 mmHg(1.6 kPa)，若肺动脉楔压大于18 mmHg(2.4 kPa)，则支持左侧心力衰竭的诊断。

3.肺功能检查

ARDS 发生后，呼吸力学发生明显改变，包括肺顺应性降低和气道阻力增高，肺无效腔/潮气量是不断增加的，肺无效腔/潮气量增加是早期 ARDS 的一种特征。

二、诊断及鉴别诊断

1999 年，中华医学会呼吸病学分会制定的诊断标准如下。

(1)有 ALI 和(或)ARDS 的高危因素。

(2)急性起病、呼吸频数和(或)呼吸窘迫。

(3)低氧血症:ALI 时氧合指数≤300 mmHg;ARDS 时氧合指数≤200 mmHg。

(4)胸部 X 线检查显示两肺浸润阴影。

(5)肺动脉楔压≤18 mmHg(2.4 kPa)或临床上能除外心源性肺水肿。

符合以上五项条件者,可以诊断为 ALI 或 ARDS。必须指出,ARDS 的诊断标准并不具有特异性,诊断时,必须排除大片肺不张、自发性气胸、重症肺炎、急性肺栓塞和心源性肺水肿(表 5-1)。

表 5-1　ARDS 与心源性肺水肿的鉴别

鉴别项目	ARDS	心源性肺水肿
特　点	高渗透性	高静水压
病　史	创伤、感染等	心脏疾病
双肺浸润阴影	＋	＋
重力依赖性分布现象	＋	＋
发　热	＋	可能
白细胞计数增多	＋	可能
胸腔积液	－	＋
吸纯氧后分流	较高	可较高
肺动脉楔压	正常	高
肺泡液体蛋白	高	低

三、急诊处理

ARDS 是呼吸系统的一个急症,必须在严密监护下进行合理治疗。治疗目标:改善肺的氧合功能,纠正缺氧,维护脏器功能和防治并发症。治疗措施如下。

(一)氧疗

应采取一切有效措施尽快提高 PaO_2,纠正缺氧。可给高浓度吸氧,使 $PaO_2 \geq 60$ mmHg(8.0 kPa)或 $SaO_2 \geq 90\%$。轻症患者可使用面罩给氧,但多数患者需采用机械通气。

(二)祛除病因

病因治疗在 ARDS 的防治中占有重要地位,主要是针对涉及的基础疾病。感染是 ALI 和 ARDS 常见原因也是首位高危因素,而 ALI 和 ARDS 又易并发感染。如果 ARDS 的基础疾病是脓毒症,除了清除感染灶,还应选择敏感抗生素,同时,收集痰液或血液标本分离培养病原菌和进行药敏试验,指导下一步抗生素的选择。一旦建立人工气道并进行机械通气,即应给予广谱抗生素,以预防呼吸道感染。

(三)机械通气

机械通气是最重要的支持手段。如果没有机械通气,许多 ARDS 患者会因呼吸衰竭在数小时至数天内死亡。机械通气的指征目前尚无统一标准,多数学者认为一旦诊断为 ARDS,就应进行机械通气。在 ALI 阶段可试用无创正压通气,使用无创机械通气治疗时,应严密监测患者的生命体征及治疗反应。神志不清、休克、气道自洁能力障碍的 ALI 和 ARDS 患者不宜应用无创机械通气。如无创机械通气治疗无效或病情继续加重,应尽快建立人工气道,行有创机械通气。

为了防止肺泡萎陷,保持肺泡开放,改善氧合功能,避免机械通气所致的肺损伤,目前常采用肺保护性通气策略,主要措施包括以下两个方面。

1.呼气末正压

适当加用呼气末正压可使呼气末肺泡内压增大,肺泡保持开放状态,从而达到防止肺泡萎陷、减轻肺泡水肿、改善氧合功能和提高肺顺应性的目的。应用呼气末正压应首先保证有效循环血容量足够,以免因胸内正压增加而降低心排血量,减少实际的组织氧运输;呼气末正压先从低水平 $0.29\sim0.49$ kPa($3\sim5$ cmH$_2$O)开始,逐渐增加,直到 PaO$_2$>8.0 kPa(60 mmHg)、SaO$_2$>90%时的呼气末正压水平,一般呼气末正压水平为 $0.49\sim1.76$ kPa($5\sim18$ cmH$_2$O)。

2.小潮气量通气和允许性高碳酸血症

ARDS 患者采用小潮气量($6\sim8$ mL/kg)通气,使吸气平台压控制在 $2.94\sim34.3$ kPa($30\sim35$ cmH$_2$O),可有效防止因肺泡过度充气而引起的肺损伤。为保证小潮气量通气的进行,可允许一定程度的二氧化碳潴留[PaCO$_2$ 一般不宜高于 $10.7\sim13.3$ kPa($80\sim100$ mmHg)]和呼吸性酸中毒(pH 为 $7.25\sim7.30$)。

(四)控制液体入量

在维持血压稳定的前提下,适当限制液体入量,配合利尿药,使出入量保持轻度负平衡(每天500 mL左右),使肺脏处于相对"干燥"状态,有利于肺水肿的消除。液体管理的目标是在最低($0.7\sim1.1$ kPa 或 $5\sim8$ mmHg)的肺动脉楔压下维持足够的心排血量及氧运输量。在早期可给予高渗晶体液,一般不推荐使用胶体液。存在低蛋白血症的 ARDS 患者,可通过补充清蛋白等胶体溶液和应用利尿药,有助于实现液体负平衡,并改善氧合。如果限液后血压偏低,可使用多巴胺和多巴酚丁胺等血管活性药物。

(五)加强营养支持

营养支持的目的在于不但可以纠正现有的患者的营养不良,还可以预防患者营养不良的恶化。营养支持可经胃肠道或胃肠外途径实施。如有可能,应尽早经胃肠补充部分营养,不但可以减少补液量,而且可获得经胃肠营养的有益效果。

(六)加强护理、防治并发症

有条件时,应在 ICU 中动态监测患者的呼吸、心律、血压、尿量及动脉血气分析等,及时纠正酸碱平衡失调和电解质紊乱。注意预防呼吸机相关性肺炎的发生,尽量缩短病程和机械通气时间,加强物理治疗,包括体位、翻身、叩背、排痰和气道湿化等。积极防治应激性溃疡和多器官功能障碍综合征。

(七)其他治疗

糖皮质激素、肺泡表面活性物质替代治疗、吸入一氧化氮在 ALI 和 ARDS 的治疗中可能有一定价值,但疗效尚不肯定。不推荐常规应用糖皮质激素预防和治疗 ARDS。糖皮质激素既不能预防 ARDS 的发生,对早期 ARDS 也没有治疗作用。ARDS 发病大于 14 天应用糖皮质激素会明显增加病死率。感染性休克并发 ARDS 的患者,如合并肾上腺皮质功能不全,可考虑应用替代剂量的糖皮质激素。肺表面活性物质,有助于改善氧合,但是还不能将其作为

ARDS 的常规治疗手段。

四、急救护理

在救治 ARDS 过程中,精心护理是抢救成功的重要环节。护士应做到及早发现病情,迅速协助医师采取有力的抢救措施。密切观察患者生命体征,做好各项记录,准确完成各种治疗,备齐抢救器械和药品,防止机械通气和气管切开的并发症。

(一)护理目标

(1)及早发现 ARDS 的迹象,及早有效地协助抢救。维持生命体征稳定,挽救患者生命。

(2)做好人工气道的管理,维持患者最佳气体交换,改善低氧血症,减少机械通气并发症。

(3)采取俯卧位通气护理,缓解肺部压迫,改善心脏的灌注。

(4)积极预防感染等各种并发症,提高救治成功率。

(5)加强基础护理,增加患者舒适感。

(6)减轻患者心理不适,使其合作、平静。

(二)护理措施

(1)及早发现病情变化:ARDS 通常在疾病或严重损伤的最初 24～48 小时发生。首先,出现呼吸困难,通常呼吸浅快。吸气时,可存在肋间隙和胸骨上窝凹陷。皮肤可出现发绀和斑纹,吸氧不能使之改善。

护士发现上述情况要高度警惕,及时报告医师,进行动脉血气和胸部 X 线等相关检查。一旦诊断考虑 ARDS,立即积极治疗。若没有机械通气的相应措施,应尽早转至有条件的医院。患者转运过程中应有专职医师和护士陪同,并准备必要的抢救设备,氧气必不可少。若有指征进行机械通气治疗,可以先行气管插管后转运。

(2)迅速连接监测仪,密切监测心率、心律、血压等生命体征,尤其是呼吸的频率、节律、深度及血氧饱和度等。观察患者意识、发绀情况、末梢温度等。注意有无呕血、黑粪等消化道出血的表现。

(3)氧疗和机械通气的护理治疗:ARDS 最紧迫的问题在于纠正顽固性低氧,改善呼吸困难,为治疗基础疾病赢得时间。需要对患者实施氧疗甚至机械通气。

严密监测患者呼吸情况及缺氧症状。若单纯面罩吸氧不能维持满意的血氧饱和度,应予辅助通气。首先,可尝试采用经面罩连续气道正压通气等无创通气,但大多需要机械通气吸入氧气。遵医嘱给予高浓度氧气吸入或使用呼气末正压通气(positive end expiratory pressure,PEEP)并根据动脉血气分析值的变化调节氧浓度。

使用 PEEP 时应严密观察,防止患者出现气压伤。PEEP 是在呼气终末时给予气道以一恒定正压使之不能回到大气压的水平,可以增加肺泡内压和功能残气量改善氧合,防止呼气使肺泡萎陷,增加气体分布和交换,减少肺内分流,从而提高 PaO_2。PEEP 使胸腔内压升高,静脉回流受阻,致使心搏减少,血压下降,严重时可引起循环衰竭,另外正压过高,肺泡过度膨胀、破裂,有导致气胸的危险。所以在监护过程中,注意观察患者有无心率增快、突然胸痛、呼吸困难加重等相关症状,如发现异常,立即调节 PEEP 压力并报告医师处理。

帮助患者采取有利于呼吸的体位,如端坐位或高枕卧位,人工气道的管理有以下几个方面。

第一,妥善固定气管插管,观察气道是否通畅,定时对比听诊双肺呼吸音。经口插管者要固定好牙垫,防止阻塞气道。每班检查并记录导管刻度,观察有无脱出或误入一侧主支气管。套管固定松紧适宜,以能放入一指为准。

第二,气囊充气适量。充气过少易产生漏气,充气过多可压迫气管黏膜导致气管食管瘘,可以采用最小漏气技术,用来减少并发症发生。方法:用 10 mL 注射器将气体缓慢注入,直至在喉及气管部位听不到漏气声,向外抽出气体每次 0.25～0.5 mL,至吸气压力到达峰值时出现少量漏气为止,再注入0.25～0.5 mL气体,此时气囊容积为最小封闭容积,气囊压力为最小封闭压力,记录注气量。观察呼吸机上气道峰压是否下降及患者能否发音说话,长期机械通气患者要观察气囊有无破损、漏气现象。

第三,保持气道通畅。严格无菌操作,按需适时吸痰。过多反复抽吸会刺激黏膜,使分泌物增加。先吸气道再吸口、鼻腔,吸痰前给予充分气道湿化、翻身叩背、吸纯氧 3 分钟,吸痰管最大外径不超过气管导管内径的 1/2,迅速插入吸痰管至气管插管,感到阻力后撤回吸痰管1～2 cm,打开负压边后退边旋转吸痰管,吸痰时间不应超过 15 秒。吸痰后密切观察痰液的颜色、性状、量及患者心率、心律、血压和血氧饱和度的变化,一旦出现心律失常和呼吸窘迫,立即停止吸痰,给予吸氧。

第四,用加温湿化器对吸入气体进行湿化,根据病情需要加入盐酸氨溴索、异丙托溴铵等,每天3 次雾化吸入。湿化满意标准为痰液稀薄、无泡沫、不附壁能顺利吸出。

第五,呼吸机使用过程中注意电源插头要牢固,不要与其他仪器共用一个插座;机器外部要保持清洁,上端不可放置液体;开机使用期间定时倒掉管道及集水瓶内的积水,集水瓶安装要牢固;定时检查管道是否漏气、有无打折、压缩机工作是否正常。

(4)维持有效循环,维持出入液量轻度负平衡。循环支持治疗的目的是恢复和提供充分的全身灌注,保证组织的灌流和氧供,促进受损组织的恢复。在能保持酸碱平衡和肾功能前提下达到最低水平的血管内容量。①护士应迅速帮助完成该治疗目标。选择大血管,建立两个以上的静脉通道,正确补液,改善循环血容量不足。②严格记录出入量、每小时尿量。出入量管理的目标是在保证血容量、血压稳定前提下,24 小时出量大于入量 500～1000 mL,有利于肺内水肿液的消退。充分补充血容量后,护士遵医嘱给予利尿剂,消除肺水肿。观察患者对治疗的反应。

(5)俯卧位通气护理:由仰卧位改变为俯卧位,可使 75 %ARDS 患者的氧合改善。可能与血流重新分布、改善背侧肺泡的通气、使部分萎陷肺泡再膨胀达到“开放肺”的效果有关。随着通气/血流比例的改善进而改善了氧合。但存在血流动力学不稳定、颅内压增高、脊柱外伤、急性出血、骨科手术、近期腹部手术、妊娠等,禁忌实施俯卧位。①患者发病24～36 小时取俯卧位,翻身前给予纯氧吸入 3 分钟。预留足够的管路长度,注意防止气管插管过度牵拉致脱出。②为减少特殊体位给患者带来的不适,用软枕垫高头部15°～30°,嘱患者双手放在枕上,并在髋、膝、踝部放软枕,每1～2 小时更换 1 次软枕的位置,每 4 小时更换 1 次体位,同时,考虑患者的耐受程度。③注意血压变化,因俯卧位时支撑物放置不当,可使腹压增加,下腔静脉回流受阻而引起低血压,必要时在翻身前提高吸氧浓度。④注意安全,防坠床。

(6)预防感染的护理:①注意严格无菌操作,每天更换气管插管切口敷料,保持局部清洁、干燥,预防或消除继发感染。②加强口腔及皮肤护理,以防护理不当而加重呼吸道感染及发生压疮。③密切观察体温变化,注意呼吸道分泌物的情况。

(7)心理护理,减轻恐惧,增加心理舒适度:①评估患者的焦虑程度,指导患者学会自我调整心理状态,调控不良情绪。主动向患者介绍环境,解释治疗原则,解释机械通气、监测及呼吸机的报警系统,尽量消除患者的紧张感。②耐心向患者解释病情,对患者提出的问题要给予明确、有效和积极的信息,消除其心理紧张和顾虑。③护理患者时保持冷静和耐心,表现出自信和镇静。④如果患者由于呼吸困难或人工通气不能讲话,可提供纸笔或以手势与患者交流。⑤加强巡视,了解患者的需要,帮助患者解决问题。⑥帮助并指导患者及家属应用松弛疗法、按摩等。

(8)营养护理:ARDS患者处于高代谢状态,应及时补充热量和高蛋白、高脂肪的营养物质。能量的摄取既应满足代谢的需要,又应避免糖类的摄取过多,蛋白摄取量一般为每天1.2～1.5 g/kg(体重)。

尽早采用肠内营养,协助患者取半卧位,充盈气囊,证实胃管在胃内后,用加温器和输液泵匀速泵入营养液。若有肠鸣音消失或胃潴留,暂停鼻饲,给予胃肠减压。一般留置5～7天拔除,更换到对侧鼻孔,以减少鼻窦炎的发生。

(三)健康指导

在疾病的不同阶段,根据患者的文化程度做好有关知识的宣传和教育,让患者了解病情的变化过程。

(1)提供舒适安静的环境以利于患者休息,指导患者正确卧位休息,讲解由仰卧位改变为俯卧位的意义,尽可能减少特殊体位给患者带来的不适。

(2)向患者解释咳嗽、咳痰的重要性,指导患者掌握有效咳痰的方法,鼓励并协助患者咳嗽,排痰。

(3)指导患者自己观察病情变化,如有不适及时通知医护人员。

(4)嘱患者严格按医嘱用药,按时服药,不要随意增减药物剂量及种类。服药过程中,需密切观察患者用药后反应,以指导用药剂量。

(5)指导患者出院后仍以休息为主,活动量要循序渐进,注意劳逸结合。此外,患者病后生活方式的改变需要家属的积极配合和支持,应指导患者家属给患者创造一个良好的身心休养环境。出院后1个月内来院复查1～2次,出现情况随时来院复查。

第四节 急性肺血栓栓塞症

肺栓塞是以各种栓子阻塞肺动脉系统为其发病原因的一组疾病或临床综合征的总称,包括肺血栓栓塞症、脂肪栓塞综合征、羊水栓塞、空气栓塞等。其中,肺血栓栓塞症占肺栓塞中的绝大多数,该病在我国绝非少见病,且发病率有逐年增高的趋势,病死率高,但临床上易漏诊或误诊,如果早期诊断和治疗得当,生存的希望甚至康复的可能性是很大的。

肺血栓栓塞症是静脉系统或右心的血栓阻塞肺动脉或其分支而导致疾病,以肺循环和呼吸功能障碍为其主要临床和病理生理特征。引起肺血栓栓塞症的血栓主要来源于深静脉血栓。

急性肺血栓栓塞症造成肺动脉较广泛阻塞时,可引起肺动脉高压,在一定程度上可导致右心失代偿、右心扩大,出现急性肺源性心脏病。

一、病理与病理生理

引起肺血栓栓塞症的血栓可以来源于下腔静脉径路、上腔静脉径路或右心腔,其中大部分来源于下肢深静脉,特别是从腘静脉上端到髂静脉段的下肢近端深静脉。肺血栓栓塞症栓子的大小有很大的差异,可单发或多发,一般多部位或双侧性的血栓栓塞更为常见。

(一)对循环的影响

栓子阻塞肺动脉及其分支达一定程度后,通过机械阻塞作用,加之神经体液因素和低氧引起的肺动脉收缩,使肺循环阻力增加,肺动脉高压,继而引起右室扩大与右侧心力衰竭。右室扩大导致室间隔左移,使左室功能受损,导致心排血量下降,进而可引起体循环低血压或休克;主动脉内低血压和右心房压升高,使冠状动脉灌注压下降,心肌血流减少,特别是右心室内膜下心肌处于低灌注状态。

(二)对呼吸的影响

肺动脉栓塞后不仅引起血流动力学的改变,同时,还可因栓塞部位肺血流减少,肺泡无效腔量增大;肺内血流重新分布,通气血流比例失调;神经体液因素引起支气管痉挛;肺泡表面活性物质分泌减少,肺泡萎陷,呼吸面积减小,肺顺应性下降等因素导致呼吸功能不全,出现低氧血症和低碳酸血症。

二、危险因素

肺血栓栓塞症的危险因素包括任何可以导致静脉血液淤滞、静脉系统内皮损伤和血液高凝状态的因素。原发性危险因素由遗传变异引起。继发性危险因素包括骨折、严重创伤、手术、恶性肿瘤、口服避孕药、充血性心力衰竭、心房颤动、因各种原因的制动或长期卧床、长途航空或乘车旅行和高龄等。上述危险因素可以单独存在,也可同时存在、协同作用。年龄可作为独立的危险因素,随着年龄的增长,肺血栓栓塞症的发病率逐渐增高。

三、临床特点

肺血栓栓塞症临床表现的严重程度差别很大,可以从无症状到血流动力学不稳定,甚至发生猝死,主要取决于栓子的大小、多少、肺栓塞范围、发作的急缓程度,以及栓塞前的心肺状况。肺血栓栓塞症的临床症状也多种多样,不同患者常有不同的症状组合,但均缺乏特异性。

(一)症状

1.呼吸困难及气促(80%~90%)

呼吸困难及气促是肺栓塞最常见的症状,呼吸频率>20 次/min,伴或不伴有发绀。呼吸困难严重程度多与栓塞面积有关,栓塞面积较小,可基本无呼吸困难,或呼吸困难发作较短暂。栓塞面积大,呼吸困难较严重,且持续时间长。

2.胸痛

胸痛包括胸膜炎性胸痛(40%~70%)或心绞痛样胸痛(4%~12%),胸膜炎性胸痛多为钝痛,是栓塞部位附近的胸膜炎症导致的,常与呼吸有关。心绞痛样胸痛为胸骨后疼痛,与肺动脉高压和冠状动脉供血不足有关。

3.晕厥(11%～20%)

晕厥主要表现为突然发作的一过性意识丧失,多合并有呼吸困难和气促表现。多由巨大栓塞导致,晕厥与脑供血不足有关;巨大栓塞可导致休克,甚至猝死。

4.烦躁不安、惊恐甚至濒死感(55%)

烦躁不安、惊恐甚至濒死感主要由严重的呼吸困难和胸痛导致。当出现该症状时,往往提示栓塞面积较大,预后差。

5.咯血(11%～30%)

咯血常为少量咯血,大量咯血少见;咯血主要反映栓塞局部肺泡出血性渗出。

6.咳嗽(20%～37%)

咳嗽多为干咳,有时可伴有少量白痰,合并肺部感染时可咳黄色脓痰。主要与炎症反应刺激呼吸道有关。

(二)体征

(1)呼吸急促(70%):常见的体征,呼吸频率>20 次/min。

(2)心动过速(30%～40%):心率>100 次/min。

(3)血压变化:严重时,出现低血压甚至休克。

(4)发绀(11%～16%):并不常见。

(5)发热(43%):多为低热,少数为中等程度发热。

(6)颈静脉充盈或搏动(12%)。

(7)肺部可闻及哮鸣音或细湿啰音。

(8)胸腔积液的相应体征(24%～30%)。

(9)肺动脉瓣区第二音亢进,$P_2>A_2$,三尖瓣区收缩期杂音。

四、辅助检查

(一)动脉血气分析

动脉血气分析常表现为低氧血症,低碳酸血症,肺泡-动脉血氧分压差$[P_{(A-a)}O_2]$增大。部分患者的血气分析结果可以正常。

(二)心电图检查

大多数患者表现有非特异性的心电图异常。较为多见的表现包括 V_1-V_4 的 T 波改变和 ST 段异常;部分患者可出现 $S_1Q_{III}T_{III}$ 征(I 导 S 波加深,III 导出现 Q/q 波及 T 波倒置);其他心电图改变包括完全或不完全右束支传导阻滞、肺性 P 波、电轴右偏、顺钟向转位等。心电图的动态演变对于诊断具有更大意义。

(三)血浆 D -二聚体

D -二聚体是交联纤维蛋白在纤溶系统作用下产生的可溶性降解产物。对急性肺血栓栓塞有排除诊断价值。若其含量低于 500 $\mu g/L$,可基本除外急性肺血栓栓塞症。

(四)胸部 X 线检查

胸部 X 线片多有异常表现,但缺乏特异性。可表现为:①区域性肺血管纹理变细、稀疏或消失,肺野透亮度增加;②肺野局部浸润性阴影,尖端指向肺门的楔形阴影,肺不张或膨胀不全;③右下肺动脉干增宽或伴截断征,肺动脉段膨隆及右心室扩大征;④患侧横膈抬高;⑤少到中量胸腔积液征;等等。仅凭胸部 X 线片不能确诊或排除肺栓塞,但在提供疑似肺栓塞线索和除外其他疾病方面具有重要作用。

(五)超声心动图检查

超声心动图是无创的能够在床旁进行的检查,为急性肺血栓栓塞症的诊断提供重要线索。该检查不仅能够诊断和除外其他心血管疾患,而且对于严重的肺栓塞患者,可以发现肺动脉高压、右室高负荷和肺源性心脏病的征象,提示或高度怀疑肺栓塞。若在右心房或右心室发现血栓,同时患者临床表现符合肺栓塞,可以做出诊断。超声检查偶可因发现肺动脉近端的血栓而确定诊断。

(六)核素肺通气/灌注扫描(V/Q 显像)

核素肺通气/灌注扫描是肺血栓栓塞症重要的诊断方法。典型征象是呈肺段分布的肺灌注缺损,并与通气显像不匹配。但由于许多疾病可以同时影响患者的通气及血流状况,使通气灌注扫描在结果判定上较为复杂,需密切结合临床。通气/灌注显像的肺栓塞诊断分为高度可能、中度可能、低度可能及正常。如显示中度可能及低度可能,应进一步进行其他检查以明确诊断。

(七)螺旋 CT 和 CT 肺动脉造影(CTPA)

CT 肺动脉造影是无创的检查而且方便,现将其作为首选的肺栓塞诊断方法。该项检查能够发现段以上肺动脉内的栓子,是确诊肺栓塞的手段之一,但 CT 对亚段肺栓塞的诊断价值有限。直接征象为肺动脉内的低密度充盈缺损,部分或完全包在不透光的血流之间,或者呈完全充盈缺损,远端血管不显影;间接征象包括肺野楔形密度增高影,条带状的高密度区或盘状肺不张,中心肺动脉扩张及远端血管分支减少或消失等。CT 扫描还可以同时显示肺及肺外的其他胸部疾患。电子束 CT 扫描速度更快,可在很大程度上避免因心搏和呼吸的影响而产生伪影。

(八)肺动脉造影

肺动脉造影为诊断肺栓塞的金标准,是一种有创性检查,且费用昂贵。发生致命性或严重并发症的概率分别为 0.1% 和 1.5%,应严格掌握其适应证。

(九)下肢深静脉血栓形成的检查

有超声技术、肢体阻抗容积图(IPG)、放射性核素静脉造影等。

五、诊断与鉴别诊断

(一)诊断

肺血栓栓塞症诊断分 3 个步骤:疑诊—确诊—求因。

1.根据临床情况疑诊肺血栓栓塞症

(1)对存在危险因素,特别是并存多个危险因素的患者,要有较强的诊断意识。

(2)结合临床症状、体征,特别是在高危患者出现不明原因的呼吸困难、胸痛、晕厥和休克,或伴有单侧或双侧不对称性下肢肿胀、疼痛时。

(3)结合心电图、胸部 X 线片、动脉血气分析、D -二聚体、超声心动图联合下肢深静脉超声。

2.对疑诊肺栓塞患者安排进一步检查以明确肺栓塞诊断

(1)核素肺通气/灌注扫描。

(2)CT肺动脉造影(CTPA)。

(3)肺动脉造影。

3.寻找肺血栓栓塞症的成因和危险因素

只要疑诊肺血栓栓塞症,即要明确有无深静脉血栓形成,并安排相关检查,尽可能发现其危险因素,并加以预防或采取有效的治疗措施。

(二)急性肺血栓栓塞症临床分型

1.大面积肺栓塞

临床上以休克和低血压为主要表现,即体循环动脉收缩压<12.0 kPa(90 mmHg)或较基础血压下降幅度≥5.3 kPa(40 mmHg),持续15分钟以上。需排除新发生的心律失常、低血容量或感染中毒症等其他原因引起的血压下降。

2.非大面积肺栓塞

不符合以上大面积肺血栓栓塞症的标准,即未出现休克和低血压的肺血栓栓塞症。非大面积肺栓塞中有一部分患者属于次大面积肺栓塞,即超声心动图显示右心室运动功能减退或临床上出现右心功能不全。

(三)鉴别诊断

肺血栓栓塞症应与急性心梗、ARDS、肺炎、胸膜炎、支气管哮喘、自发性气胸等相鉴别。

六、急诊处理

急性肺血栓栓塞症病情危重的,须积极抢救。

(一)一般治疗

(1)应密切监测呼吸、心率、血压、心电图及血气分析的变化。

(2)要求绝对卧床休息,不要过度屈曲下肢,保持大便通畅,避免用力。

(3)对症处理:有焦虑、惊恐症状的患者可给予适当镇静药;胸痛啡5~10 mg皮下注射,昏迷、休克、呼吸衰竭者禁用。对有发热或咳嗽的患者给予对症治疗。

(二)呼吸循环支持

对有低氧血症者,给予吸氧,严重者可使用经鼻(面)罩无创性机械通气或经气管插管行机械通气,应避免行气管切开,以免在抗凝或溶栓过程中发生不易控制的大出血。

对出现右心功能不全、心排血量下降但血压尚正常的患者,可给予多巴酚丁胺和多巴胺治疗。合并休克者给予增大剂量,或使用其他血管加压药物,如间羟胺、肾上腺素等。可根据血压调节剂量,使血压维持在12.0/8.0 kPa(90/60 mmHg)以上。对支气管痉挛明显者,应给予氨茶碱0.25 g静脉滴注,必要时,加地塞米松,同时,积极进行溶栓、抗凝治疗。

(三)溶栓治疗

可迅速溶解血栓,恢复肺组织再灌注,改善右心功能,降低病死率。溶栓时间窗为14天,溶栓治疗指征:主要适用于大面积肺栓塞患者,对于次大面积肺栓塞,若无禁忌证也可以进行溶栓;对于血压和右心室运动功能均正常的患者,则不宜溶栓。

1.溶栓治疗的禁忌证

(1)绝对禁忌证:有活动性内出血,近期自发性颅内出血。

(2)相对禁忌证:2周内的大手术、分娩、器官活检或不能以压迫止血部位的血管穿刺;两个月内的缺血性脑卒中;10天内的胃肠道出血;15天内的严重创伤;1个月内的神经外科和眼科手术;难以控制的重度高血压;近期曾行心肺复苏;血小板计数低于$100×10^9/L$;妊娠;细菌性心内膜炎及出血性疾病;严重肝肾功能不全。

大面积肺血栓栓塞症,因其对生命的威胁性大,上述绝对禁忌证应视为相对禁忌证。

2.常用溶栓方案

(1)尿激酶两小时法:尿激酶20000 U/kg加入0.9%氯化钠液100 mL持续静脉滴注两小时。

(2)尿激酶12小时法:尿激酶负荷量4 400 U/kg,加入0.9%氯化钠液20 mL静脉注射10分钟,随后以2 200 U/(kg·h)加入0.9%氯化钠液250 mL持续静脉滴注12小时。

(3)重组组织型纤溶酶原激活物50 mg加入注射用水50 mL持续静脉滴注两小时。使用尿激酶溶栓期间不可同用肝素。溶栓治疗结束后,应每2~4小时测定部分活化凝血活酶时间,当其水平低于正常值的两倍,即应开始进行规范的肝素治疗。

3.溶栓治疗的主要并发症为出血

为预防出血的发生,或发生出血时能得到及时处理,用药前,要充分评估出血的危险性,必要时应配血,做好输血准备。溶栓前,最好留置外周静脉套管针,以方便溶栓中能够取血化验。

(四)抗凝治疗

抗凝治疗可有效地防止血栓再形成和复发,是肺栓塞和深静脉血栓的基本治疗方法,常用的抗凝药物为普通肝素、低分子量肝素、华法林。

1.普通肝素

采取静脉滴注和皮下注射的方法。持续静脉泵入法:首剂负荷量80 U/kg(或5 000~10000 U)静脉注射,然后以18 U/(kg·h)持续静脉滴注。在开始治疗后的最初24小时内,每4~6小时测定APTT,根据APTT调整肝素剂量,尽快使APTT达到并维持于正常值的1.5~2.5倍(表5-2)。

表5-2　根据APTT监测结果调整静脉肝素用量的方法

APTT/s	初始剂量及调整剂量	下次APTT测定的间隔时间/h
测基础APTT	初始剂量:80 U/kg静脉注射,然后按18 U/(kg·h)静脉滴注	4~6
<35	给予80 U/kg静脉注射,然后增加静脉滴注剂量4 U/(kg·h)	6
35~45	给予40 U/kg静脉注射,然后增加静脉滴注剂量2 U/(kg·h)	6
46~70	无须调整剂量	6
71~90	减少静脉滴注剂量2 U/(kg·h)	6
>90	停药1小时,然后减少剂量3 U/(kg·h)后恢复静脉滴注	6

2.低分子量肝素

采用皮下注射低分子量肝素。应根据体重给药,每天1~2次。对于大多数患者不需监测

APTT 和调整剂量。

3.华法林

在肝素或低分子量肝素开始应用后的第 24～48 小时,加用口服抗凝剂华法林,初始剂量为3.0～5.0 mg/d。由于华法林需要数天才能发挥全部作用,因此与肝素需至少重叠应用 4～5天,当连续 2 天测定的国际标准化比率(INR)达到 2.5(2.0～3.0)时,或 PT 延长至 1.5～2.5 倍时,即可停止使用肝素或低分子量肝素,单独口服华法林治疗,应根据 INR 或 PT 调节华法林的剂量。在达到治疗水平前,应每天测定 INR,其后两周每周监测 2～3 次,以后根据 INR 的稳定情况每周监测 1 次或更少。若行长期治疗,每4 周测定 INR 并调整华法林剂量 1 次。

(五)深静脉血栓形成的治疗

70%～90%急性肺栓塞的栓子来源于深静脉血栓形成的血栓脱落,下肢深静脉尤为常见。深静脉血栓形成的治疗原则是卧床、患肢抬高、溶栓(急性期)、抗凝、抗感染及使用抗血小板聚集药等。为防止血栓脱落肺栓塞再发,可于下腔静脉安装滤器,同时抗凝。

(六)手术治疗

肺动脉血栓摘除术适用于以下几点。

(1)大面积肺栓塞,肺动脉主干或主要分支次全阻塞,不合并固定性肺动脉高压(尽可能通过血管造影确诊)。

(2)有溶栓禁忌证者。

(3)经溶栓和其他积极的内科治疗无效者。

七、急救护理

(一)基础护理

为了防止栓子脱落,患者绝对卧床休息两周。如果已经确认肺栓塞的位置应取健侧卧位。避免突然改变体位,禁止搬动患者。肺栓塞栓子86 %来自下肢深静脉,而下肢深静脉血栓者51 %发生肺栓塞,因此有下肢静脉血栓者应警惕肺栓塞的发生。抬高患肢,并高于肺平面20～30 cm。密切观察患肢的皮肤有无青紫、肿胀、发冷、麻木等感觉障碍。一经发现及时通知医师处理,严禁挤压、热敷、针刺、按摩患肢,防止血栓脱落,再次造成肺栓塞。指导患者进食高蛋白、高维生素、粗纤维、易消化的饮食,多饮水,保持大便通畅,避免便秘、咳嗽等,以免增加腹腔压力,影响下肢静脉血液回流。

(二)维持有效呼吸

本组病例89 %患者有低氧血症。给予高流量氧疗,5～10 L/min,可以储氧面罩给氧,既能消除高流量给氧对患者鼻腔的冲击所带来的不适,又能提供高浓度的氧,注意及时根据血氧饱和度指数或血气分析结果来调整氧流量。年老体弱或痰液黏稠难以咳出的患者,每天给予生理盐水 2 mL,加盐酸氨溴索 15 mg,雾化吸入两次,使痰液稀释,易于咳出。必要时吸痰,注意观察痰液的量、色、气味、性质。呼吸平稳后指导患者做深呼吸运动,使肺早日膨胀。

(三)加强症状观察

肺栓塞临床表现多样化、无特异性,据报道典型的胸痛、咯血、呼吸困难三联征所占比例不到1/3,而胸闷、呼吸困难、晕厥、咯血、胸痛等都是肺栓塞首要症状。因此,接诊的护士除了询问现病史,还应了解患者的基础疾病。目前已知肺栓塞危险因素有静脉血栓、静脉炎、血液黏滞度增加、高凝状态、恶性肿瘤、术后长期静卧、长期使用皮质激素等。患者接受治疗后,注意观察患者发绀、胸闷、憋气、胸部疼痛等症状有无改善。有 21 例患者胸痛较剧,导致呼吸困难加重,血氧饱和度为 72 %～84 %,提高吸氧浓度,同时,氨茶碱 0.25 g＋生理盐水50 mL微泵静脉推注 5 mL/h,盐酸哌替啶 50 mg 肌内注射。经以上处理,患者的胸痛、呼吸困难缓解,病情趋于稳定。

(四)监测生命体征

持续多参数监护仪监护,专人特别护理。每 15～30 分钟记录 1 次,严密观察心率、心律、血氧饱和度、血压、呼吸的变化,发现异常及时报告医师,患者平稳后测 P、R、BP,每小时 1 次。

(五)溶栓及抗凝护理

肺栓塞一旦确诊,最有效的方法是用溶栓和抗凝疗法,使栓塞的血管再通,维持有效的肺循环血量,迅速降低有心前阻力。溶栓治疗最常见的并发症是出血,平均为 5 %～7 %,致死性出血约为 1 %。因此,要注意观察有无出血倾向,注意皮肤、黏膜、牙龈及穿刺部位有无出血,是否有咯血、呕血、便血等现象。严密观察患者意识、神志的变化,发现有头痛、呕吐症状,要及时报告医师处理。谨防脑出血的发生。溶栓期间要备好除颤器、利多卡因等各种抢救用品,防止溶栓后血管再通使部分未完全溶解的栓子随血流进入冠状动脉,发生再灌注心律失常。用药期间应监测凝血时间及凝血酶原时间。

(六)注重心理护理

胸闷、胸痛、呼吸困难,易给患者带来紧张、恐惧的情绪,甚至造成濒死感。有文献报道,情绪过于激动也可诱发栓子脱落,因此,我们要耐心指导患者保持情绪的稳定。尽量帮助患者适应环境,接受患者这个特殊的角色,同时,向患者讲解治疗的目的、要求、方法,使其对诊疗情况心中有数,减少其不必要的猜疑和忧虑。及时取得家属的理解和配合。指导加强心理支持,采取心理暗示和现身说教,帮助患者树立信心,使其积极配合治疗。

第六章　心内科护理

第一节　心绞痛

心绞痛是冠状动脉供血不足,心肌急剧的、暂时的缺血与缺氧所引起的临床综合征。其特点为阵发性的前胸压榨性疼痛感觉,主要位于胸骨后部,可放射至心前区和左上肢,常发生于劳动或情绪激动时,可持续数分钟,休息或用硝酸酯制剂后消失。

一、病因和发病机制

本病多见于男性,多数患者在 40 岁以上,劳累、情绪激动、饱食、受寒、阴雨天气、急性循环衰竭等为常见诱因。除冠状动脉粥样硬化外,本病还可由主动脉瓣狭窄或关闭不全、梅毒性主动脉炎、肥厚型心肌病、先天性冠状动脉畸形、风湿性冠状动脉炎等引起。

予心脏以机械性刺激并不引起疼痛,但心肌缺血与缺氧则引起疼痛。当冠状动脉的供血与心肌的需求之间发生矛盾,冠状动脉血流量不能满足心肌代谢的需要,引起心肌急剧的、暂时的缺血与缺氧时,即产生心绞痛。

心肌耗氧的多少由心肌张力、心肌收缩强度和心率决定。心肌张力＝左室收缩压(动脉收缩压)×心室半径。心肌收缩强度和心室半径经常不变,因此常用"心率×收缩压"(二重乘积)作为估计心肌氧耗的指标。心肌能量的产生要求大量的氧气供应,心肌细胞摄取血液氧含量的 65%～75%,而身体其他组织则仅摄取 10%～25%,因此,心肌平时对血液中氧的吸收已接近最大量,氧需要增加时已难以从血液中摄取更多的氧,只能依靠增加冠状动脉的血流量来摄取。在正常情况下,冠状循环有很大的储备力,其血流量可增加到休息时的 6～7 倍。缺氧时,冠状动脉也扩张,能使其流量增加 4～5 倍。动脉粥样硬化致冠状动脉狭窄或部分分支闭塞时,其扩张性减弱,血流量减少,且对心肌的供血量相对比较稳定。心肌的血液供给如减低到尚能应付心脏平时的需要,则休息时可无症状。一旦心脏负荷突然增加如劳累、激动、左心衰竭等,心肌张力增加(心腔容积增加、心室舒张末期压力增高)、心肌收缩力增加(收缩压增高、心室压力曲线量大压力随时间变化率增加)和心率增快等导致心肌氧耗量增加,心肌对血液的需求增加;或当冠状动脉发生痉挛(如吸烟过度或神经体液调节障碍)时,冠状动脉血流量进一步减少;或在突然发生循环血流量减少的情况下(如休克、极度心动过速等),心肌血液供求之间的矛盾加深,心肌血液供给不足,遂引起心绞痛。严重贫血的患者在心肌供血量未减少的情况下,可由于红细胞减少,血液携氧量不足而引起心绞痛。

在多数情况下,劳累诱发的心绞痛常在同一"心率×收缩压"值的水平上发生。

产生疼痛的直接因素,可能是在缺血缺氧的情况下心肌内积聚过多的代谢产物,如乳酸、丙酮酸、磷酸等酸性物质,或类似激肽的多肽类物质,刺激心脏内自主神经的传入纤维末梢,经第1～5胸交感神经节和相应的脊髓段传至大脑,产生疼痛的感觉。这种痛觉反应在与自主神经进入水平相同。脊髓的脊神经所分布的皮肤区域，即胸骨后及两臂的前内侧与小指，尤其是在左侧，而多不在心脏解剖位置处。有人认为，在缺血区内富有神经供应的冠状血管的异常牵拉和收缩可以直接产生疼痛冲动。

病理解剖检查显示心绞痛的患者，至少有一支冠状动脉的主支管腔显著狭窄在横切面的75％以上。有侧支循环形成者，则冠状动脉的主支须有更严重的阻塞才会发生心绞痛。另外，冠状动脉造影发现5％～10％的心绞痛患者冠状动脉的主要分支无明显病变，提示这些患者的心肌血供和氧供不足，可能由冠状动脉痉挛、冠状循环的小动脉病变、血红蛋白和氧的离解异常、交感神经过度活动、儿茶酚胺分泌过多或心肌代谢异常等所致。

患者在心绞痛发作前，常有血压增高、心率增快、肺动脉压增高和肺毛细血管压增高的变化，反映心脏和肺的顺应性减低，发作时可有左心室收缩力和收缩速度降低、喷血速度减慢、左心室收缩压下降、心搏量和心排血量降低、左心室舒张末期压和血容量增加等左心衰竭的病理生理变化。左心室壁可呈收缩不协调或部分心室壁有收缩减弱的现象。

二、临床表现

(一)症状

1.典型发作

典型发作症状为突然发生在胸骨后上、中段并可波及心前区的压榨性、闷胀性或窒息性疼痛，可放射至左肩、左上肢前内侧及无名指和小指。重者有濒死的恐惧感和冷汗，往往迫使患者停止活动。疼痛历时1～5分钟，很少超过15分钟，休息或含化硝酸甘油，多在1～3分钟（很少超过5分钟）缓解。

2.不典型发作

(1)疼痛部位可出现在上腹部、颈部、下颌、左肩胛部或右前胸等。

(2)疼痛轻微或无疼痛，出现胸部闷感、胸骨后烧灼感等称心绞痛的相当症状。上述症状亦为发作型，休息或含化硝酸甘油可缓解。

心前区刺痛，手指能明确指出疼痛部位，以及持续性疼痛或胸闷，多不是心绞痛。

(二)体征

平时一般无异常体征。心绞痛发作时可出现心率增快、血压增高、表情焦虑、出汗，有时出现第四或第三心音奔马律，可有暂时性心尖区收缩期杂音（乳头肌功能不全）。

(三)心绞痛严重程度的分级

根据加拿大心血管学会分类，心绞痛分为四级。①Ⅰ级：一般体力活动（如步行和登楼）不受限，仅在强、快或长时间劳动时发生心绞痛。②Ⅱ级：一般体力活动轻度受限。例如，快步、饭后、寒冷或刮风中，精神应激或醒后数小时内步行或登楼。步行两个街区以上、登楼一层以上和爬山，均引起心绞痛。③Ⅲ级：一般体力活动明显受限，步行1～2个街区，登楼一层引起心绞痛。④Ⅳ级：一切体力活动都会引起不适，静息时可发生心绞痛。

三、分型

(一)劳累性心绞痛

其由活动和其他可引起心肌耗氧增加的情况诱发。又可分为以下几种。

1.稳定型劳累性心绞痛

(1)病程＞1个月。

(2)胸痛发作与心肌耗氧量增加多有固定关系,即心绞痛阈值相对不变。

(3)诱发心绞痛的劳力强度相对固定,并可重复。

(4)胸痛发作在劳力当时,被迫停止活动症状可缓解。

(5)心电图运动试验多呈阳性。

此型冠状动脉固定狭窄度超过管径70%,多支病变居多,冠状动脉动力性阻塞多不明显,粥样斑块无急剧增大或破裂出血,故临床病情较稳定。

2.初发型劳力性心绞痛

(1)病程＜1个月。

(2)年龄较轻。

(3)男性居多。

(4)临床症状差异大。①轻型:中等度劳力时偶发。②重型:轻微用力或休息时频发;梗死前心绞痛为回顾性诊断。

此型单支冠状动脉病变多,侧支循环少,冠状动脉痉挛或粥样硬化进展迅速,斑块破裂出血,血小板聚集,甚至有血栓形成,导致病情不稳定。

3.恶化型劳累性心绞痛

(1)心绞痛发作次数、持续时间、疼痛程度在短期内突然加重。

(2)活动耐量较以前明显降低。

(3)日常生活中轻微活动均可诱发,甚至安静睡眠时也可发作。

(4)休息或用硝酸甘油缓解疼痛作用差。

(5)发作时,心电图有明显的缺血性 ST-T 改变。

(6)血清心肌酶正常。

此型多属多支冠状动脉严重粥样硬化,并存在左主干病变,病情突然恶化可能因斑块脂质浸润急剧增大或破裂或出血,血小板凝聚血栓形成,使狭窄的冠状动脉管腔更堵塞,至活动耐量减低。

(二)自发性心绞痛

心绞痛发作与心肌耗氧量增加无明显关系,而与冠状动脉血流储备量减少有关,可单独发生或与劳累性心绞痛并存。与劳累性心绞痛相比,其疼痛持续时间一般较长,程度较重,且不易为硝酸甘油所缓解。其包括以下几种。

1.卧位型心绞痛

(1)有较长的劳累性心绞痛史。

(2)平卧时发作,多在午夜前,即入睡 1～2 小时发作。

(3)发作时须坐起甚至须站立。

(4)疼痛较剧烈,持续时间较长。

(5)发作时 ST 段下降显著。

(6)预后差,可发展为急性心肌梗死或发生严重心律失常而死亡。

此型发生机制尚有争论,可能与夜梦、夜间血压降低或发生未被察觉的左心室衰竭导致狭窄的冠状动脉远端心肌灌注不足,或平卧时静脉回流增加,心脏工作量增加,需氧增加等有关。

2.变异型心绞痛

(1)发病年龄较轻。

(2)发作与劳累或情绪多无关。

(3)易于午夜到凌晨发作。

(4)几乎在同一时刻呈周期性发作。

(5)疼痛较重,历时较长。

(6)发作时,心电图示有关导联的 ST 段抬高,与之相对应的导联则 ST 段可压低。

(7)含化硝酸甘油可使疼痛迅速缓解,抬高的 ST 段随之恢复。

(8)血清心肌酶正常。

本型心绞痛由在冠状动脉狭窄的基础上该支血管发生痉挛,引起一片心肌缺血所致。冠状动脉造影正常的患者,也可由该动脉痉挛引起。冠状动脉痉挛可能与 α 肾上腺素能受体受到刺激有关,患者后期易发生心肌梗死。

3.中间综合征

中间综合征亦称急性冠状动脉功能不全。

(1)心绞痛发作持续时间长,可为 30 分钟至 1 小时。

(2)常在休息或睡眠中发作。

(3)心电图、放射性核素和血清学检查无心肌坏死的表现。本型心绞痛其性质介于心绞痛与心肌梗死之间,常是心肌梗死的前奏。

4.梗死后心绞痛

梗死后心绞痛是急性心肌梗死发生后 1 月内(不久或数周)又出现的心绞痛。因供血的冠状动脉阻塞而发生心肌梗死,但心肌尚未完全坏死,一部分未坏死的心肌处于严重缺血状态下又发生疼痛,随时有再发生梗死的可能。

(三)混合性心绞痛

混合性心绞痛的特点如下。

(1)劳累性与自发性心绞痛并存,如兼有大支冠状动脉痉挛,除劳累性心绞痛可并存变异型心绞痛外,如兼有中等大冠脉收缩,则劳累性心绞痛可在通常能耐受的劳动强度以下发生。

(2)心绞痛阈值可变性大,临床表现为在当天不同时间、当年不同季节的心绞痛阈值有明显变化,如伴有 ST 段压低的心绞痛患者运动能力的昼夜变化,或一天中首次劳累性发作的心绞痛。劳累性心绞痛患者遇冷诱发及餐后发作的心绞痛多属此型。

此类心绞痛为一支或多支冠脉有临界固定狭窄病变限制最大冠脉储备力,同时,有冠脉痉挛收缩的动力性阻塞使血流减少,故心肌耗氧量增加与心肌供氧量减少两个因素均可诱发心绞痛。

近年"不稳定型心绞痛"一词在临床上被广泛应用,其是指介于稳定型劳累性心绞痛与急性心肌梗死和猝死之间的中间状态。它包括除稳定型劳累性心绞痛的上述所有类型的心绞痛,还包括冠状动脉成形术后心绞痛、冠状动脉旁路术后心绞痛等新近提出的心绞痛类型。其病理基础是在原有病变基础上发生冠状动脉内膜下出血、粥样硬化斑块破裂、血小板或纤维蛋白凝集、形成血栓、冠状动脉痉挛等。

四、辅助检查

(一)心电图

1.静息时心电图

心绞痛不发作时,约半数患者在正常范围,也可有非特异性 ST-T 异常或陈旧性心肌梗死图形,有时有房室或束支传导阻滞、期前收缩等。

2.心绞痛发作时心电图

绝大多数患者可出现暂时性心肌缺血引起的 ST 段移位;有时 T 波倒置者发作,变直立(伪改善),心内膜下心肌缺血的 ST 段水平或下斜压低不小于 1 mm,变异性心绞痛发作时,ST 段抬高不小于 2 mm(变异型心绞痛);T 波低平或倒置,可出现各种心律失常。

3.心电图负荷试验

其用于心电图正常或可疑时。有双倍二级梯运动试验(master 试验)、活动平板运动试验、蹬车试验、潘生丁试验、心房调搏和异丙肾上腺素静脉滴注试验等。

4.动态心电图

其为 24 小时持续记录心电图 ST-T 改变,以证实胸痛时有无心电图缺血改变及有无痛性禁忌缺血发作。

(二)放射性核素检查

1.^{201}铊(^{201}Tl)心肌显像或兼作负荷(运动)试验

休息时铊显像所示灌注缺损主要见于心肌梗死后的瘢痕部位。而缺血心肌常在心脏负荷后显示灌注缺损,并在休息后复查出现缺损区再灌注现象。近年用^{99m}Tc-MIBI 做心肌灌注显像(静息或负荷)取得良好效果。

2.放射性核素心腔造影

静脉内注射的焦磷酸亚锡被细胞吸附后,再注射^{201}Tl,可使红细胞被标记上放射性核素,得到心腔内血池显影。可测定左心室射血分数及显示室壁局部运动障碍。

(三)超声心动图

二维超声心动图可检出部分冠状动脉左主干病变,结合运动试验可观察到心室壁节段性运动异常,有助于心肌缺血的诊断,静息状态下心脏图像阴性,尚可通过负荷试验确定。近年来,三维、经食管、血管内和心内超声检查增加了其诊断的阳性率和准确性。

(四)心脏 X 射线检查

心脏 X 射线检查可无异常发现或见心影增大、肺充血等。

(五)冠状动脉造影

冠状动脉造影可直接观察冠状动脉解剖及病变程度与范围,是确诊冠心病的金标准。但它是一种有一定危险性的有创检查,不宜作为常规诊断手段。其主要指征如下。

(1)胸痛疑似心绞痛不能确诊者。

(2)内科治疗无效的心绞痛,须明确冠状病变情况而考虑手术者。

(六)激发试验

为诊断冠脉痉挛,临床常用冷加压、过度换气及麦角新碱作激发试验。前两种试验较安全,但敏感性差,麦角新碱可引起冠脉剧烈收缩,仅适用于造影时冠脉正常或固定狭窄病变小于50%的可疑冠脉痉挛患者。

五、诊断要点

根据典型的发作特点和体征,含用硝酸甘油后缓解,结合年龄和存在冠心病易患因素,除其他原因所致的心绞痛外,一般即可建立诊断。下列几方面有助于临床上判别心绞痛。

(一)性质

心绞痛应是压榨紧缩、压迫窒息、沉重闷胀性疼痛,而非刀割样尖锐痛,抓痛、短促的针刺样或触电样痛或昼夜不停地胸闷感觉。其实心绞痛也并非"绞痛"。少数患者可有烧灼感、紧张感或呼吸短促伴有咽喉或气管上方紧窄感。疼痛或不适感开始时较轻,逐渐增剧,然后逐渐消失,很少为体位改变或呼吸运动所影响。

(二)部位

疼痛或不适处常位于胸骨机器附近,也可发生在上腹部至咽部之间的任何水平处,但极少在咽部以上。有时可位于左肩或左臂,偶尔也可位于右臂、下颌、下颈椎、上胸椎、左肩胛骨间或肩胛骨上区,位于左腋下或左胸下者很少。对于疼痛或不适感分布的范围,患者常需用整个手掌或拳头来指示,仅用一手指的指端来指示者极少。

(三)时限

时限一般为1~15分钟,多数3~5分钟,偶有达30分钟的(中间综合征除外)。疼痛持续仅数秒钟,或不适感(多为闷感)持续整天或数天者均不似心绞痛。

(四)诱发因素

诱因以体力劳累为主,其次为情绪激动,再次为寒冷环境、进冷饮及身体其他部位的疼痛。在体力活动后而不是在体力活动的当时发生的不适感,不似心绞痛。体力活动再加情绪激动则更易诱发,自发性心绞痛可在无任何明显诱因时发生。

(五)硝酸甘油的效应

舌下含用硝酸甘油片如有效,心绞痛应于1~2分钟缓解(也有需5分钟的,要考虑到患者可能对时间的估计不够准确),对卧位型的心绞痛,硝酸甘油可能无效。在评定硝酸甘油的效应时,还要注意患者所用的药物是否已经失效或接近失效。

(六)心电图

发作时,心电图检查可见在以R波为主的导联中,ST段压低,T波平坦或倒置(变异型心绞痛者则有关导联ST段抬高),发作过后数分钟内逐渐恢复。心电图无改变的患者可考虑做负荷试验。发作不典型者,诊断要依靠观察硝酸甘油的疗效和发作时心电图的改变;如仍不能确诊,可多次复查心电图、心电图负荷试验或24小时动态心电图连续监测,若心电图出现阳性变化或负荷试验诱致心绞痛发作则可确诊。

六、鉴别诊断

(一)X综合征

目前,临床上被称为X综合征的有两种情况:一是1973年肯普(Kemp)提出的原因未明的心绞痛;二是 1988 年基文(Keaven)提出的与胰岛素抵抗有关的代谢失常。心绞痛须与肯普的 X 综合征相鉴别。X 综合征(Kemp)目前被认为由小的冠状动脉舒缩功能障碍所致,以反复发作劳累性心绞痛为主要表现,疼痛也可在休息时发生,发作时或负荷后心电图可示心肌缺血表现、核素心肌灌注可示灌注缺损、超声心动图可示节段性室壁运动异常。但本病多见于女性,冠心病的易患因素不明显,疼痛症状不甚典型,冠状动脉造影阴性,左心室无肥厚表现,麦角新碱试验阴性,治疗反应不稳定而预后良好,与冠心病、心绞痛不同。

(二)心脏神经官能症

其多发于青年或更年期的女性患者,心前区刺痛或经常性胸闷,与体力活动无关,常伴心悸及叹息样呼吸、手足麻木等。过度换气或自主神经功能紊乱时可有 T 波低平或倒置,但心电图心得安试验或氯化钾试验时 T 波多能恢复正常。

(三)急性心肌梗死

急性心肌梗死疼痛部位与心绞痛相仿,但程度更剧烈,持续时间多在半小时以上,硝酸甘油不能缓解。其常伴有休克、心律失常及心衰;心电图面向梗死部位的导联 ST 段抬高,常有异常 Q 波;血清心肌酶增高。

(四)其他心血管病

如主动脉夹层形成、主动脉窦瘤破裂、主动脉瓣病变、肥厚型心肌病、急性心包炎等。

(五)颈胸疾患

如颈椎病、胸椎病、肋软骨炎、肩关节周围炎、胸肌劳损、肋间神经痛、带状疱疹等。

(六)消化系统疾病

如食管裂孔疝、贲门痉挛、胃及十二指肠溃疡、急性胰腺炎、急性胆囊炎及胆石症等。

七、治疗

预防本病主要是防止动脉粥样硬化的发生和发展。治疗原则是改善冠状动脉的供血和减轻心肌的耗氧,同时治疗动脉粥样硬化。

(一)发作时的治疗

1.休息

发作时立刻休息,一般在患者停止活动后,症状即可消除。

2.药物治疗

对于较重的发作可使用作用快的硝酸酯制剂。这类药物除扩张冠状动脉降低其阻力、增加其血流量外,还通过对周围血管的扩张作用减少静脉回心血量,降低心室容量、心腔内压、心排血量和血压,减低心脏前后负荷和心肌的需氧量,从而缓解心绞痛。

(1)硝酸甘油:可用 0.3～0.6 mg 片剂置于舌下含化,使其迅速为唾液所溶解而吸收,1～2 分钟即开始起作用,约半小时后作用消失,对约 92% 的患者有效,其中 76% 在 3 分钟内见效。延迟见效或完全无效时提示患者并非患冠心病或患严重的冠心病,也可能所含的药物已失效或未溶解,如属后者可嘱患者轻轻嚼碎药物继续含化。长期反复应用可因产生耐药性而效力减低,停用 10 天以上可恢复有效性。近年还有喷雾剂和胶囊制剂,能达到更迅速起效的目的。不良反应有头昏、头胀痛、头部跳动感、面红、心悸等,偶尔有血压下降,因此,第一次用药时,患者宜取平卧位,必要时吸氧。

（2）硝酸异山梨酯（消心痛）：可用 5～20 mg，舌下含化，2～5 分钟见效，作用维持 2～3 小时。或用喷雾剂喷到口腔两侧黏膜上，每次 1.25 mg，1 分钟见效。

（3）亚硝酸异戊酯：为极易气化的液体，盛于小安瓿内，每安瓿 0.2 mL，用时以小手帕包裹敲碎，立即盖于鼻部吸入。作用快而短，在 10～15 秒开始，几分钟即消失。本药作用与硝酸甘油相同，但其降低血压的作用更明显，有引起晕厥的可能，目前临床多不推荐使用。同类制剂还有亚硝酸辛酯。

在应用上述药物的同时，可考虑用镇静药。

（二）缓解期的治疗

宜尽量避免各种已确知足以诱致发作的因素。调节饮食，特别是一次进食不应过饱，禁绝烟酒。调整日常生活与工作量；减轻精神负担；保持适当的体力活动，以不致发生疼痛症状为度；血脂质异常者积极调整血脂；一般不需卧床休息。在初次发作（初发型）或发作增多、加重（恶化型），或卧位型、变异型、中间综合征、梗死后心绞痛等，疑为心肌梗死前奏的患者，应休息一段时间。

使用作用持久的抗心绞痛药物，应防止心绞痛发作，单独选用、交替应用或联合应用下列作用持久的药物。

1.硝酸酯制剂

（1）硝酸异山梨酯：①硝酸异山梨酯，口服后半小时起作用，持续 12 小时，常用量为10～20 mg/4～6 h，初服时常有头痛反应，可将单剂改为 5 mg，以后逐渐加量。②单硝酸异山梨酯（异乐定），口服后吸收完全，解离缓慢，药效达 8 小时，常用量为 20～40 mg/8～12 h。近年倾向于应用缓释制剂以减少服药次数，硝酸异山梨酯的缓释制剂 1 次口服作用持续 8 小时，可用 20～60 mg/8 h，单硝酸异山梨酯的缓释制剂用量为50 mg，每天 1～2 次。

（2）长效硝酸甘油制剂：①硝酸甘油缓释制剂。口服后使硝酸甘油部分药物得以逃逸肝脏代谢，进入体循环而发挥其药理作用。一般服后半小时起作用，时间可长达 8～12 小时，常用剂量为2.5 mg，每天2～3 次。②硝酸甘油软膏和贴片制剂。前者为 2% 软膏，均匀涂于皮肤上，每次直径2～5 cm，涂药 60～90 分钟起作用，维持 4～6 小时；后者每贴含药 20 mg，贴于皮肤上 1 小时起作用，维持 12～24 小时。胸前或上臂皮肤为最合适于涂或贴药的部位，可预防夜间心绞痛。

青光眼、颅内压增高、低血压或休克者不宜选用本类药物。

2.β肾上腺素能受体阻滞剂（β受体阻滞剂）

β受体有 $β_1$ 和 $β_2$ 两个亚型。心肌组织中 $β_1$ 受体占主导地位，而支气管和血管平滑肌中以 $β_2$ 受体为主。所有 β 受体阻滞剂对两型 β 受体都能抑制，但有些制剂对心脏有选择性作用。它们具有阻断拟交感胺类对心率和心收缩力受体的刺激的作用，可减慢心率，降低血压，减低心肌收缩力和氧耗量，从而缓解心绞痛的发作。此外，还能减低运动时血流动力的反应，使同一运动量水平心肌耗氧量减少；使不缺血的心肌区小动脉（阻力血管）缩小，从而使更多的血液通过极度扩张的侧支循环（输送血管）流入缺血区。国外学者建议用量要大。不良反应有心室射血时间延长和心脏容积增加，这虽可能使心肌缺血加重或引起心力衰竭，但其使心肌耗氧量减少的作用远超过其不良反应。常用制剂有以下几种。

(1)普萘洛尔(心得安):每天 3～4 次,开始时每次 10 mg,逐步增加剂量,达每天 80～200 mg;其缓释制剂用 160 mg,1 次/天。

(2)氧烯洛尔(心得平):每天 3～4 次,每次 20～40 mg。

(3)阿普洛尔(心得舒):每天 2～3 次,每次 25～50 mg。

(4)吲哚洛尔(心得静):每天 3～4 次,每次 5 mg,逐步增至 60 mg/d。

(5)索他洛尔(心得怡):每天 2～3 次,每次 20 mg,逐步增至 200 mg/d。

(6)美托洛尔(美多心安):每天两次,每次 25～50 mg;其缓释制剂用 100～200 mg,1 次/天。

(7)阿替洛尔(氨酰心安):每天两次,每次 12.5～25 mg。

(8)醋丁洛尔(醋丁酰心安):每天 200～400 mg,分 2～3 次服。

(9)纳多洛尔(康加多尔):每天 1 次,每次 40～80 mg。

(10)噻吗洛尔(噻吗心安):每天两次,每次 5～15 mg。

本类药物可引起心动过缓、降低血压、抑制心肌收缩力、引起支气管痉挛,有些长期应用可以引起血脂增高,故选用药物时和用药过程中要加以注意和观察。新的一代制剂中赛利洛尔具有心脏选择性 β_1 受体阻滞作用,同时部分激动 β_2 受体。其减缓心率的作用较轻,甚至可使夜间心率增快;有轻度兴奋心脏的作用;有轻度扩张支气管平滑肌的作用;可使血胆固醇、低密度脂蛋白和甘油三酯降低而高密度脂蛋白胆固醇增高;使纤维蛋白降低而纤维蛋白原增高;长期应用对血糖无影响,因此,更适用于老年冠心患者。剂量为 200～400 mg,每天 1 次。我国患者对降受体阻滞剂的耐受性较差,宜用低剂量。

β 受体阻滞剂可与硝酸酯合用,但要注意:①β 受体阻滞剂可与硝酸酯有协同作用,因此剂量应偏小,开始剂量一定要减小,以免引起直立性低血压等不良反应。②停用 β 受体阻滞剂时应逐步减量,突然停用有诱发心肌梗死的可能。③心功能不全、支气管哮喘及心动过缓者不宜用。由于其有减慢心律的不良反应,因此限制了剂量的加大。

3.钙通道阻滞剂亦称钙拮抗剂

此类药物抑制钙离子进入细胞内,也抑制心肌细胞兴奋,收缩耦联中钙离子的利用。因此抑制心肌收缩,减少心肌耗氧;扩张冠状动脉,解除冠状动脉痉挛,改善心内膜下心肌的血供;扩张周围血管,降低动脉压,减轻心脏负荷;降低血液黏度,抗血小板聚集,改善心肌的微循环。常用制剂如下。

(1)苯烷胺衍生物:最常用的是维拉帕米(异搏定)80～120 mg,每天 3 次;其缓释制剂 240～480 mg,每天 1 次。不良反应有头晕、恶心、呕吐、便秘、心动过缓、PR 间期延长、血压下降等。

(2)二氢吡啶衍生物:①硝苯地平(心痛定)40～80 mg,每 4～8 小时 1 次口服;舌下含用 3～5 分钟后起效;其缓释制剂用量为 240 mg,每天 1 次。②氨氯地平(络活喜)5～10 mg,每天1 次。③尼卡地平10～30 mg,每天 3～4 次。④尼索地平 10～20 mg,每天 2～3 次。⑤非洛地平(波依定)5～20 mg,每天 1 次。⑥伊拉地平 2.5～10 mg,每 12 小时 1 次。

本类药物的不良反应有头痛、头晕、乏力、面部潮红、血压下降、心率增快、下肢水肿等,也可有胃肠道反应。

（3）苯噻氮唑衍生物：最常用的是地尔硫䓬（恬尔心、合心爽），30～60 mg，每天 3 次；其缓释制剂用量为 45～90 mg，每天两次。

不良反应有头痛、头晕、皮肤潮红、下肢水肿、心率减慢、血压下降、胃肠道不适等。

钙通道阻滞剂治疗变异型心绞痛的疗效最好。本类药可与硝酸酯同服，其中二氢吡啶衍生物类如硝苯地平尚可与 β 阻滞剂同服，但维拉帕米和地尔硫䓬与 β 阻滞剂合用时则有过度抑制心脏的危险。停用本类药时也宜逐渐减量然后停服，以免发生冠状动脉痉挛。

4.冠状动脉扩张剂

冠状动脉扩张剂为能扩张冠状动脉的血管扩张剂，理论上能增加冠状动脉的血流，改善心肌的血供，缓解心绞痛。但由于冠心病时冠状动脉病变情况复杂，有些血管扩张剂如双嘧达莫，可能扩张无病变或轻度病变的动脉较扩张重度病变的动脉更为显著，减少侧支循环的血流量，引起所谓的"冠状动脉窃血"，增加了正常心肌的供血量，但使缺血心肌的供血量减少，因此，不再用于治疗心绞痛。目前仍用的有以下几种。

（1）吗多明：1～2 mg，每天 2～3 次，不良反应有头痛、面红、胃肠道不适等。

（2）胺碘酮：100～200 mg，每天 3 次，也用于治疗快速心律失常，不良反应有胃肠道不适、药疹、角膜色素沉着、心动过缓、甲状腺功能障碍等。

（3）乙氧黄酮：30～60 mg，每天 2～3 次。

（4）卡波罗孟：75～150 mg，每天 3 次。

（5）奥昔非君：8～16 mg，每天 3～4 次。

（6）氨茶碱：100～200 mg，每天 3～4 次。

（7）罂粟碱：30～60 mg，每天 3 次。

（三）中医中药治疗

根据中医辨证论治，采用治标和治本两法。所谓治标，主要在疼痛期应用，是以"通"为主的方法，有活血、化瘀、理气、通阳、化痰等法；所谓治本，一般在缓解期应用，以调整阴阳、脏腑、气血为主，有补阳、滋阴、补气血、调理脏腑等法。其中以"活血化瘀"法（常用丹参、红花、川芎、蒲黄、郁金等）和"芳香温通"法（常用苏合香丸、苏冰滴丸、宽胸丸、保心丸、麝香保心丸等）最常用。此外，针刺或穴位按摩治疗也有一定疗效。

（四）其他药物和非药物治疗

右旋糖酐 40 或羟乙基淀粉注射液，250～500 mL/d，静脉滴注 14～30 日为一疗程，作用为改善微循环的灌流，可能改善心肌的血流灌注，可用于心绞痛的频繁发作。高压氧治疗增加全身的氧供应，可使顽固的心绞痛得到改善，但疗效不易巩固。体外反搏治疗可能增加冠状动脉的血供，也可考虑应用。兼有早期心力衰竭者，在治疗心绞痛的同时宜用快速作用的洋地黄类制剂。鉴于不稳定型心绞痛的病理基础，是在原有冠状动脉粥样硬化病变上发生冠状动脉内膜下出血、斑块破裂、血小板或纤维蛋白凝集而形成血栓，近年来对之采用抗凝血、溶血栓和抗血小板药物治疗，收到了较好的效果。

（五）冠状动脉介入性治疗

1.经皮冠状动脉腔内成形术（PTCA）

其指用带球囊的心导管经周围动脉送到冠状动脉，在导引钢丝的引导下进入狭窄部位，向球囊内注入造影剂使之扩张,在有适应证的患者中可收到与外科手术治疗同样的效果。过去认为理想的适应证为以下几点。

(1)心绞痛病程(<1年)药物治疗效果不佳,患者失健。

(2)一支冠状动脉病变,且病变在近端,无钙化或痉挛。

(3)有心肌缺血的客观证据。

(4)患者有较好的左心室功能和侧支循环。无法行 PTCA 或施行本术如不成功须作紧急主动脉-冠状动脉旁路移植手术。

近年来,随着技术的改进、经验的累积,手术适应证已扩展到:①治疗多支或单支多发病变。②治疗近期完全闭塞的病变,包括发病 6 小时内的急性心肌梗死。③治疗病情初步稳定2～3周后的不稳定型心绞痛。④治疗主动脉-冠状动脉旁路移植术后血管狭窄。无血供保护的左冠状动脉主干病变为用本手术治疗的禁忌。本手术即时成功率在 90% 左右,但术后 3～6 个月,25%～35%患者可再发生狭窄。

2.冠状动脉内支架安置术

其指以不锈钢、钴合金或钽等金属和高分子聚合物制成的筛网状、含槽的管状和环绕状的支架,通过心导管置入冠状动脉,支架自行扩张或借球囊膨胀作用使其扩张,支撑在血管壁上,从而维持血管内血流畅通。其用于:①改善 PTCA 的疗效,降低再狭窄的发生率,尤其适于PTCA 扩张效果不理想者。②PTCA 术时由于冠状动脉内膜撕脱、血管弹性而回缩、冠状动脉痉挛或血栓形成而出现急性血管闭塞者。③慢性病变冠状动脉近于完全阻塞者。④旁路移植血管段狭窄者。⑤急性心肌梗死者。

术后采用抗血小板治疗以预防支架内血栓形成,目前认为,新一代的抗血小板制剂血小板GP Ⅱb/Ⅲ受体阻滞剂有较好效果,可用阿昔单抗静脉注射,0.25 mg/kg,然后静脉滴注10 μg/kg/h,共12 小时;或依替巴肽静脉注射,180 μg/kg,然后静脉滴注每分钟2 μg/kg,共 96小时;或替罗非班,静脉滴注每分钟0.4 μg/kg,共 30 分钟,然后每分钟 0.1 μg/kg,滴注48 小时。口服制剂有珍米罗非班 5～20 mg,每天 2 次等。也可口服常用的抗血小板药物如阿司匹林、双嘧达莫、噻氯吡啶或较新的氯吡格雷等。

3.其他介入性治疗

其他介入性治疗尚有冠状动脉斑块旋切术、冠状动脉斑块旋切吸引术、冠状动脉斑块旋磨术、冠状动脉激光成形术等,这些在 PTCA 的基础上发展的方法,期望使冠状动脉再通更好,使再狭窄的发生率降低。近年来,还有用冠状动脉内超声、冠状动脉内放射治疗的介入性方法,其结果有待观察。

(六)运动锻炼疗法

谨慎安排进度适宜的运动锻炼有助于促进侧支循环的发展,提高体力活动的耐受量,改善症状。

(七)不稳定型心绞痛的处理

各种不稳定型心绞痛的患者均应住院卧床休息,在密切监护下进行积极的内科治疗,尽快控制症状和防止发生心肌梗死。须取血测血清心肌酶和观察心电图变化以排除急性心肌梗死,并注意胸痛发作时的 ST 段改变。胸痛时,可先含硝酸甘油 0.3～0.6 mg,如反复发作可舌下含硝酸异山梨酯5～10 mg,每两小时 1 次,必要时加大剂量,以收缩压不过于下降为度,症状缓解后改为口服。如无心力衰竭可加用β受体阻滞剂和(或)钙通道阻滞剂,剂量可偏大些。对胸痛严重而频繁或难以控制者,可静脉滴注硝酸甘油1 mg溶于 5% 葡萄糖液 50～100 mL中,开始时 10～20 μg/min,需要时逐步增加至 100～200 μg/min;也可用硝酸异山梨酯 10 mg溶于 5% 葡萄糖 100 mL 中,以 30～100 μg/min静脉滴注。对发作时 ST 段抬高或有其他证据提示其发作主要由冠状动脉痉挛引起者,宜用钙通道阻滞剂取代 β 受体阻滞剂。鉴于本型患者常有冠状动脉内粥样斑块破裂、血栓形成、血管痉挛及血小板聚集等病变基础,近年主张用阿司匹林口服和肝素,或低分子肝素皮下或静脉内注射以预防血栓形成。情况稳定后行选择性冠状动脉造影,考虑介入或手术治疗。

八、护理

(一)护理评估

1.病史

询问有无高血压、高脂血症、吸烟、糖尿病、肥胖等危险因素,以及劳累、情绪激动、饱食、寒冷、心动过速、休克等诱因。

2.身体状况

其主要评估胸痛的特征,包括诱因、部位、性质、持续时间、缓解方式及心理感受等。典型心绞痛的特征为:①发作在劳力等诱因的当时。②疼痛部位在胸骨体上段或中段之后,可波及心前区约手掌大小范围,甚至横贯前胸,界限不清晰,常放射至左肩臂内侧达无名指和小指,或至颈、咽、下颌部。③疼痛性质为压迫、紧缩性闷痛或烧灼感,偶伴濒死感,迫使患者立即停止原来的活动,直至症状缓解。④疼痛一般持续3～5 分钟,经休息或舌下含化硝酸甘油,几分钟内缓解,可数天或数周发作1 次,或一日发作多次。⑤发作时多有紧张或恐惧,发作后有焦虑、多梦。

发作时,体检常有心率加快、血压升高、面色苍白、冷汗,部分患者有暂时性心尖部收缩期杂音、舒张期奔马律、交替脉。

3.实验室及其他检查

(1)心电图检查:主要是在以 R 波为主的导联上的 ST 段和 T 波异常等。

(2)心电图负荷试验:通过增加心脏负荷及心肌氧耗量,激发心肌缺血性 ST-T 改变,有助于临床诊断和疗效评定。常用的方法有饱餐试验、双倍阶梯运动试验及次极量运动试验(蹬车运动试验、活动平板运动试验)等。

(3)动态心电图:可以连续 24 小时记录心电图,观察缺血时的 ST-T 改变,有助于诊断、观察药物治疗效果及有无心律失常。

(4)超声波检查:二维超声显示左主冠状动脉及分支管腔可能变窄,管壁不规则增厚及回声增强。心绞痛发作时或运动后局部心肌运动幅度减低或无运动及心功能减低。超声多普勒于二尖瓣上取样,可测出舒张早期血液速度减低,舒张末期流速增加,表示舒张早期心肌顺应性减低。

(5)X 射线检查:冠心病患者在合并有高血压病或心功能不全时,可有心影扩大、主动脉弓屈曲延长;心衰严重时,可合并肺充血改变;有陈旧心肌梗死合并室壁瘤时,X 射线下可见心室反向搏动(记波摄影)。

(6)放射性核素检查:静脉注射^{201}Tl,心肌缺血区不显像。^{201}Tl 运动试验以运动诱发心肌缺血,可使休息时无异常表现的冠心病患者呈现不显像的缺血区。

(7)冠状动脉造影:可发现中动脉粥样硬化引起的狭窄性病变及其确切部位、范围和程度,并能估计狭窄处远端的管腔情况。

(二)护理目标

(1)患者主诉胸痛次数减少,程度减轻。

(2)患者能够掌握活动规律并保持最佳活动水平,表现为活动后不出现心律失常和缺氧表现。心率、血压、呼吸维持在预定范围。

(3)患者能够运用有效的应对机制减轻或控制焦虑。

(4)患者能了解本病防治常识,说出所服用药物的名称、用法、作用和不良反应。

(5)无并发症发生。

(三)护理措施

1.一般护理

(1)患者应卧床休息,避免突然用力的动作,饭后不宜进行体力活动,避免精神紧张、情绪激动、受寒、饱餐及吸烟酗酒,宜少量多餐,用清淡饮食,不宜进含动物脂肪及高胆固醇的食物。

对有恐惧和焦虑心理的患者,应向患者解释冠心病的性质,只要注意生活保健,坚持治疗,可以防止病情发展;对情绪不稳者,可适当应用镇静剂。

(2)保持大小便通畅,做好皮肤及口腔的护理。

2.病情观察与护理

(1)不稳定型心绞痛患者应放监护室予以监护,密切观察病情和心电图变化,记录胸痛持续的时间、次数,并注意观察硝酸盐类等药物的不良反应。发现异常及时报告医师,并协助进行相应的处理。

(2)患者心绞痛发作时,嘱其安静卧床休息,做心电图检查,观察其 ST-T 的改变,并给予舌下含化硝酸甘油 0.6 mg,吸氧。对有频繁发作的心绞痛或属自发型心绞痛的患者,疼痛持续 15～30 分钟仍未缓降,需提高警惕,用心电监护观察是否发展为心肌梗死。如有上述变化,应及时报告医师。

(四)健康教育

(1)向患者及家属讲解有关疾病的病因及诱发因素,防止过度脑力劳动,适当参加体力活动;合理搭配饮食结构,肥胖者需限制饮食;戒烟酒。积极防治高血压、高脂血症和糖尿病。有上述疾病家族史的青年,应早期注意血压及血脂变化,争取早期发现,及时治疗。

(2)心绞痛症状控制后,应坚持服药治疗。避免心绞痛发作的诱因。对不经常发作者,需鼓励做适当的体育锻炼,如散步、打太极拳等,这样有利于冠状动脉侧支循环的建立。随身携带硝酸甘油片或亚硝酸异戊酯等药物,以备心绞痛发作时自用。

(3)出院时,指导患者根据病情调整饮食结构,坚持医师、护士建议的合理化饮食。教会家属正确测量血压、脉搏、体温的方法。教会患者及家属识别与自身有关的诱发因素,如情绪激动等。

（4）出院带药，给患者提供有关的书面材料，指导患者正确用药。

（5）叮嘱患者门诊随访知识。

第二节 心肌炎

心肌炎常是全身性疾病在心肌上的炎症性表现，由于心肌病变范围大小及病变程度不同，轻者可无临床症状，严重可致猝死，诊断及时并经适当治疗者可完全治愈，迁延不愈者，可形成慢性心肌炎或导致心肌病。

一、病因与发病机制

（一）病因

细菌性白喉杆菌、溶血性链球菌、肺炎双球菌、伤寒杆菌等，病毒如柯萨奇病毒、艾柯病毒、肝炎病毒、流行性出血热病毒、流感病毒、腺病毒等，其他如真菌、原虫等均可致心肌炎。目前以病毒性心肌炎较常见。

致病条件因素：①过度运动。运动可致病毒在心肌内复制加剧，加重心肌炎症和坏死。②细菌感染。细菌和病毒混合感染时，可能起协同致病作用。③妊娠。妊娠可以增强病毒在心肌内的繁殖，围产期心肌病则可能由病毒感染所致。④其他。营养不良、高热寒冷、缺氧、过度饮酒等，均可诱发病毒性心肌炎。

（二）发病机制

根据动物实验、临床与病毒学、病理观察，发现有以下两种机制。

1. 病毒直接作用

实验中，将病毒注入血循环后可致心肌炎。在急性期，主要在起病9天以内，患者或动物的心肌中可分离出病毒，病毒荧光抗体检查结果阳性，或在电镜检查时发现病毒颗粒。病毒感染心肌细胞后产生溶细胞物质，使细胞溶解心肌间质增生、水肿及充血。

2. 免疫反应

病毒性心肌炎起病9天后，心肌内已不能再找到病毒，但心肌炎病变仍继续；有些患者病毒感染的其他症状轻微而心肌炎表现颇为严重；还有些患者心肌炎的症状在病毒感染其他症状开始一段时间以后才出现；有些患者的心肌中可能发现抗原抗体复合体。以上都提示免疫机制的存在。

（三）病理改变

病变范围大小不一，可为弥漫性或局限性。随着病程的发展，心肌炎可分为急性或慢性。病变较重者肉眼见心肌非常松弛，呈灰色或黄色，心腔扩大。病变较轻者在大体检查时无发现，仅在显微镜下有所发现，可以诊断，而病理学检查必须在多个部位切片方可使病变免于遗漏。在显微镜下，心肌纤维之间与血管四周的结缔组织中可发现细胞浸润，以单核细胞为主。心肌细胞可有变性、溶解或坏死。病变如在心包下区则可合并心包炎，成为病毒性心包心肌炎。病变可涉及心肌与间质，也可涉及心脏的起搏与传导系统如窦房结、房室结、房室束和束支，成为心律失常的发病基础。病毒的毒力越强，病变范围越广。在实验性心肌炎中，可见到心肌坏死后由纤维组织替代。

二、临床表现

临床表现取决于病变的广泛程度与部位。重者可致猝死,轻者几无症状。老幼均可发病,但年轻人较易发病,男多于女。

(一)症状

心肌炎的症状可能出现于原发的症状期或恢复期。如在原发病的症状期出现,其表现可被原发病掩盖。多数患者在发病前有发热、全身酸痛、咽痛、腹泻等症状,反映全身性病毒感染,但也有部分患者原发病症状轻而不显著,须仔细追问方被注意到,而心肌炎症状则比较显著。心肌炎患者常诉胸闷、心前区隐痛、心悸、乏力、恶心、头晕。临床上诊断的心肌炎中,90%左右以心律失常为主诉或首见症状,其中少数患者可由此而发生昏厥或阿-斯综合征。极少数患者起病后发展迅速,出现心力衰竭或心源性休克。

(二)体征

1.心脏扩大

轻者心脏不扩大,一般有暂时性扩大,不久即恢复。心脏扩大显著反映心肌炎广泛而严重。

2.心率改变

心率增速与体温不相称,或心率异常缓慢,均为心肌炎的可疑征象。

3.心音改变

心尖区第一音可减低或分裂。心音可呈胎心样。心包摩擦音的出现反映有心包炎存在。

4.杂音

杂音可见于与发垫程度不平行的心动过速,心尖区可能有收缩期吹风样杂音或舒张期杂音,前者由发热、贫血、心腔扩大所致,后者见于左室扩大造成相对性左房室瓣狭窄。杂音响度都不超过三级。心肌炎好转后即消失。

5.心律失常

心律失常极常见,各种心律失常都可出现,以房性与室性期前收缩最常见,其次,为房室传导阻滞。此外,心房颤动、病态窦房结综合征均可出现。心律失常是猝死的原因之一。

6.心力衰竭

重症弥漫性心肌炎患者可出现急性心力衰竭,属于心肌泵血功能衰竭,左右心同时发生衰竭,引起心排血量过低,故除一般心力衰竭表现外,易合并心源性休克。

三、辅助检查

(一)心电图

心电图异常的阳性率高,且心电图为诊断的重要依据,起病后心电图可由正常突然变为异常,随感染的消退而消失。主要表现有 ST 段下移,T 波低平或倒置,特别是室性心律失常和房室传导阻滞等。

(二)X 射线检查

由于病变范围及病变严重程度不同,放射线检查亦有较大差别,1/3～1/2 的心脏扩大,多为轻中度扩大,明显扩大者多伴有心包积液,心影呈球形或烧瓶状,心搏动减弱。局限性心肌炎或病变较轻者,心界可完全正常。

(三)血液检查

白细胞计数在病毒性心肌炎可正常、偏高或降低,血沉大多正常,也可稍增快,C反应蛋白大多增高,GOT、GPT、LDH、CPK正常或升高,慢性心肌炎多在正常范围。有条件者可做病毒分离或抗体测定。

四、诊断

病毒性心肌炎的诊断必须建立在有心肌炎的证据和病毒感染的证据的基础上。胸闷、心悸常可提示心脏波及,心脏扩大、心律失常或心力衰竭为心脏明显受损的表现,心电图上ST-T改变与异位心律或传导障碍反映心肌病变的存在。病毒感染的证据有以下各点:①有发热、腹泻或流感症状,发生后不久出现心脏症状或心电图变化。②血清病毒中和抗体测定阳性结果,由于柯萨奇AB病毒最常见,通常检测此组病毒的中和抗体,在起病早期和2~4周各取血标本1次,如2次抗体效价示4倍上升或其中1次不小于1:640,可作为近期感染该病毒的依据。③咽、肛拭病毒分离,如阳性则有辅助意义,有些正常人也可阳性,其意义须与阳性中和抗体测定结果相结合。④用聚合酶链反应法从粪便、血清或心肌组织中检出病毒RNA。⑤心肌活检,从取得的活组织做病毒检测,病毒学检查对心肌炎的诊断有帮助。

五、治疗

应卧床休息,以减轻组织损伤,加速病变恢复。伴有心律失常,应卧床休息2~4周,然后逐渐增加活动量,严重心肌炎伴有心脏扩大者,应休息6个月至1年,直到临床症状完全消失,心脏大小恢复正常。应用免疫抑制剂,激素的应用尚有争论,但重症心肌炎伴有房室传导阻滞,心源性休克心功能不全者均可应用激素。常用泼的松,40~60 mg/d,病情好转后逐渐减量,6周1个疗程。必要时,也可用氢化可的松或地塞米松,静脉给药。心肌炎对洋地黄耐受性差,慎用。心力衰竭者可用强心、利尿、血管扩张剂。心律失常者同一般心律失常的治疗。

六、病情观察

(1)定时测量体温、脉搏,体温与脉率增速不成正比。

(2)密切观察患者呼吸频率、节律的变化,及早发现是否心功能不全。

(3)定时测量血压,观察记录尿量,以及早判断有无心源性休克的发生。

(4)急性期密切观察心率与心律,及早发现有无心律失常,如室性期前收缩、不同程度的房室传导阻滞等,严重者可出现急性心力衰竭、心律失常等。

七、对症护理

(一)心悸、胸闷

保证患者休息,急性期卧床。按医嘱及时使用改善心肌营养与代谢的药物。

(二)心律失常

急性病毒性心肌炎患者引起四度房室传导阻滞或窦房结病变引起窦房传导阻滞、窦房停搏而致阿-斯综合征者,应就地进行心肺复苏,并积极配合医师进行药物治疗或紧急做临时心脏起搏处理。

(三)心力衰竭

按心力衰竭护理常规护理。

八、护理措施

(1)遵医嘱给予氧气吸入,药物治疗。须注意心肌炎时,心肌细胞对洋地黄的耐受性较差,应用洋地黄时应特别注意其毒性反应。

(2)休息与活动:反复向患者解释急性期卧床休息可减轻心脏负荷,减少心肌耗氧量,有利于心功能的恢复,防止病情恶化或转为慢性病程。患者急性期常需卧床2～3个月,待症状、体征和实验室检查恢复后,方可逐渐增加活动量。

(3)心理护理:告诉患者体力恢复需要一段时间,不要急于求成。当活动耐力有所增加时,应及时给予鼓励。对不愿意活动或害怕活动的患者,应给予心理疏导,督促患者完成范围内的活动量,恢复期仍应限制活动3～6个月。

(4)病情观察:急性期严密监测患者的体温、心率、心律、血压的变化,发现心率突然变慢、血压偏低、频发期前收缩、房室传导阻滞应及时报告。观察患者有无脉速、易疲劳、呼吸困难、烦躁及肺水肿的表现。

(5)活动中监测:病情稳定后,与患者及家属一起制订并实施每天活动计划,严密监测活动时心率、心律、血压变化,若活动后出现胸闷、心悸、呼吸困难、心律失常等,应停止活动,以此作为限制最大活动量的适应证。

九、健康教育

(1)讲解充分休息的必要性及心肌营养药物的作用。指导患者进食高蛋白、富含维生素、易消化饮食,尤其是补充富含维生素C的食物,如新鲜蔬菜、水果,以促进心肌代谢与修复;戒烟酒。

(2)告诉患者该病经积极治疗后多数可以痊愈,少数可留有心律失常后遗症,极少数患者在急性期因严重心律失常、急性心力衰竭和心源性休克而死亡,有部分患者演变成慢性心肌炎。

(3)积极预防感冒,避免受凉及接触传染源,恢复期每天有一定时间的户外活动以适应环境,但不宜过多,增强体质,注意保暖。

(4)积极治疗和消除细菌感染灶,如慢性扁桃体炎、慢性鼻窦炎、中耳炎等。

(5)遵医嘱按时服药,定期复查。

(6)教会患者及家属测脉搏、节律,发现异常或有胸闷、心悸等不适应症状及时复诊。

第三节　急性心包炎

急性心包炎为心包脏层和壁层的急性炎症,可由细菌、病毒、自身免疫、物理因素、化学因素等引起。主要病因为风湿热、结核及细菌性感染。近年来,病毒感染、肿瘤、尿毒症及心肌梗死性心包炎发病率明显增多。本病分为纤维蛋白性和渗出性两种。

一、病因

(一)感染性心包炎

其以细菌感染最常见,尤其是结核菌和化脓菌感染,其他感染源有病毒、肺炎支原体、真菌和寄生虫等。

（二）非感染性心包炎

其以风湿性心包炎为最常见，其他有心肌梗死、尿毒症性、结缔组织病性、变态反应性、肿瘤性、放射线性和乳糜性等心包炎。临床上以结核性、风湿性、化脓性和急性非特异性心包炎较为多见。

二、临床表现

（一）心前区疼痛

其为主要症状，多见于急性非特异性心包炎和感染性心包炎，可位于心前区，放射到颈部、左肩、左臂及左肩胛骨。疼痛也可呈压榨样。

（二）呼吸困难

其为心包积液时最突出的症状。严重时，可有端坐呼吸，身体前倾，呼吸浅速，面色苍白、发绀。

（三）心包摩擦音

其为正常特异性征象，以胸骨左缘第3、第4肋间听诊最明显。渗出性心包炎心脏叩诊浊音界向两侧增大为绝对浊音区，心律快，心尖冲动弱，心音低而遥远，大量心包积液时可出现心包积液征。可出现奇脉、颈静脉怒张、肝大、腹腔积液及下肢水肿等。

三、诊断要点

根据心前区疼痛、呼吸困难、全身中毒症状，以及心包摩擦音、心音遥远等临床征象，结合心电图、X射线表现和超声心动图等检查便可确诊。

四、治疗

结核性心包炎应给予抗结核治疗，总疗程不少于半年至1年；化脓性心包炎除使用足量、有效的抗生素，应早期施行心包切开引流术；风湿性心包炎主要是抗风湿治疗；急性非特异性心包炎目前常采用抗生素及皮质激素合并治疗；心包渗液较多且心脏受压明显者可行心包穿刺，以解除心包填塞症状。

五、评估要点

（一）一般情况

观察生命体征有无异常，询问有无过敏史、家族史，有无发热、消瘦等，了解患者对疾病的认识。

（二）专科情况

(1)呼吸困难的程度、肺部啰音的变化。

(2)心前区疼痛的性质、部位及其变化，是否可闻及心包摩擦音。

(3)是否有颈静脉怒张、肝大、下肢水肿等心功能不全的表现。

(4)是否有心包积液征：左肩胛骨下出现浊音及左肺受压时引起的支气管呼吸音。心脏叩诊的性质。

（三）实验室及其他检查

1.心电图

改变主要由心外膜下心肌受累引起，常规导联出现弓背向下的ST段抬高，T波倒置；心包渗液时可有 QRS 波群低电压。

2.超声心动图

其为简而易行的可靠方法,可见液性暗区。

3.心包穿刺

其可证实心包积液的存在,并进一步确定积液的性质及治疗药物,主要适用于心脏压塞和未能明确病因的渗出性心包炎。

六、护理诊断

(一)气体交换受损

气体交换受损与肺淤血、肺或支气管受压症有关。

(二)疼痛

心前区痛与心包炎有关。

(三)体温过高

体温过高与细菌、病毒等导致的急性炎症反应有关。

(四)活动无耐力

活动无耐力与心排血量减少有关。

七、护理措施

(1)给予氧气吸入,让患者充分休息,保持情绪稳定,注意防寒保暖,防止呼吸道感染。

(2)给予高热量、高蛋白、富含维生素易消化饮食,限制钠盐摄入。

(3)帮助患者采取半卧位或前倾坐位,保持舒适。

(4)记录心包抽液的量、性质,按要求留标本送检。

(5)控制输液滴速,防止加重心脏负荷。

(6)加强巡视,及早发现心包填塞的症状,如心动过速、血压下降等。

(7)遵医嘱给予抗菌、抗结核、抗肿瘤等药物治疗,密切观察药物不良反应。

(8)应用止痛药物时,观察止痛药物的疗效。

八、应急措施

出现心包压塞征象时,保持患者平卧位;迅速建立静脉通路,遵医嘱给予升压药;密切观察生命体征的变化,准备好抢救物品;配合医师做好紧急心包穿刺。

九、健康教育

(1)嘱患者应注意充分休息,避免剧烈运动,加强营养。注意防寒保暖,防止呼吸道感染。

(2)告诉患者应坚持足够疗程的药物治疗,勿擅自停药。

(3)对缩窄性心包炎的患者应讲明行心包剥离术的重要性,解除其顾虑,使其尽早接受手术治疗。

第四节　感染性心内膜炎

感染性心内膜炎为心脏内膜表面的微生物感染,伴赘生物形成。赘生物为大小不等、形状不一的血小板和纤维素团块,内含大量微生物和少量炎性细胞。瓣膜为最常受累部位,但感染也可发生在间隔缺损部位、腱索或心壁内膜。其根据病程分为急性和亚急性。①急性感染性心内膜炎的特征:中毒症状明显;病程进展迅速,数天至数周引起瓣膜破坏;感染迁移多见;病原体主要为金黄色葡萄球菌。②亚急性感染性心内膜炎的特征:中毒症状轻;病程数周至数月;感染迁移少见;病原体以草绿色链球菌多见,其次为肠球菌。

感染性心内膜炎又可分为自体瓣膜、人工瓣膜和静脉药瘾者的心内膜炎。

一、自体瓣膜心内膜炎

(一)病因及发病机制

1.病因

链球菌和葡萄球菌分别占自体瓣膜心内膜炎病原微生物的 65％ 和 25％。急性自体瓣膜心内膜炎主要由金黄色葡萄球菌引起,少数由肺炎球菌、淋球菌、A 族链球菌和流感杆菌等所致。亚急性自体瓣膜心内膜炎最常见的致病菌是草绿色链球菌,其次,为 D 族链球菌、表皮葡萄球菌,其他细菌较少见。

2.发病机制

(1)亚急性病例至少占 2/3,发病与下列因素有关。①血流动力学因素:亚急性者主要发生于器质性心脏病,首先,为心脏瓣膜病,尤其是二尖瓣和主动脉瓣;其次,为先天性心血管病,如室间隔缺损、动脉导管未闭、法洛氏四联症和主动脉瓣缩窄。赘生物常位于血流从高压腔经病变瓣口或先天缺损至低压腔产生高速射流和湍流的下游,可能与这些部位的压力下降和内膜灌注减少,有利于微生物沉积和生长有关。高速射流冲击心脏或大血管内膜处而致局部损伤,易于感染。②非细菌性血栓性心内膜炎病变:当心内膜的内皮受损,暴露其下结缔组织的胶原纤维时,血小板在该处聚集,形成血小板微血栓和纤维蛋白沉着,成为结节样无菌性赘生物,称非细菌性血栓性心内膜病变,是细菌定居瓣膜表面的重要因素。③短暂性菌血症:各种感染或细菌寄居的皮肤黏膜的创伤常导致暂时性菌血症,循环中的细菌若定居在无菌性赘生物上,即可发生感染性心内膜炎。④细菌感染无菌赘生物:取决于发生菌血症之频度和循环中细菌的数量、细菌黏附于无菌性赘生物的能力。草绿色链球菌从口腔进入血流的机会较大,黏附力强,因此成为亚急性感染性心内膜炎的最常见致病菌。

细菌定居后迅速繁殖,促使血小板进一步聚集和纤维蛋白沉积,感染赘生物增大。当赘生物破裂时,细菌又被释放,进入血流。

(2)急性自体瓣膜心内膜炎发病机制尚不清楚,其主要累及正常心瓣膜,主动脉瓣常受累。病原菌来自皮肤、肌肉、骨骼或肺等部位的活动感染灶。循环中细菌量大,细菌毒力强,具有高度侵袭性和黏附于内膜的能力。

(二)临床表现

1.症状

从暂时的菌血症至出现症状的时间长短不一,多在两周以内。

(1)亚急性感染性心内膜炎起病隐匿,可有全身不适、乏力、食欲不振、面色苍白、体重减轻等非特异性症状,头痛、背痛和肌肉关节痛常见。发热是最常见的症状,多呈弛张热型,午后和夜间体温较高,伴寒战和盗汗。

（2）急性感染性心内膜炎以败血症为主要临床表现。起病急骤，进展迅速，患者可出现高热、寒战、呼吸急促，伴有头痛、背痛、胸痛和四肢肌肉关节疼痛，突发心力衰竭者较为常见。

2.体征

（1）心脏杂音：80％～85％的患者可闻及心脏杂音，杂音性质的改变为本病特征性表现，急性者要比亚急性者更易出现杂音强度和性质的变化，可由基础心脏病和（或）心内膜炎导致瓣膜损害所致，如赘生物的生长和瓣膜破裂、脱落有关。腱索断裂或瓣叶穿孔是迅速出现新杂音的重要因素。

（2）周围体征：多为非特异性，近年已不多见。①淤点，可出现于任何部位，以锁骨以上皮肤、口腔黏膜和睑结膜常见。②指、趾甲下线状出血。③奥斯勒结节，为指和趾垫出现的豌豆大的红或紫色痛性结节，略高出皮肤，亚急性者较常见。④视网膜 Roth 斑，为视网膜的卵圆性出血斑块，其中心呈白色，亚急性者多见。⑤詹韦损害（Janeway 损害），是位于手掌或足底直径 1～4 mm 无压痛出血红斑，急性者常见。

（3）动脉栓塞：多见于病程后期，但在约 1/3 的患者中是首发症状。赘生物引起动脉栓塞占 20％～40％，栓塞可发生在机体的任何部位。脑、心脏、脾、肾、肠系膜、四肢和肺为临床常见的动脉栓塞部位。脑栓塞可出现神志和精神改变、视野缺损、失语、吞咽困难、瞳孔大小不对称、偏瘫、抽搐或昏迷等表现。肾栓塞常出现腰痛、血尿等，严重者可有肾功能不全。脾栓塞时，患者出现左上腹剧痛，呼吸或体位改变时加重。肺栓塞常发生突然胸痛、气急、发绀、咯血。

（4）其他：贫血，较常见，主要由感染导致骨髓抑制引起，多为轻、中度，晚期患者可重度贫血。15％～50％病程超过 6 周的患者可有脾大；部分患者可见杵状指（趾）。

（三）并发症

（1）心脏并发症：心力衰竭为最常见并发症，心肌炎次之。

（2）动脉栓塞和血管损害多见于病程后期，急性较亚急性者多见，在部分患者中也可为首发症状。①脑：约 1/3 患者有神经系统受累，表现为脑栓塞、脑细菌性动脉瘤、脑出血（细菌性动脉瘤破裂引起）和弥漫性脑膜炎。患者出现神志和精神改变、失语、视野缺损、轻偏瘫、抽搐或昏迷等表现。②肾：大多数患者有肾脏损害，包括肾动脉栓塞和肾梗死、肾小球肾炎和肾脓肿。迁移性脓肿多见于急性患者。肾栓塞常出现血尿、腰痛等，严重者可有肾功能不全。③脾：发生脾栓塞，患者出现左上腹剧痛，呼吸或体位改变时加重。④肺：肺栓塞常出现突然胸闷、气急、胸痛、发绀、咯血等。⑤动脉：肠系膜动脉损害可出现急腹症症状；肢体动脉损害出现受累肢体变白或发绀、发冷、疼痛、跛行，甚至动脉搏动消失。⑥其他：可有细菌性动脉瘤，引起细菌性动脉瘤者占 3％～5％。迁移性脓肿多见于急性期患者。

二、人工瓣膜心内膜炎

发生于人工瓣膜置换术后 60 日以内者为早期人工瓣膜心内膜炎，60 日以后发生者为晚期人工瓣膜心内膜炎。早期者常为急性暴发性起病，约 1/2 的致病菌为葡萄球菌，表皮葡萄球菌多于金黄色葡萄球菌；革兰阴性杆菌和真菌次之。晚期者以亚急性表现常见，致病菌以链球菌最常见，葡萄球菌次之。除赘生物形成外，常致人工瓣膜部分破裂、瓣周漏、瓣环周围组织和心肌脓肿，最常累及主动脉瓣。术后发热，出现心杂音、脾大或周围栓塞征，血培养同一种细菌阳性结果至少两次可诊断本病。预后不良，难以治愈。

三、静脉药瘾者心内膜炎

静脉药瘾者心内膜炎多见于年轻男性。致病菌最常来源于皮肤,药物污染所致者较少见,金黄色葡萄球菌为主要致病菌,链球菌、革兰阴性杆菌和真菌次之。大多累及正常心瓣膜,三尖瓣受累占 50％以上,主动脉瓣和二尖瓣次之。急性发病者多见,常伴有迁移性感染灶。亚急性表现多见于有感染性心内膜炎史者。年轻伴右心金黄色葡萄球感染者病死率在 5％以下,而左心革兰阴性杆菌和真菌感染者预后不良。

四、护理

(一)护理目标

患者体温恢复正常,心功能改善,活动耐力增加;营养改善,抵抗力增强;焦虑减轻,未发生并发症或发生后被及时控制。

(二)护理措施

1.一般护理

(1)休息与活动:急性感染性心内膜炎患者应卧床休息,限制活动;保持环境安静,空气新鲜,减少探视。亚急性者可适当活动,但应避免剧烈运动及情绪激动。

(2)饮食:给予清淡、高热量、高蛋白、富含维生素、低胆固醇、易消化的半流质或软食,补充营养和水分。有心力衰竭者,适当限制钠盐的摄入。注意变换饮食口味,鼓励患者多饮水,做好口腔护理,以增进食欲。

2.病情观察

(1)观察体温及皮肤黏膜变化:每 4～6 小时测量体温一次,准确绘制体温曲线,以反映体温动态变化,判断病情进展及治疗效果。评估患者有无皮肤瘀点、指(趾)甲下线状出血、奥斯勒结节等皮肤黏膜病损。

(2)栓塞的观察:注意观察脑、肾、肺、脾和肢体动脉等栓塞的表现。脑栓塞出现神志和精神改变、失语、偏瘫或抽搐等;肾栓塞出现腰痛、血尿等;肺栓塞发生突然胸痛、呼吸困难、发绀和咯血等;脾栓塞出现左上腹剧痛;肢体动脉栓塞表现为肢体变白或发绀、皮肤温度降低、动脉搏动减弱或消失等。有变化及时报告医师并协助处理。

3.发热护理

高热患者应卧床休息,注意病室的温度和湿度适宜。给予冰袋物理降温或温水擦浴等,准确记录体温变化。出汗较多时,可在衣服和皮肤之间垫上柔软毛巾,便于潮湿后及时更换,增强舒适感,并防止频繁更衣导致患者受凉。保证被服干燥清洁,以增加舒适感。

4.用药护理

抗微生物药物治疗是最重要的治疗措施。遵医嘱给予抗生素治疗,观察用药效果。坚持大剂量、全疗程、长时间的抗生素治疗,严格按照时间点用药,以确保维持有效的血药浓度。注意保护静脉,可使用静脉留置针,避免多次穿刺而增加患者的痛苦。注意观察药物的不良反应。

5.正确采集血培养标本

告诉患者暂时停用抗生素和反复多次采血培养的必要性,以取得患者的理解与配合。本病的菌血症为持续性,无须在体温升高时采血。每次采血量为 10～20 mL,作需氧和厌氧菌培养,至少应培养3周。

(1)未经治疗的亚急性患者,应在第一天每间隔1小时采血1次,共3次。如次日未见细菌生长,重复采血3次后,开始抗生素治疗。

(2)用过抗生素者,停药2~7日后采血。

(3)急性患者应在入院后立即安排采血,在3小时内每隔1小时采血1次,共取3次血标本后,按医嘱开始治疗。

6.心理护理

由于发热、感染不易控制,疗程长,甚至出现并发症,患者常出现情绪低落、恐惧心理,应加强与患者的沟通,耐心解释治疗目的与意义,安慰鼓励患者,给予心理支持,使其积极配合治疗。

7.健康指导

告诉患者及家属有关本病的知识,坚持足够疗程的抗生素治疗的重要意义。患者在施行口腔手术、泌尿、生殖和消化道的侵入性检查或外科手术治疗前应预防性使用抗生素。嘱患者注意防寒保暖,保持口腔和皮肤清洁,少去公共场所,减少病原体入侵的机会。教会患者自我监测体温变化、有无栓塞表现,定期门诊随访。教育家属应给患者以生活照顾、精神支持,鼓励患者积极治疗。

(三)护理评价

通过治疗和护理,患者体温基本恢复正常,心功能得到改善,提高了活动耐力;营养状况改善,抵抗力增强;焦虑减轻,未发生并发症或发生后得到及时控制。

第五节　原发性高血压

原发性高血压系指原因未明的以动脉血压升高为主要临床表现的临床综合征,通常简称高血压,是多种心、脑血管疾病的重要病因和危险因素,可影响心、脑、肾等重要脏器的结构和功能,最终导致这些器官的功能衰竭。目前,仍是心血管疾病死亡的主要原因之一。约5%的高血压患者,血压升高是由某些确定的疾病或病因引起的,称继发性高血压。我国流行病学调查显示,高血压患病率呈明显上升趋势,北方高于南方,沿海高于内地,城市高于农村,青年期男性高于女性,中年后女性略高于男性,且高血压患病率、发病率及血压水平随年龄增加而升高。

一、病因与发病机制

(一)病因

目前,认为原发性高血压是在一定的遗传背景下由多种后天环境因素作用,正常血压调节机制失代偿所致。一般认为,遗传因素占40%,环境因素约占60%。

1.遗传因素

高血压具有明显的家族聚集性,父母均有高血压的正常血压子女,以后发生高血压的比例增高,提示其有遗传学基础或伴有遗传生化异常。

2.环境因素

(1)饮食:流行病学和临床观察均显示食盐摄入量与高血压的发生和血压水平呈正相关。钠盐摄入越多,血压水平和患病率越高。而低钾、低钙、低动物蛋白的膳食更加重了钠对血压的不良影响。

(2)精神应激:人在长期紧张、压力、焦虑或长期环境噪声、视觉刺激下也可发生高血压,因此,城市从事脑力劳动者高血压的患病率超过体力劳动者,从事精神紧张度高的职业和长期噪声环境中工作者患高血压的较多。

3.其他因素

肥胖、服避孕药也与高血压的发生有关,肥胖是血压升高的重要危险因素,一般采用体重指数来衡量肥胖程度,即体重(kg)/身高^2(m^2)(20~24 为正常范围)。约 1/3 高血压患者有不同程度肥胖。服避孕药的妇女血压升高发生率及程度与服用时间长短有关,口服避孕药引起的高血压一般为轻度,并且可逆转。另外,阻塞型睡眠呼吸暂停低通气综合征(obstructive sleep apnea hypopnea syndrome,OSAS)也与高血压有关,50%的 OSAS 患者有高血压。

(二)发病机制

影响血压的因素众多,从血流动力学角度来说,血压主要取决于心排血量及体循环的外周阻力。平均动脉血压(MBP)=心排血量(CO)×总外周阻力(PR)。高血压的血流动力学特征主要是总外周血管阻力相对或绝对增高。高血压的发病机制包括以下几个方面。

1.交感神经系统活性亢进

各种病因使大脑皮质兴奋与抑制过程失调,皮层下神经中枢功能发生变化,各种神经递质浓度与活性异常,导致交感神经系统活性亢进,血浆儿茶酚胺浓度升高,阻力小动脉收缩增强。

2.肾性水钠潴留

各种原因引起肾性水钠潴留,机体为避免心排血量增高而使组织过度灌注,全身阻力小动脉收缩增强,导致外周血管阻力增高,也可能通过排钠激素分泌释放增加使外周血管阻力增高。

3.肾素-血管紧张素-醛固酮系统激活

肾小球入球动脉的球旁细胞分泌肾素,作用于肝脏产生的血管紧张素原,生成血管紧张素Ⅰ,再经血管紧张素转换酶的作用生成血管紧张素Ⅱ,作用于血管紧张素Ⅱ受体,使小动脉平滑肌收缩,外周血管阻力增加。也可刺激肾上腺皮质分泌醛固酮,使水钠潴留,血容量增加。还可通过交感神经末梢使去甲肾上腺素分泌增加。这些作用均可使血压升高。

4.胰岛素抵抗

近年认为胰岛素抵抗是 2 型糖尿病和高血压发生的共同病理生理基础,胰岛素抵抗表现为继发性高胰岛素血症,使肾脏水钠重吸收增加,交感神经系统活性亢进,动脉弹性减退,从而使血压升高。

5.其他

细胞膜离子转运异常,血管内皮系统生成、激活和释放各种血管活性物质,代谢异常,饮酒过多等均可导致心排血量及外周血管阻力增加,引起血压升高。

以上机制主要从总外周血管阻力增高出发,但此机制尚不能解释单纯收缩性高血压和脉压明显增大。通常情况下,收缩压和脉压的主要决定因素是大动脉弹性和外周血管的压力反射波,因此,近年来重视动脉弹性功能在高血压发病中的作用。

二、血压分类和定义

目前,我国采用国际上统一的血压分类和标准(表6-1),适用于任何年龄的成年人。高血压定义为收缩压≥140 mmHg和(或)舒张压≥90 mmHg,根据血压升高水平,又可进一步将高血压分为1、2、3级。

表 6-1　血压水平分类

类　别	收缩压 mmHg(kPa)		舒张压 mmHg(kPa)
理想血压	<120(16)		<80(10.7)
正常血压	<130(17.3)	和	<85(11.3)
正常高值	130~139(17.3~18.5)		85~89(11.3~11.9)
1级高血压(轻度)	140~159(18.7~21.2)	和(或)	90~99(12~13.2)
亚组:临界高血压	140~149(18.7~19.9)	和(或)	90~94(12~12.5)
2级高血压(中度)	160~179(21.3~23.9)	和(或)	100~109(13.3~14.5)
3级高血压(重度)	≥180(24)	和(或)	≥110(14.7)
单纯收缩期高血压	≥140(18.7)	和	<90(12)
亚组:临界收缩期高血压	140~149(18.7~19.9)	和	<90(12)

当收缩压和舒张压属于不同分级时,以较高的级别作为标准;既往有高血压病史者,目前正服降压药,虽然血压小于140/90 mmHg(18.7/12 kPa),也应诊断为高血压。

三、危险度分层

危险度的分层可根据血压水平、其他心血管危险因素、糖尿病、靶器官损害及并发症情况,将高血压患者分为低危、中危、高危和极高危(表6-2)。

表 6-2　高血压患者心血管危险分层标准

其他危险因素和病史	血压水平		
	1级高血压	2级高血压	3级高血压
无其他危险因素	低危	中危	高危
1~2个危险因素	中危	中危	极高危
3个以上危险因素或糖尿病,或靶器官损伤	高危	高危	极高危
有并发症	极高危	极高危	极高危

心血管疾病危险因素:男性>55岁,女性>65岁;吸烟;血胆固醇>5.72 mmol/L;早发心血管疾病家族史。

靶器官的损害:左心室肥厚、蛋白尿和(或)血肌酐轻度升高、有动脉粥样斑块、视网膜动脉狭窄。并发症:心脏疾病、脑血管疾病、肾脏疾病、血管疾病和视网膜病变。

低度危险组:高血压1级,不伴有上列危险因素,采用以改善生活方式为主的治疗。

中度危险组:高血压1级伴1~2个危险因素或高血压2级不伴或伴有不超过两个危险因素者。除改善生活方式的治疗,应给予药物治疗。

高度危险组:高血压1~2级伴至少3个危险因素者,必须应用药物治疗。

极高度危险组:高血压3级或高血压1~2级伴靶器官损害及相关的临床疾病者(包括糖尿病),应尽快给予强化治疗。

四、临床表现

(一)一般表现

1.症状

大多数起病缓慢、渐进,早期症状不明显,一般缺乏特殊的临床表现,只是在精神紧张、情绪激动后才出现血压暂时性升高,随后即可恢复正常;部分患者没有症状,常见症状有头痛、头晕、颈项板紧、疲劳、心悸等,在紧张或劳累后加重,不一定与血压水平有关,多数症状可自行缓解。也可出现视力模糊、鼻出血等较重症状。约1/5患者无症状,仅在测量血压时或发生心、脑、肾等并发症时才被发现。

2.体征

血压随季节、昼夜、情绪等因素可有较大波动。冬季血压较高,夏季较低;血压有明显昼夜波动,一般夜间血压较低,清晨起床活动后血压迅速升高,形成清晨血压高峰。患者在家中的自测血压值往往低于在医院所测的血压值。心脏听诊时,可有主动脉瓣区第二心音亢进、收缩期杂音或收缩早期喀喇音。高血压后期的临床表现常与心、脑、肾损害程度有关。

(二)临床特殊类型

1.恶性高血压

恶性高血压发病急骤,多见于青、中年。临床特点为血压明显升高,舒张压持续在130 mmHg(17.3 kPa)以上。眼底出血、渗出或视神经盘水肿,出现头痛、视力迅速减退。肾脏损害明显,可有持续的蛋白尿、血尿及管型尿,可伴有肾功能不全。本病进展快,如不给予及时治疗,预后差,患者可死于肾衰竭、脑卒中或心力衰竭。

2.高血压危重症

(1)高血压危象:在高血压病程中,由于血管阻力突然上升,血压明显增高,收缩压达260 mmHg(34.7 kPa)、舒张压大于120 mmHg(16 kPa),患者出现头痛、烦躁、心悸、多汗、恶心、呕吐、面色苍白或潮红、视力模糊等症状。伴靶器官损害病变者可出现心绞痛、肺水肿或高血压脑病。控制血压后病情可迅速好转,但易复发。其发生机制是交感神经兴奋性增加导致儿茶酚胺分泌过多。

(2)高血压脑病:在高血压病程中发生急性脑血液循环障碍,引起脑水肿和颅内压增高而产生的临床征象。发生机制可能为血压过高,超过了脑血管的自身调节机制,使脑灌注过多,导致液体渗入脑血管周围组织,引起脑水肿。临床表现为严重头痛、呕吐、神志改变,重者意识模糊、抽搐、癫痫样发作甚至昏迷。

五、并发症

(一)心脏

血压长期升高使心脏尤其是左心室后负荷过重,致使左心室肥厚、扩大,形成高血压性心脏病,最终导致左心衰竭。高血压可促使冠状动脉粥样硬化的形成,并使心肌耗氧量增加,可出现心绞痛、心肌梗死和猝死。

(二)脑

长期高血压易形成颅内微小动脉瘤,血压突然增高时可引起肿瘤破裂而致脑出血。血压急剧升高还可发生一过性脑血管痉挛,导致短暂性脑缺血发作及脑血栓形成,出现头痛、失语、肢体瘫痪。血压极度升高,可发生高血压脑病。

(三)肾脏

长期而持久的血压升高,可引起肾小动脉硬化,导致肾功能减退,出现蛋白尿,晚期可出现氮质血症及尿毒症。

(四)眼底

眼底可反映高血压的严重程度,分为四级。①Ⅰ级:视网膜动脉痉挛、变细、反光增强。②Ⅱ级:视网膜动脉狭窄,动静脉交叉压迫。③Ⅲ级:上述血管病变基础上有眼底出血或棉絮状渗出。④Ⅳ级:出血或渗出伴有视神经盘水肿。

(五)血管

除心、脑、肾血管病变外,严重高血压可促使主动脉夹层形成并破裂,常可致命。

六、护理

(一)护理目标

患者血压控制在合适的范围,头痛减轻;无意外发生;能增进保健知识,坚持合理用药;无并发症的发生。

(二)护理措施

1.用药护理

一般从小剂量开始用药,遵医嘱调整剂量,不可自行增减或突然撤换药物,多数患者须长期服用维持量;注意降压不可过快、过低,某些降压药物有直立性低血压反应,指导患者在改变体位时动作宜缓慢,警惕服降压药后可能发生的低血压反应,服药后如有晕厥、恶心、乏力,立即平卧,头低足高位,以促进静脉回流,增加脑部血流量;服药后不要站立太久,因长时间站立会使腿部血管扩张,血液淤积于下肢,脑部血流量减少;避免用过热的水洗澡或蒸气浴,防止周围血管扩张导致晕厥。

2.高血压危重症的护理

(1)一旦发生高血压急症,应绝对卧床休息,抬高床头,避免一切不良刺激和不必要的活动,协助生活护理。必要时,使用镇静剂。

(2)保持呼吸道通畅,吸氧4~5 L/min。

(3)立即建立静脉通道,遵医嘱尽早准确给药,以达到快速降压和脱水降颅内压的目的。硝普钠静脉滴注过程中应避光,调整给药速度,严密监测血压,脱水剂滴速宜快。

(4)定期监测血压,严密观察病情变化,做好心电、血压、呼吸监测,一旦发现血压急剧升高、剧烈头痛、呕吐、大汗、视力模糊、面色及神志改变、肢体运动障碍等症状,立即通知医师。

(5)制止抽搐,发生抽搐时,用牙垫置于上、下臼齿间,防止唇舌咬伤;患者意识不清时,应加床栏,防止坠床;避免屏气或用力排便。

3.健康指导

(1)合理膳食：坚持低盐饮食,减少膳食中的脂肪摄入,补充适量蛋白质,多食蔬菜和水果,摄入足量钾、镁、钙。进食应少量、多餐,避免暴饮暴食及饮用刺激性饮料,戒烟酒。

(2)预防便秘：采用适当的措施,如多食粗纤维食物、饮蜂蜜水等,保持大便通畅。便秘会使降压药的吸收增加或变得不规则而引起危险的低血压反应。同时,排便时用力,使胸、腹压上升,极易引起收缩压升高,甚至造成血管破裂,因此应预防便秘。

(3)适当运动：可根据年龄及身体状况选择慢跑、太极拳等不同方式的运动,应避免提重物或自高处取物,因屏气用力会导致血压升高。鼓励患者参加有兴趣的休闲娱乐活动,不应感到有压力,如养花、养鸟。

(4)指导用药：告诉患者及家属有关降压药的名称、剂量、用法、作用与不良反应和降压药应用注意事项,并提供书面材料。教育患者服药剂量必须遵医嘱执行,不可随意增减药量或突然撤换药物。

(5)自测血压：建议患者自备血压计,教会患者或家属定时测量血压并记录,定期门诊复查。

(6)减少压力,保持情绪稳定：创造安静、舒适的休养环境,避免过度兴奋,减少影响患者激动的因素。教会患者训练自我控制能力,消除紧张和压力,保持最佳心理状态。

(三)护理评价

患者能正确认识疾病,避免加重高血压的诱发因素,懂得自我护理方法,改变不良的生活方式;患者坚持按医嘱服降压药,减少并发症的发生,无高血压急症发生。

第七章　内分泌科护理

第一节　糖尿病

糖尿病是一种常见的代谢内分泌疾病,可分为原发性和继发性两类。原发性糖尿病简称糖尿病,其基本病理生理改变为胰岛素分泌绝对或相对不足,从而引起糖、脂肪和蛋白质代谢紊乱。临床以血糖升高、糖耐量降低和尿糖及多尿、多饮、多食和消瘦为特点。长期血糖控制不良可引发血管、神经、眼和肾脏等慢性并发症,急性并发症以酮症酸中毒和高渗非酮性昏迷最多见、最严重。糖尿病的患病率在国内为2‰～3.6‰。继发性糖尿病又称症状性糖尿病,大多继发于拮抗胰岛素的内分泌疾病。

一、病因

本病病因至今未明,目前认为与下列因素有关。

(一)遗传因素

遗传因素在糖尿病发病中的重要作用较为肯定,但遗传方式不清。糖尿病患者尤其是成年发病的糖尿病患者有明显的遗传因素,已在家系调查中得到证实。同卵孪生子中一个被确诊糖尿病,另一个发病的概率就很大。

(二)病毒感染

柯萨奇病毒 B、巨细胞病毒、心肌炎、脑膜炎病毒感染后,导致胰岛 β 细胞破坏致糖尿病。幼年型发病的糖尿病患者与病毒感染致胰岛功能减退的关系更密切。

(三)自身免疫紊乱

糖尿病患者常被发现同时并发其他自身免疫性疾病,如甲亢、慢性淋巴细胞性甲状腺炎等。此外,在部分糖尿病患者血清中可发现抗胰岛细胞的抗体。

(四)胰高糖素过多

胰岛细胞分泌胰岛糖素,其分泌受胰岛素和生长激素抑制因子的抑制。糖尿病患者常发现胰高糖素水平增高,故认为糖尿病病因除有胰岛素相对或绝对不足外,还有胰高糖素的分泌增多。

(五)其他因素

现公认现代生活方式、摄入的热量过高而体力活动减少导致肥胖、紧张的生活工作节奏、社会、精神等应激增加等,都与糖尿病的发病有密切的关系。

二、糖尿病的分类

(一)Ⅰ型糖尿病

Ⅰ型糖尿病特征为起病较急,三多一少症状典型,有酮症倾向,体内胰岛素绝对缺乏,故必须用胰岛素治疗,多为幼年发病。多伴特异性免疫或自身免疫反应,血中抗胰岛细胞抗体阳性。

(二) Ⅱ型糖尿病

Ⅱ型糖尿病多为成年起病,症状不典型,病情进展缓慢。对口服降糖药反应好,但后期可因胰岛 β 细胞功能衰竭而需胰岛素治疗。本型中有部分糖尿病患者幼年起病、肥胖、有明显遗传倾向,无须胰岛素治疗,称幼年起病的成年型糖尿病。Ⅱ型糖尿病中体重超过理想体重的20%为肥胖型,余为非肥胖型。

(三) 与营养失调有关的糖尿病(Ⅲ型)

近年来,在热带、亚热带地区发现一些糖尿病患者表现为营养不良、消瘦;需要但不完全依赖胰岛素,对胰岛素的需要量大且不敏感,但不易发生酮症。发病年龄在 10~35 岁,有些病例常伴有胰腺炎,提示糖尿病为胰源性,已发现Ⅲ型糖尿病与长期食用一种高碳水化合物、低蛋白的木薯有关。该型中至少存在两种典型情况。

1.纤维结石性胰性糖尿病

小儿期有反复腹痛发作史,病理可见胰腺弥漫性纤维化及胰管的钙化。我国已有该型病例报道。

2.蛋白缺乏性胰性糖尿病

该型无反复腹痛既往史,有胰岛素抵抗性但无胰管内钙化或胰管扩张。

(四) 其他类型(继发性糖尿病)

(1)胰腺损伤、胰腺炎、肿瘤、外伤、手术等损伤胰岛,引起糖尿病。

(2)内分泌疾病引起的糖尿病:如继发于库欣综合征、肢端肥大症、嗜铬细胞瘤、甲状腺功能亢进症等,升糖激素分泌过多。

(3)药物或化学物质损伤胰岛 β 细胞而引起糖尿病。

(4)胰岛素受体异常。

(5)某些遗传性综合征伴发的糖尿病。

(6)葡萄糖耐量异常:一般无自觉症状,多见于肥胖者。葡萄糖耐量显示血糖水平高于正常人,但低于糖尿病的诊断标准。有报道对这部分人跟踪观察,其中 50%最终转化为糖尿病。部分经控制饮食减轻体重,可使糖耐量恢复正常。

(7)妊娠期糖尿病:妊娠期发生的糖尿病或糖耐量异常。多数患者分娩后,糖耐量可恢复正常,约 1/3 患者以后可转化为真性糖尿病。

三、临床表现

(一) 代谢紊乱综合征

1.Ⅰ型糖尿病

Ⅰ型糖尿病以青少年多见,起病急,症状有口渴、多饮、多尿、多食、善饥、乏力,以及组织修复力和抵抗力降低、生长发育障碍等,易发生酮症酸中毒。

2.Ⅱ型糖尿病

40 岁以上,体型肥胖的患者多发。症状较轻,有些患者空腹血糖正常,仅进食后出现高血糖,尿糖阳性。部分患者饭后胰岛素分泌持续增加,3~5 小时后甚至引起低血糖。在急性应激情况下,患者也可能发生酮症酸中毒。

(二)糖尿病慢性病变

1.心血管病变

大、中动脉硬化主要侵犯主动脉、冠状动脉、大脑动脉、肾动脉和肢体外周动脉,引起冠心病(心肌梗死)、脑血栓形成、肾动脉硬化、肢体动脉硬化等。患病年龄较轻,病情进展也较快。冠心病和脑血管意外的患病率较非糖尿病者高 2～3 倍,是近代糖尿病患者的主要死因。肢体外周动脉硬化常以下肢动脉病变为主,表现为下肢疼痛、感觉异常和间歇性跛行等症状,严重者可导致肢端坏疽,糖尿病者肢端坏疽的发生率约为正常人的 70 倍,我国少见。心脏微血管病变及心肌代谢紊乱可导致心肌广泛损害,称糖尿病性心肌病,其主要表现为心律失常、心力衰竭、猝死。

2.糖尿病性肾病变

糖尿病史超过 10 年者合并肾脏病变较常见,主要表现在糖尿病性微血管病变、毛细血管间肾小球硬化症、肾动脉硬化和慢性肾盂肾炎。毛细血管间肾小球硬化症表现为蛋白尿、水肿、高血压,Ⅰ型糖尿病患者约 40% 死于肾衰竭。

3.眼部病变

糖尿病患者眼部表现较多,血糖增高可使晶体和眼液(房水和玻璃体)中葡萄糖浓度也相应增高,临床表现为视觉模糊、调节功能减低、近视、玻璃体混浊和白内障。最常见的是糖尿病视网膜病变。糖尿病病史超过 10 年,半数以上患者出现这些并发症,并可有小静脉扩张、水肿、渗出、微血管病变,严重者可导致失明。

4.神经病变

神经病变最常见的是周围神经病变,病程在 10 年以上者 90% 以上均出现。临床表现为对称性长袜形感觉异常,轻者为对称性麻木、触觉过敏、蚁行感。典型症状是针刺样或烧灼样疼痛,卧床休息时明显,活动时可稍减轻,以致患者不能安宁,触觉和疼觉在晚期减退是患者肢端易受创伤的原因。也可有运动神经受累,肌张力低下、肌力减弱、肌萎缩等晚期运动神经损害的表现。自主神经损害表现为直立性低血压、瞳孔小而不规则、光反射消失、泌汗异常、心动过速、胃肠功能失调、胃张力降低、胃内容物滞留、便秘与腹泻交替、排尿异常、尿潴留、尿失禁、性功能减退、阳痿等。

5.皮肤及其他病变

皮肤感染极为常见,如疖、痈、毛囊炎。真菌感染多见于足部感染、阴道炎、肛门周围脓肿。

四、实验室检查

(1)空腹尿糖、餐后 2 小时尿糖阳性。

(2)空腹血糖＞7 mmol/L,餐后 2 小时血糖＞11.1 mmol/L。

(3)血糖、尿糖检查不能确定糖尿病诊断时,可作口服葡萄糖耐量试验,如糖耐量减低,又能排除非糖尿病所致的糖耐量降低的因素,则有助于糖尿病的诊断。

(4)血浆胰岛素水平:胰岛素依赖型者,空腹胰岛素水平低于正常值。

五、护理观察要点

(一)病情判断

对糖尿病患者,入院后,首先要明确患者是属于哪一型的,是Ⅰ型还是Ⅱ型,以及病情的轻重、有无并发症包括急性和慢性并发症。对于合并急性并发症者如糖尿病酮症酸中毒、高渗非酮性昏迷等,应迅速抢救,做好给氧、输液、定时检测血糖、血气分析、血电解质及尿糖、尿酮体等检查准备。

(二)胰岛素相对或绝对不足所致代谢紊乱症群观察

(1)葡萄糖利用障碍:由于肝糖原合成降低,分解加速,糖异生增加,临床出现明显高血糖和尿糖,口渴、多饮、多尿,善饥多食症状加剧。

(2)蛋白质分解代谢加速,导致负氮平衡,患者表现为体重下降、乏力,组织修复和抵抗力降低,儿童则出现发育障碍、延迟。

(3)脂肪动用增加,血游离脂肪酸浓度增高,酮体的生成超过组织排泄速度,可发展为酮症及酮症酸中毒。脂肪代谢紊乱可导致动脉粥样硬化,影响眼底动脉、脑动脉、冠状动脉、肾动脉及下肢动脉,发生相应的病变如心肌梗死、脑血栓形成、肾动脉硬化、肢端坏死等。

(三)其他糖尿病慢性病变观察

神经系统症状,视力障碍,皮肤变化,有无创伤、感染等。

(四)生化检验

尿糖、血糖、糖化血红蛋白、血脂、肝功能、肾功能、血电解质、血气分析等。

(五)糖尿病酮症酸中毒观察

1.诱因

常见的诱因是感染、胰岛素中断或减量过多、饮食不当、外伤、手术、分娩、情绪压力、过度疲劳等,对胰岛素的需要量增加。

2.症状

症状有烦渴、多尿、消瘦、软弱加重,逐渐出现恶心、呕吐、脱水,甚至少尿、肌肉疼痛、痉挛。亦可有不明原因的腹部疼痛,中枢神经系统症状有头痛、嗜睡,甚至昏迷。

3.体征

(1)有脱水征:皮肤干燥,缺乏弹性、眼球下陷。

(2)库司毛耳呼吸:呼吸深快和节律不整,呼气有酮味(烂苹果味)。

(3)循环衰竭表现:脉细速、四肢厥冷、血压下降,甚至休克。

(4)各种反射迟钝、消失,嗜睡甚至昏迷。

4.实验室改变

血糖显著升高,超过 16.7 mmol/L,血酮增高,二氧化碳结合力降低,尿糖及尿酮体呈强阳性反应,血白细胞增高。酸中毒失代偿期血 pH 小于 7.35,动脉 HCO_3^- 低于 15 mmol/L,剩余碱负值增大,血 K^+、Na^+、Cl^- 降低。

(六)低血糖观察

1.常见原因

糖尿病患者过多使用胰岛素,口服降糖药物,进食减少,或活动量增加而未增加食物的摄入。

2.症状

头晕、眼花、饥饿感、软弱无力、颤抖、出冷汗、心悸、脉快,严重者出现精神、神经症状甚至昏迷。

3.体征

面色苍白、四肢湿冷、心率加快,初期血压上升,后期下降,共济失调,定向障碍甚至昏迷。

4.实验室改变

血糖<2.78 mmol/L。

(七)高渗非酮性糖尿病昏迷的观察

1.诱因

其最常见于老年糖尿病患者,常突然发作。感染、急性胃肠炎、胰腺炎、脑血管意外、严重肾脏疾患、血液透析治疗、手术及服用加重糖尿病的某些药物如可的松、免疫抑制剂、噻嗪类利尿剂,在病程早期因误诊而输入葡萄糖液、口服大量糖水、牛奶,诱发或促使病情发展恶化,可出现高渗非酮性糖尿病昏迷。

2.症状

多尿、多饮、发热、食欲减退、恶心、失水、嗜睡、幻觉、上肢震颤,最后陷入昏迷。

3.体征

失水及休克体征。

4.实验室改变

高血糖>33.0 mmol/L、高血浆渗透压>330 mmol/L,高钠血症>155 mmol/L和氮质血症,血酮、尿酮阴性或轻度增高。

六、检查护理

(一)血糖

关于血糖的监测,目前,国内大多地区一直用静脉抽取血浆(或离心取血清)测血糖,对于病情轻、血糖控制满意者,只需数周观察一次血糖者仍是常用方法。但这种方法不可能自我监测。近年来,袖珍式快速毛细血管血糖计的应用日渐趋于普遍,这种方法就可由患者自己操作,进行监测。这种测定仪器体积较小,可随身携带,取手指血或耳垂血,只需一滴,滴在血糖试纸条的有试剂部分。袖珍血糖计的种类很多,从操作来说,大致可分为两类:一类是要抹去血液的,另一类则不必抹去血液。约1分钟即可得到血糖结果。血糖监测的频度应该根据病情而定。袖珍血糖计只要操作正确即可反映血糖水平,但操作不符合要求,如对于要抹去血液的血糖计,血液抹得不干净、血量不足、计时不准确等可造成误差。国外医院内设有专门的糖尿病教员,由高级护师担任,指导患者血糖计正确的使用方法,如何校正血糖计、更换电池等。

1.空腹血糖

其一般指过夜空腹8小时以上,于晨6~8时采血测得的血糖。可反映无糖负荷时体内的基础血糖水平。测定结果可受到前1天晚餐进食量及成分、夜间睡眠情况、情绪变化等因素的影响。故测试前晚应避免进食过量或含油脂过高的食物,在保证睡眠及情绪稳定时检测。一般从肘静脉取血,止血带压迫时间不宜过长,应在几秒内抽出血液,以免血糖数值不准确。采血后立即送检。正常人空腹血糖为3.8~6.1 mmol/L,如空腹血糖大于7 mmol/L,提示胰岛分泌能力减少3/4。

2.餐后两小时血糖

其指进餐后两小时所采取的血糖。有标准餐或随意餐2种进餐方式。标准餐是指按统一规定的糖类含量所进的饮食,如 100 g 或 75 g 葡萄糖,或 100 g 馒头等;随意餐多指患者平时常规早餐,包括早餐前、后常规服用的药物,为平常治疗效果的 1 个观察指标,均反映定量糖负荷后机体的耐受情况。正常人餐后两小时血糖应小于 7 mmol/L。

3.即刻血糖

其根据病情观察需要所选择的时间采血测定血糖,可反映所要观察时间的血糖水平。

4.口服葡萄糖耐量试验(oral glucose tolerance test,OGTT)

其指通过观察空腹及葡萄糖负荷后各时点血糖的动态变化,了解机体对葡萄糖的利用和耐受情况,其是诊断糖尿病和糖耐量低减的重要检查。①方法:空腹过夜 8 小时以上,于晨 6~8时抽血测定空腹血糖,抽血后即饮用含 75 g 葡萄糖的溶液(75 g 葡萄糖溶于 250~300 mL 20~30 ℃的温开水中,3~5 分钟内饮完),于饮葡萄糖水后 1 小时、两小时分别采血测定血糖。②判断标准:成年人服 75 g 葡萄糖后两小时血糖不低于 11.1 mmol/L 可诊断为糖尿病,血糖在 7~11.1 mmol/L 之间为葡萄糖耐量低减。

要熟知本试验方法,并注意以下影响因素。①饮食因素:试验前 3 天要求饮食中含糖量每天不少于150 g。②剧烈体力活动:在服糖前剧烈体力活动可使血糖升高,服糖后剧烈活动可致低血糖反应。③精神因素:情绪剧烈变化可使血糖升高。④药物因素影响:如避孕药、普萘洛尔等应在试验前3 天停药。此外,采血时间要准确,要及时观察患者的反应。

5.馒头餐试验

原理同 OGTT。本试验主要针对已明确诊断的糖尿病患者,须了解其对定量糖负荷后的耐受程度时选用。也可适用于不适应口服葡萄糖液的患者。准备 100 g 的馒头一个,其中含碳化合物的量约等于75 g葡萄糖;抽取空腹血后食用,10 分钟内吃完,从吃第 1 口开始计算时间,分别于食后1 小时、两小时采血测定血糖。结果判断同 OGTT。

(二)尿糖

检查尿糖是诊断糖尿病最简单的方法,正常人每天仅有极少量的葡萄糖从尿中排出(小于100 mg/天),一般检测方法不能测出。如果每天尿中排糖量大于 150 mg,则可测出。但除葡萄糖外,果糖、乳糖或尿中一些还原性物质(如水杨酸类、水合氯醛、氨基比林、尿酸等)都可发生尿糖阳性。尿糖含量的多少除反映血糖水平外,还受到肾糖阈的影响,故对尿糖结果的判定要综合分析。下面是临床常用的尿糖测定的方法。

1.定性测定

定性测定为较粗糙的尿糖测定方法,依尿糖含量的高低,分为 5 个等级(表7-1)。

表 7-1　尿糖定性结果

颜色	定性	定量(g/dL)
蓝色	0	0
绿色	+<	0.5
黄色	++	0.5~1
橘红	+++	1~2
砖红	++++	>2

因检测方便,该诊断方法易于为患者所接受。常用班氏试剂检测法:试管内滴班氏试剂20滴和尿液两滴,煮沸冷却,观察尿液的颜色以判断结果。近年来尿糖试纸亦广泛应用,为患者提供了方便。

2.随机尿糖测定

随机尿糖测定常作为粗筛检查。随机留取尿液测定尿糖,其结果反映测定前末次排尿后至测定时这一段时间所排尿的含糖量。

3.次尿糖测定

次尿糖测定也称即刻尿糖测定。方法是准备测定前先将膀胱内原有尿液排尽,适量(200 mL)饮水,30分钟后再留尿测定尿糖,此结果反映了测定当时尿中含糖量,常作为了解餐前血糖水平的间接指标。常用于新入院或首次使用胰岛素的患者、糖尿病酮症酸中毒患者抢救时,可根据三餐前及睡前四次尿糖定性结果,推测患者即时血糖水平,以利于随时调整胰岛素的用量。

4.分段尿糖测定

其将1天(24小时)按3餐进食与睡眠分为4个阶段,测定每个阶段尿排糖情况及尿量,间接了解机体在3餐进餐后及夜间空腹状态下的血糖变化情况,可作为调整饮食及治疗药物用量的观察指标。方法为按四段时间分别收集各阶段时间内的全部尿液,测量各段尿量并记录,分别留取四段尿标本10 mL测定尿糖。第1段为早餐后至午餐前(上午7~11时);第2段为午餐后至晚餐前(上午11时~下午5时);第3段为晚餐后至睡前(下午5时~晚上10时);第4段为入睡后至次日早餐前(晚上10时~次日上午7时)。

5.尿糖定量测定

尿糖定量测定指单位时间内排出尿糖的定量测定。通常计算24小时尿的排糖量。此项检查是对糖尿病患者病情及治疗效果观察的一个重要指标。方法如下:留取24小时全部尿液,收集于一个储尿器内,测量总量并记录,留取10 mL送检,余尿弃之。或从已留取的四段尿标本中用滴管依各段尿量按比例(50 mL取1滴)吸取尿液,混匀送检即可。经葡萄糖氧化酶法测定每100 mL尿液中含糖量,结果乘以全天尿量(mL数),再除以100,即为检查日24小时排糖总量。

七、饮食治疗护理

饮食治疗是糖尿病治疗中最基本的措施。其通过饮食控制减轻胰岛β细胞负担,以求恢复或部分恢复胰岛的分泌功能,对于年老肥胖者饮食治疗常常是主要或单一的治疗方法。

(一)饮食细算法

1.计算出患者的理想体重

身高(cm)-105=体重(kg)。

2.饮食总热卡的估计

根据理想体重和工作性质,估计每天所需总热量。儿童、孕妇、乳母、营养不良及消瘦者、伴有消耗性疾病者应酌情增加;肥胖者酌减,使患者体重逐渐下降到正常体重±5%。

3.食物中糖、蛋白质、脂肪的分配比例

蛋白质按成人每天每千克体重$(1\sim1.5)\times10^{-3}$kg计算,脂肪每天每千克体重$(0.6\sim1)\times10^{-3}$kg,从总热量中减去蛋白质和脂肪所供热量,余则为糖所提供的热量。总的来说,糖类占

146

饮食总热量的 50%～60%，蛋白质占 12%～15%，脂肪占 30%。但近年来有实验证明，在总热量不变的情况下，增加糖供热卡的比例，即糖类占热卡的 60%～65%，对糖尿病的控制有利。此外，在糖类食物中，高纤维碳水化合物更为有利。

4.热卡分布

三餐热量分布约为 1/5、2/5、2/5 或 1/3、1/3、1/3，也可按饮食习惯和病情予以调整，如可以分为四餐等。

(二)饮食粗算法

(1)肥胖患者，每天主食 4～6 两(200～300 g)，副食中蛋白质 30～60 g，脂肪 25 g。

(2)体重在正常范围者：轻体力劳动每天主食 250～400 g，重体力劳动每天主食 400～500 g。

(三)注意事项

(1)首先，向患者阐明饮食治疗的目的和要求，使患者自觉遵守医嘱，按规定进食。

(2)应严格定时进食，使用胰岛素治疗的患者尤应注意。如因故不能进食，餐前应暂停注射胰岛素，注射胰岛素后要定时进食。

(3)除三餐主食外，糖尿病患者不宜食用糖和糕点甜食。水果含糖量多，病情控制不好时应禁止食用，病情控制较好可少量食用。医护人员应劝说患者亲友不送其他食物，并要检查每次进餐情况，核对数量是否符合要求，患者是否按量进食。

(4)患者需甜食时，一般食用糖精或木糖醇，或其他代糖品。

(5)控制饮食的关键在于控制总热量。在治疗开始，患者会因饮食控制而出现易饥的感觉，此时可增加蔬菜、豆制品等副食。在蔬菜中，糖类含量少于 5% 的有南瓜、青蒜、小白菜、油菜、菠菜、西红柿、冬瓜、黄瓜、芹菜、大白菜、茄子、卷心菜、茭白、韭菜、丝瓜、倭瓜等。豆制品含糖类 1%～3% 的有豆浆，豆腐，含 4%～6% 的有豆腐干等。这些食物均可食用。

(6)在总热量不变的原则下，凡增加一种食物，就应同时相应减去其他食物，以保证平衡。指导患者熟悉并灵活掌握食品热量交换表。

(7)定期测量体重，一般每周 1 次。定期监测血糖、尿糖变化，观察饮食控制效果。

(8)当患者腹泻或饮食锐减时，要警惕腹泻诱发的糖尿病急性并发症，同时，也应注意有无电解质失衡，必要时，给予输液以免过度脱水。

八、运动疗法护理

(一)运动的目的

运动能促进血液循环中的葡萄糖与游离脂肪酸的利用，降低血糖、甘油三酯，增加人体对胰岛素的敏感性，使胰岛素与受体的结合率增加。尤其对肥胖的糖尿病患者，运动既可减轻体重，降低血压，又能改善机体的异常代谢状况，改善血液循环与肌肉张力，增强体力，同时，还能减轻患者的压力和紧张性。

(二)运动方式

最好做有氧运动，如散步、跑步、骑自行车、做广播操、游泳、爬山、打太极拳、打羽毛球、滑冰、划船等。其中步行安全简便，容易坚持，可作为首选的锻炼方式。如步行 30 分钟约消耗能量0.4 J，若每天坚持步行 30 分钟，1 年内可减轻体重 4 kg。骑自行车每小时消耗 1.2 J，游泳每小时消耗 1.2 J，跳舞每小时消耗1.21 J，球类活动每小时消耗 1.6～2.0 J。

(三)运动时间的选择

Ⅱ型患者运动时肌肉利用葡萄糖增多、血糖明显下降,但不易出现低血糖。因此,对Ⅱ型患者什么时候进行运动无严格限制。Ⅰ型患者在餐后 0.5～1.5 小时运动较为合适,此举可使血糖下降。

(四)注意事项

(1)在运动前,首先,请医师评估糖尿病的控制情况,有无增殖性视网膜病变、肾病和心血管病变。有微血管病变的糖尿病患者,在运动时,最大心率应限制在同年龄正常人最大心率的 80%～85%,血压升高不要超过 26.6/13.8 kPa,晚期病变者应限于快步走路或轻体力活动。

(2)采用适中的运动量,逐渐增加,循序渐进。

(3)不在胰岛素作用高峰时间运动,以免发生低血糖。

(4)运动肢体注射胰岛素可使胰岛素吸收加快,应予注意。

(5)注意运动诱发的迟发性低血糖,可在运动停止后数小时发生。

(6)制订运动计划,持之以恒,不要随便中断,但要避免过度运动,以免使病情加重。

九、口服降糖药物治疗护理

口服降糖药主要有磺脲类和双胍类,其是治疗大多数Ⅱ型糖尿病的有效药物。

(一)磺脲类

磺脲类包括 D860、优降糖、达美康、美吡哒、克糖利、糖适平等。

1. 作用机制

其作用机制主要是刺激胰岛 β 细胞释放胰岛素,还可以减少肝糖原输出,增加周围组织对糖的利用。

2. 适应证与禁忌证

磺脲类只适用于胰岛 β 细胞有分泌胰岛素功能者。①Ⅱ型的轻、中度患者。②单纯饮食治疗无效的Ⅱ型。③Ⅰ型和重度糖尿病、有酮症史或出现严重的并发症,以及肝、肾疾患和对磺脲类药物过敏者均不宜使用。

3. 服药观察事项

(1)磺脲类药物尤其是优降糖用药剂量过大时,可发生低血糖反应,甚至低血糖昏迷。如果患者伴有肝、肾功能不全或同时服用一些可以延长磺脲类药物作用时间的药物如心得安、苯妥英钠、水杨酸制剂等,都可能促进低血糖反应出现。

(2)胃肠道反应,如恶心、厌食、腹泻等。出现这些不良反应时,服用制酸剂可以使症状减轻。

(3)出现较少的不良反应如变态反应,表现为皮肤红斑、荨麻疹。

(4)发生粒细胞减少,血小板减少、全血细胞减少和溶血性贫血。这些症状常出现在用药 6～8 周后,出现这些症状或不良反应时,应及时停药和予以相应处理。

(二)双胍类

常用药物有降糖片(二甲双胍)。降糖灵现已少用。

1. 作用机制

双胍类降糖药可增加外周组织对葡萄糖的利用,减少糖原异生,使肝糖原输出下降,也可通过抑制肠道吸收葡萄糖、氨基酸、脂肪、胆固醇来发挥作用。

2.适应证

(1)主要用于治疗Ⅱ型中经饮食控制失败者。

(2)肥胖需减重但又难控制饮食者。

(3)Ⅰ型用胰岛素后血糖不稳定者可加服降糖片。

(4)已试用磺脲类药物或已加用运动治疗失效时。

3.禁忌证

(1)肝肾功能不好、低血容量等用此药物易引发乳酸性酸中毒。

(2)Ⅰ型糖尿病者不能单用此药。

(3)有严重糖尿病并发症。

4.服药观察事项

服用本药易发生胃肠道反应,因有效剂量与发生不良反应剂量很接近,常见的胃肠症状有厌食、恶心、呕吐、腹胀、腹泻等;多发生在用药 1～2 天,易致体重下降,故消瘦者慎用。双胍类药物可抑制维生素 B_{12} 吸收,导致维生素 B_{12} 缺乏;可引起乳酸性酸中毒;长期服用可致嗜睡、头昏、倦怠、乏力。

十、胰岛素治疗护理

胰岛素能加速糖利用,抑制糖原异生以降低血糖,并改善脂肪和蛋白质代谢,目前使用的胰岛素制剂是从家畜(牛、猪)或鱼的胰腺制取的,现已有人工基因重组合成的人胰岛素,如诺和灵、优泌林等。因胰岛素是一种蛋白质,口服后易被消化酶破坏而失效,故须用注射法给药。

(一)适应证

①Ⅰ型患者。②重型消瘦型。③糖尿病急性并发症或有严重心、肾、眼并发症的糖尿病。④饮食控制或口服降糖药不能控制病情时。⑤外科大手术前后。⑥妊娠期、分娩期。

(二)制剂类型

胰岛素可分为速(短)效、中效和长效三种。三种均可经皮下或肌内注射,而仅有短效胰岛素可作静脉注射用。

(三)注意事项

(1)胰岛素的保存:长效及中效胰岛素在 5 ℃可放置 3 年效价不变,而普通胰岛素(regular insulin, RI)在 5 ℃放置 3 个月后效价稍减。一般而言,中效及长效胰岛素比 RI 稳定。胰岛素在使用时放在室温中 1 个月效价不会改变。胰岛素不能冰冻,温度太低可使胰岛素变性。在使用前应注意观察,如发现有异样或结成小粒的情况应弃之不用。

(2)注射胰岛素剂量须准确,用 1 mL 注射器抽吸。要注意剂量换算,有的胰岛素 1 mL 内含40 U,也有含 80 U、100 U 的,必须分清,注意不要把 U 误认为 mL。

(3)使用时,注意胰岛素的有效期。一般各种胰岛素出厂后有效期多为 1～2 年,过期胰岛素影响效价。

(4)用具和消毒:1 mL 玻璃注射器及针头用高压蒸气消毒最理想,在家庭中可采用 75% 乙醇浸泡法,每周用水煮沸 15 分钟。现多采用一次性注射器、笔式胰岛素注射器等。

(5)混合胰岛素的抽吸:RI 和鱼精蛋白锌胰岛素(protamine zinc insulin, PZI)同时注射时要先抽 RI 再抽 PZI 并充分混匀,因为 RI 是酸性,其溶液不含酸碱缓冲液,而 PZI 则含缓冲液,若先抽 PZI 则可能使 RI 因 pH 改变而变性,反之,如果把小量 RI 混至 PZI 中,因 PZI 有缓冲液,对 pH 的影响不大。另外,RI 与 PZI 混合后,混合液中 RI 的含量减少,而 PZI 含量增加,这是因为 PZI 里面所含鱼精蛋白锌只有一部分和胰岛素结合,一部分没有结合,当 RI 与其混合后,没有结合的一部分能和加入的 RI 结合,使其变成 PZI。大约 1U 可结合 0.5U,也有人认为可以结合 1U。

(6)注射部位的选择与轮替:胰岛素采用皮下注射法,宜选择皮肤疏松部位,如上臂三角肌、臀大肌、股部、腹部等,若患者自己注射以股部和腹部最方便。注射部位要有计划地轮替进行(左肩—右肩—左股—右股—左臀—右臀—腹部—左肩),针眼之间应间隔 1.5~2 cm,1 周内不要在同一部位注射两次,以免形成局部硬结,影响药物的吸收及疗效。

(7)经常运动的部位会造成胰岛素吸收太快,应避免注射。吸收速度依注射部位而定,如 RI 注射于三角肌后吸收速度快于大腿前侧,大腿、腹部注射又快于臀部。

(8)餐前 15~30 分钟注射胰岛素,严格要求患者按时就餐,注射时间与进餐时间要密切配合,防止低血糖反应的发生。

(9)各种原因引起的食欲减退、进食量少或因胃肠道疾病而呕吐、腹泻,未及时减少胰岛素用量,都可引起低血糖,因此,注射前要注意患者的病情变化,询问进食情况,如有异常,及时报告医师做相应处理。

(10)如从动物胰岛素改换成人胰岛素,则应减少剂量,大约减少 1/4 剂量。

(四)不良反应观察

1.低血糖反应

低血糖反应是最常见不良反应,有饥饿、头晕、软弱、心悸、出汗、脉速等,重者晕厥、昏迷、癫痫等,轻者进食饼干、糖水,重者静脉注射 50%的葡萄糖 20~40 mL。

2.变态反应

极少数人有变态反应,如荨麻疹、血管神经性水肿、紫癜等。可用抗组织胺类药物,重者须调换胰岛素剂型,或采用脱敏疗法。

3.胰岛素性水肿

胰岛素性水肿多发生在糖尿病控制不良、糖代谢显著失调经胰岛素治疗迅速得到控制时。表现为下肢轻度水肿直至全身性水肿,可自然消退。处理方法主要为给患者低盐饮食、限制水的摄入,必要时给予利尿剂。

4.局部反应

注射部位红肿、发痒、硬结、皮下脂肪萎缩等,多见于小儿与青年。预防可采用高纯度胰岛素制剂,注射部位轮替,胰岛素深部注射法。

十一、慢性并发症的护理

(一)感染的预防护理

糖尿病患者三大代谢紊乱,机体抵抗力下降,易发生各种感染,因此,须采取以下护理措施。

(1)加强皮肤护理:高血糖及维生素 B 代谢紊乱可致皮肤干燥、发痒;在酮症酸中毒时酮体自汗腺排出可刺激皮肤而致瘙痒。因此,须勤沐浴,以减轻刺痒,避免因皮肤抓伤而引起感染,皮肤干燥者可涂擦羊毛脂保护。

(2)女患者因尿糖刺激,外阴常瘙痒,必须每晚用温水清洗,尿后可用4%硼酸液冲洗。

(3)皮肤感觉障碍者,应避免任何刺激。避免用热水袋保暖,防止烫伤。

(4)每晚用温水泡脚,水温不宜过热,防止烫伤。穿宽松柔软的鞋袜,修剪趾甲勿损伤皮肤,以免发生感染,形成糖尿病足。

(5)保持口腔卫生,坚持早晚刷牙、饭后漱口,酮症酸中毒患者口腔有烂苹果味,必须加强口腔护理。

(6)嘱患者预防呼吸系统感染,及时增减衣服,注意保暖。已有感染时,应及时治疗,预防并发肺炎。

(7)根据细菌感染的病变部位,进行针对性观察护理。如泌尿道感染时,要注意有无排尿困难、尿少、尿频、尿痛等症状,注意尿标本的收集,保持外阴部清洁;皮肤化脓感染时进行清洁换药。

(二)糖尿病肾脏病变护理

除积极控制高血糖外,糖尿病肾脏病变护理工作主要是限制患者活动,给予低盐高蛋白饮食,对应用激素的患者注意观察用药效果和不良反应。一旦出现肾衰,则须限制蛋白。由于肾衰竭,胰岛素灭活减弱,一些应用胰岛素治疗的患者常因胰岛素未能及时调整而产生低血糖反应,甚至低血糖昏迷。

(三)神经病变的护理

(1)密切观察病情,及早控制高血糖,以减轻或预防神经病变。

(2)对于因周围神经损害而剧烈疼痛者,除用止痛剂及大量维生素 B_1 外,要进行局部按摩和理疗,以改善血液循环。对于那些痛觉异常过敏不能接触皮肤,甚至接触被服亦难忍受者,要注意室内保暖,用支撑架支撑被褥,以避免接触引起的剧痛,并注意安慰患者,解除其烦恼。教会患者每天检查足部,预防糖尿病足的发生。

(3)如出现五更泻或膀胱收缩无力等自主神经症状,要注意勤换内裤、被褥,做好肛周清洁护理,防止损伤肛周皮肤。

(4)对膀胱收缩无力者,鼓励患者定时自行解小便和按压下腹部尽量排出残余尿,并要训练患者白天每2~3小时排尿一次,以弥补排尿感缺乏造成的不足。尿潴留明显需导尿时应严格行无菌技术操作,采用闭式引流,每天用1:5 000呋喃西林液冲洗膀胱,病情允许时,尽早拔尿管。

(5)颅神经损害者依不同病变部位采取不同的措施,如面神经损害影响眼睛不能闭合,应注意保护眼睛,定期涂眼膏、戴眼罩。第Ⅸ、Ⅹ对颅神经损害进食困难者,应鼻饲流质饮食以维持营养,并防止吸入性肺炎、口腔炎及化脓性腮腺炎的发生。

(四)糖尿病足的护理

1.原因

糖尿病引起神经功能缺损及循环障碍,导致下肢及足部缺血、疼痛、麻木、感觉异常。40岁以上糖尿病患者或糖尿病病史10年以上者,糖尿病足的发病率明显增高。

2.糖尿病足的危险信号

(1)吸烟者,因为吸烟可使循环障碍加重。

(2)末梢神经感觉丧失及末梢动脉搏动减弱或消失者。

(3)足的畸形如高足弓爪形趾者。

(4)有足部溃疡或截肢史者。

3.护理措施

(1)每天检查足部是否有水泡、裂口、擦伤及其他异常改变。如发现有皮肤发红、肿胀或脓肿等感染征象,应立即到医院治疗。

(2)每天晚上用温水(低于 40 ℃)及软皂洗足,用柔软而吸水性强的毛巾轻柔地将脚擦干,然后用羊毛脂或植物油涂抹并按摩足部皮肤,以保护皮肤的柔软性,防止干燥。

(3)如为汗脚,可放少许滑石粉于趾间、鞋里及袜中。

(4)勿赤足行走,以免足部受伤。

(5)严禁用强烈的消毒药物如碘酒等,避免使用侵蚀性药物抹擦鸡眼和胼胝。

(6)为防止烫伤足,禁用热水袋、电热毯及其他热源温暖足部。可通过多穿袜子、穿护脚套等保暖,但不要有松紧带,以免妨碍血液循环。

(7)足部变形者,应选择质地柔软、透气性好、鞋头宽大的运动鞋或软底布鞋。

(8)每天做小腿和足部运动,以改善血液循环。

(9)若趾甲干脆,可用 1‰的硼砂温水浸泡半小时,以软化趾甲。

(10)指导患者每天检查并按摩双脚,注意足部皮肤颜色、完整性、表面温度及感染征象等。

十二、急性并发症抢救护理

(一)酮症酸中毒的护理

(1)按糖尿病及昏迷护理常规护理。

(2)密切观察 T、P、R、BP、神志及全身症状,尤其要注意呼吸的气味,深度、频度的改变。

(3)留好标本提供诊治依据:尽快留取好血糖、钾、钠、氯、CO_2 结合力、肾功能、动脉血气分析、尿酮体等标本,及时送检。切勿在输液肢体抽取血标本,以免影响化验结果。

(4)患者入院后,立即建立两条静脉通道,一条通道用以输入胰岛素,另一条通道主要用于大量补液及输入抗生素和碱性液体、电解质,以维持水电解质及酸碱平衡。

(5)采用小剂量胰岛素疗法,胰岛素 4～10 U/h,如 24 U 胰岛素加入 1 000 mL 生理盐水中静脉滴注,调整好输液速度,250 mL/h,70 滴/分钟左右,最好使用输液泵调节。

(6)禁食,待患者神志清醒后,改为糖尿病半流质饮食或普通饮食。

(7)做好基础护理,预防皮肤、口腔、肺部及泌尿系感染等并发症。

(二)低血糖的护理

(1)首先,了解胰岛素治疗情况,根据低血糖临床表现作出正确判断(与低血糖昏迷鉴别)。

(2)立即测定血糖浓度。

(3)休息与补糖:低血糖发作时,卧床休息,轻者食用少量馒头、饼干等食物,重者(血糖低于 2.7 mmol/L)立即口服或静脉注射 50%葡萄糖 40～60 mL。

(4)心理护理:对神志清楚者,给予精神安慰,嘱其勿紧张,主动配合治疗。

（三）高渗非酮性昏迷的护理

（1）按糖尿病及昏迷护理常规护理。

（2）严密观察患者，神志、精神、体温、脉搏、呼吸、血压、瞳孔等变化。

（3）入院后，立即采集血糖、乳酸、CO_2 结合力、血 pH、K^+、Na^+、Cl^- 及血、尿渗透压标本送检，并注意观察其结果，及时提供诊断治疗依据。

（4）立即建立静脉通道，做好补液护理，补液内容应依据所测得的血生化指标参数，正确选择输液种类。无血压下降者，遵医嘱静脉滴注低渗盐水（0.45％～0.6％），输入时速度宜慢，谨防发生静脉内溶血及血压下降，注意观察血压、血钠、血糖情况。小剂量应用胰岛素，在血糖稳步下降的同时，严密观察患者有无低血糖的症状，一旦发现，及时与医师联系进行处理。补钾时，注意液体勿渗出血管外，以免血管周围组织坏死。

（5）按昏迷护理常规，做好基础护理。

第二节　嗜铬细胞瘤

嗜铬细胞瘤起源于肾上腺髓质、交感神经节或其他部位的嗜铬组织，这种瘤持续或间断地释放大量儿茶酚胺，引起持续性或阵发性高血压和多个器官功能及代谢紊乱。本病以 20～50 岁最多见，男女发病率无明显差异。嗜铬细胞瘤大多为良性，如及早诊治，手术切除可根治。恶性肿瘤约占 10％，治疗困难，已发生转移者预后不一，重者在数月内死亡，少数可存活 10 年以上，5 年生存率为 45％。

一、病因与发病机制

发病原因尚不明确。肿瘤位于肾上腺者占 80％～90％，大多为一侧性，少数为双侧性或一侧肾上腺瘤与另一侧肾上腺外瘤并存，多见于儿童和家族性患者。

肾上腺髓质的嗜铬细胞瘤可产生去甲肾上腺素和肾上腺素，以前者为主，极少数只分泌肾上腺素，家族性者以肾上腺素为主，尤其在早期、肿瘤较小时；肾上腺外的嗜铬细胞瘤除主动脉旁嗜铬体所致者外，只产生去甲肾上腺素，不能合成肾上腺素。

嗜铬细胞瘤可产生多种肽类激素，并可引起一些不典型的症状，如面部潮红、便秘、腹泻、面色苍白、血管收缩及低血压或休克等。

二、临床表现

临床表现以心血管症状为主，兼有其他系统的表现。

（一）心血管系统表现

1.高血压

高血压为最主要症状，有阵发性和持续性两型，持续性者也可有阵发性加剧。

2.低血压、休克

本病可发生低血压甚至休克；或有高血压和低血压交替的表现。这种患者还可发生急性腹痛、心前区痛、高热等。

3.心脏表现

大量儿茶酚胺可引起儿茶酚胺性心肌病,伴心律失常,如期前收缩、阵发性心动过速,甚至心室颤动。部分患者可发生心肌退行性变、坏死、炎性改变。

(二)代谢紊乱

1.基础代谢增高

肾上腺素可作用于中枢神经及交感神经系统控制下的代谢过程,使患者耗氧量增加。代谢亢进可引起发热、消瘦。

2.糖代谢紊乱

肝糖原分解加速及胰岛素分泌受抑制而致糖异生加强,可引起血糖过高,糖耐量减低。

3.脂代谢紊乱

脂肪分解加速、血游离脂肪酸增高。

4.电解质紊乱

少数患者可出现低钾血症、高钙血症。

(三)其他临床表现

1.消化系统

肠坏死、出血、穿孔、便秘甚至肠扩张,且胆石症发生率较高。

2.腹部肿块

少数患者在左或右侧中上腹部可触及肿块,个别肿块可很大,扪及时应注意有可能诱发高血压。恶性嗜铬细胞瘤可转移到肝,引起肝脏肿大。

3.泌尿系统

肾功能减退、高血压发作、膀胱扩张,无痛性肉眼血尿。

4.血液系统

血容量减少,血细胞重新分布,周围血中白细胞增多,有时红细胞也可增多。

5.伴发其他疾病

嗜铬细胞瘤可伴发于一些由基因种系突变所致的遗传性疾病,如 2 型多发性内分泌腺瘤病、多发性神经纤维瘤等疾病。

三、医学检查

(一)血、尿儿茶酚胺及其代谢物测定

持续性高血压型患者尿儿茶酚胺及其代谢物香草基杏仁酸及甲氧基肾上腺素和甲氧基去甲肾上腺素皆升高,常在正常高限的两倍以上。阵发性者平时儿茶酚胺可不明显升高,在发作后才高于正常,故须测定发作后血或尿儿茶酚胺。摄入可乐、咖啡类饮料及左旋多巴、拉贝洛尔、普萘洛尔(心得安)、四环素等药物可导致假阳性结果;休克、低血糖、高颅内压可使内源性儿茶酚胺增高。

(二)胰升糖素激发试验

对于阵发性且一直等不到发作者,可作该试验。

（三）影像学检查

（1）B超作肾上腺及肾上腺外肿瘤定位检查，直径 1 cm 以上者，阳性率较高。

（2）CT 扫描可准确定位 90% 以上的肿瘤。

（3）MRI 有助于鉴别嗜铬细胞瘤和肾上腺皮质肿瘤，可用于孕妇。

（4）放射性核素标记定位。

（5）静脉导管术。

四、诊断要点

本病的早期诊断尤为重要，诊断的重要依据必须建立在 24 小时尿儿茶酚胺或其他代谢产物增加的基础上。对于高血压呈阵发性或持续性发作的患者，尤其是儿童和年轻人，要考虑本病的可能性，并根据家族史、临床表现、实验室检查等确定诊断。要与其他继发性高血压及原发性高血压相鉴别。

五、治疗

（一）药物治疗

嗜铬细胞瘤手术切除前可采用 α 受体阻断药使血压下降，减轻心脏负担，使原来缩减的血管容量扩大。常用的口服 α 受体阻断药有酚苄明、哌唑嗪。

（二）手术治疗

手术治疗可根治良性的嗜铬细胞瘤，但手术切除有一定危险性。在麻醉诱导期，手术过程中，尤其在接触肿瘤时，可出现血压急骤升高、心律失常和休克。瘤被切除后，血压一般降至 90/60 mmHg。如血压低，表示血容量不足，应补充适量全血或血浆，必要时，可静脉滴注适量去甲肾上腺素，但不可用缩血管药来代替补充血容量。

（三）并发症的治疗

当患者发生高血压危象时，应立即予以抢救。

（四）恶性嗜铬细胞瘤的治疗

治疗较困难，一般对放疗和化疗不敏感，可用抗肾上腺素药做对症治疗。

六、护理诊断/问题

（一）组织灌注无效

组织灌注无效与去甲肾上腺素分泌过量致持续性高血压有关。

（二）疼痛

头痛与血压升高有关。

（三）潜在并发症

高血压危象。

七、护理措施

（一）安全与舒适管理

急性发作时，应绝对卧床休息，保持环境安静，光线宜偏暗，避免刺激。护理人员操作应集中进行以免过多打扰患者。高血压发作间歇期患者，可适量活动，但不能剧烈活动。

(二)饮食营养

给予高热量、高蛋白质、富含维生素、易消化饮食,避免饮含咖啡因的饮料。

(三)疾病监测

1.常规监测

密切观察血压变化,注意阵发性或持续性高血压,或高血压和低血压交替出现,或阵发性低血压、休克等病情变化,定时、定血压计、定体位、定人进行血压测量;观察有无头痛及头痛程度、持续时间,是否有其他伴随症状;观察患者的发病是否存在诱发因素;记录液体出入量,监测患者水、电解质变化。

2.并发症监测

如患者出现剧烈头痛、面色苍白、大汗淋漓、恶心、呕吐、视力模糊、复视等高血压危象表现,或心力衰竭、肾衰竭、高血压脑病的症状和体征,应立即通知医师,并配合抢救。

(四)高血压危象急救配合

(1)卧床休息,吸氧,抬高床头以减轻脑水肿,加用床栏以防患者因躁动而坠床。

(2)按医嘱给予酚妥拉明等急救药.

(3)持续心电图、血压监测,每15分钟记录1次测量结果。

(4)因情绪激动、焦虑不安可加剧血压升高,应专人护理,及时解释病情变化,安抚患者,使其保持平静。

(5)若有心律失常、心力衰竭、高血压脑病、脑卒中和肺部感染,应则协助医师处理并给予相应的护理。

(五)用药护理

α受体阻滞剂在降低血压的同时,易引起直立性低血压,因此要严密观察血压变化及药物不良反应,指导患者服药后平卧30分钟,缓慢更换体位,防止意外发生。此外,患者还可能出现鼻黏膜充血、心动过速、低钠倾向等,要及时发现、及时处理;头痛剧烈者按医嘱给予镇静剂。

(六)心理护理

因本病发作突然,症状严重,患者常有恐惧感,渴望早诊早治。护士要主动关心患者,向其介绍有关疾病知识、治疗方法及注意事项。患者发作时,护士要守护在患者身边,使其具有安全感,消除恐惧心理和紧张情绪。

八、健康指导

(一)预防疾病

患者充分休息,生活有规律,避免劳累,保持情绪稳定、心情舒畅。

(二)管理疾病

告知患者在双侧肾上腺切除后,须终身应用激素替代治疗,并使患者知晓药物的作用、服药时间、剂量及其过量或不足的征象、常见的不良反应。

(三)康复指导

嘱患者随身携带识别卡,以便在发生紧急情况时能得到及时处理。定期返院复诊,以便及时调整药物剂量。

第三节　皮质醇增多症

皮质醇增多症,又称库欣(Cushing)综合征,是由多种原因所致的肾上腺皮质分泌过盛的糖皮质激素而引起的综合征。主要表现为向心性肥胖、多血质貌、皮肤紫纹、高血压等。女性多于男性,成年人多于儿童。

一、病因

肾上腺皮质通常在促肾上腺皮质激素(adrenocorticotropic hormone,ACTH)作用下分泌皮质醇,当皮质醇超过生理水平时,反馈抑制 ACTH 的释放。本病的发生表明皮质醇或 ACTH 分泌调节失衡,或肾上腺无须 ACTH 作用就能自行分泌皮质醇,或是皮质醇对 ACTH 分泌不能发挥正常的抑制作用。

(一)原发性肾上腺皮质病变——原发于肾上腺的肿瘤

皮质腺瘤约占 20%,皮质腺癌约占 5%,其生长与分泌不受 ACTH 控制。

(二)垂体瘤或下丘脑-垂体功能紊乱

继发于下丘脑-垂体病者可引起肾上腺皮质增生型皮质醇增多症或库欣病(约占 70%)。

(三)异源 ACTH 综合征

由垂体以外的癌瘤产生类 ACTH 活性物质,少数可能产生类促肾上腺皮质激素释放因子样物质,刺激肾上腺皮质增生,分泌过多的皮质类固醇。多见于肺燕麦细胞癌(约占50%),胸腺癌与胰腺癌(约占 10%)次之。

(四)医源性糖皮质激素增多症

其由长期大量应用糖皮质激素治疗所致。

二、临床表现

(一)体型改变

因脂肪代谢障碍造成头、颈、躯干肥胖,即水牛背;尤其是面部,两侧颊部脂肪堆积,造成脸部轮廓呈圆形,即满月脸;嘴唇前突微开,前齿外露,多血质面容,四肢消瘦,为临床诊断提供线索。

(二)蛋白质分解过多

其表现为皮肤变薄,真皮弹力纤维断裂出现紫纹、肌肉消瘦、乏力、骨质疏松,容易发生骨折。

(三)水钠潴留

患者表现高血压、足踝部水肿。

(四)性腺功能障碍

其表现为多毛、痤疮,女性出现月经减少或停经,或出现胡须、喉结增大等,男性可出现性欲减退、阴茎缩小、睾丸变软等。

(五)抵抗力降低

患者易发生霉菌及细菌感染,甚至出现菌血症、败血症。

（六）精神障碍

患者常有不同程度的情绪变化如烦躁、失眠，个别患者可发生偏狂。

三、检查

（一）生化检查

（1）尿 17-羟皮质类固醇（17-OHCS）＞20 mg/24 小时。

（2）小剂量地塞米松抑制试验不能被抑制。

（3）尿游离皮质醇＞110 μg/24 小时。

（4）血浆皮质醇增高，节律消失。

（5）低血钾性碱中毒。

（二）肾上腺病变部位检查

腹膜后充气造影、肾上腺同位素扫描、B 超或 CT 扫描等。

（三）蝶鞍部位检查

X 线蝶鞍正侧位片或断层 CT 扫描，如发现蝶鞍扩大、骨质破坏，说明垂体有占位性病变。

四、护理

（一）观察要点

（1）病情判断：皮质醇增多的临床表现如前所述，但病因不同可有不同表现，应仔细观察，以提供临床诊断依据。肾上腺肿瘤所致的库欣氏综合征没有色素沉着，而垂体性库欣病和异源 ACTH 综合征由于血浆 ACTH 高，皮肤色素加深，且以异源 ACTH 综合征更明显。肾上腺恶性肿瘤多见于儿童，并且多有性征改变。异源 ACTH 综合征由恶性肿瘤所致，消瘦、水肿明显，并且有严重低血钾性碱中毒。

（2）观察体型异常状态的改变。

（3）观察心率、有无高血压及心脑缺血表现。

（4）观察有无发热等各种感染症状。

（5）观察皮肤、肌肉、骨骼状态：皮肤干燥、皮下出血、痤疮、创伤化脓、四肢末梢发绀、水肿、多毛、肌力低下、乏力、疲劳感，骨质疏松与病理性骨折等。

（6）观察尿量、尿液性状改变：有无血尿、蛋白尿、尿糖。

（7）观察有无失眠、烦躁不安、抑郁、兴奋、精神异常等表现。

（8）观察有无电解质紊乱和糖尿病等症状。

（9）观察有无月经异常、性功能改变等。

（二）检查的护理

皮质醇增多症的确诊、病理分类及定位诊断依赖于实验室检查。有无皮质醇增多症存在、是什么原因引起，在做治疗前都须检查清楚。

（1）筛选试验：检查有无肾上腺皮质分泌的异常，方法如下。①24 小时尿 17-OHCS、17-KS、游离皮质醇测定。②血浆皮质醇测定。③皮质醇分泌节律检查：正常皮质醇分泌呈昼夜节律性改变。清晨高，午夜低。检查时可分别于 8：00、16：00、24：00 抽血测皮质醇。皮质醇增多症患者不但分泌量改变，而且节律消失，下午血皮质醇浓度等于或高于清晨血皮质醇浓度。皮质醇节律消失是该病的早期表现。④小剂量地塞米松抑制试验（服地塞米松 0.5 mg，6

小时 1 次,共 48 小时);皮质醇增多症者,不受小剂量地塞米松抑制。

(2)定性试验:为了进一步鉴别肾上腺皮质为增生或肿瘤,可行大剂量地塞米松抑制试验。将地塞米松增加至 2 mg,方法同小剂量法。对肾上腺皮质增生者至少可抑制 50%,而肾上腺肿瘤或异源 ACTH 综合征呈阴性结果。

(3)其他:头颅、胸、肾的 X 线照片,CT、MRI 检查、血生化指标等。

在这些检查中,除了保证方法和收集标本正确,试验药物的服用时间、剂量的准确是试验成功的关键,护士一定要按量、按时投送药物,并确认患者服下全部药物,如有呕吐,要补足剂量。

(三)预防感染

(1)患者全身抵抗力下降,易引起细菌或真菌感染,但感染症状不明显。因此,对患者的日常生活要进行卫生指导。

(2)早期发现感染症状,如出现咽痛、发热及尿路感染等症状,及时报告医师,及时处理。

(四)观察精神症状、防止发生意外

(1)患者多表现为精神不安、抑郁状态、失眠或兴奋状态。失眠往往是精神症状的早期表现,应予重视。护理人员须特别注意抑郁状态后企图自杀者,患者身边不宜放置危险物品。

(2)患者情绪不稳定时,避免讲刺激性的言语,要耐心倾听其谈话。

(3)要理解患者因肥胖等引起容貌、体态的变化而产生的苦闷,多给予解释、安慰。

(五)饮食护理

(1)给予高蛋白、富含维生素、低钠、高钾饮食。

(2)患者每餐进食不宜过多或过少,宜均匀进餐,指导患者采用正确摄取营养平衡的饮食。

(3)并发糖尿病者,应按糖尿病饮食要求限制主食摄入量。

(六)防止外伤、骨折

(1)患者容易发生肋骨、脊柱自发性骨折,如有骨质疏松、肌力低下,则容易挫伤、骨折,应关心患者日常生活活动的安全,防止其受伤。

(2)本病患者皮肤菲薄,易发生皮下瘀斑,注射、抽血后按压针眼时间宜长。嘱患者穿着柔软的睡衣,不要系紧腰带,勿用力搓澡、防止碰伤。

(3)嘱患者在疲劳、倦怠时不要勉强参加劳动,活动范围与运动量也应有所限制。指导患者遵守日常生活制度。

(七)治疗护理

1.病因治疗

对已查明的垂体、肾上腺腺瘤或腺癌给予手术和(或)放射治疗,去除病因。异位分泌 ACTH 的肿瘤也争取定位,行手术和(或)放射治疗。

2.抑制糖皮质激素合成的药物

抑制糖皮质激素合成的药物适用于存在严重代谢紊乱(低血钾、高血糖、骨质疏松)患者的术前准备。对不能手术治疗的异位分泌 ACTH 肿瘤患者,行姑息性治疗。服药剂量宜由小至大,注意药物不良反应,多于饭后服用,以减少胃肠道反应。

3.并发症的预防与护理

皮质醇增多症如果不予治疗,患者可于数年内死于感染、高血压或自杀。因此,对于本病应争取早期诊断、早期治疗,防止并发症、预防感染和外伤,控制高血压及糖尿病,更应注意精神护理,防止自杀。

(八)心理护理

(1)绝大多数患者呈向心性肥胖、满月脸、水牛背等特殊状态改变,其心理上不愿接受这一现实,医护人员切勿当面议论其外表。

(2)手术是治疗本病的重要手段,患者往往对手术有顾虑而焦躁不安、情绪低落、不思饮食,有的患者因手术费用高、担心预后等也可发生情绪的改变。针对以上心理状态,医护人员应向其讲解手术治疗的效果、手术成功事例及术前注意事项,以消除其顾虑,使其树立战胜疾病的信心。

第八章　神经内科护理

第一节　偏头痛

偏头痛是一类发作性且常为单侧的搏动性头痛。发病率各家报告不一：所罗门（Solomon）描述约 6％的男性，18％的女性患有偏头痛，男女之比为 1∶3；威尔金森（Wilkinson）的数字为约 10％的英国人口患有偏头痛；萨佩尔（Saper）报告在美国约有两千三百万人患有偏头痛，其中男性占 6％，女性占17％。偏头痛多开始于青春期或成年早期，约25％的患者于 10 岁以前发病，55％的患者发生在 20 岁以前，90％以上的患者发生于 40 岁以前。在美国，偏头痛造成的社会经济负担为10 亿～17 亿美元。在我国也有大量患者因偏头痛而影响工作、学习和生活。多数患者有家庭史。

一、病因与发病机制

偏头痛的确切病因及发病机制仍处于讨论中。很多因素可诱发、加重或缓解偏头痛的发作。通过物理或化学的方法，学者也提出了一些学说。

（一）激发或加重因素

对于某些个体而言，很多外部或内部环境的变化可激发或加重偏头痛发作。

（1）激素变化：口服避孕药可增加偏头痛发作的频度；月经是偏头痛常见的触发或加重因素（周期性头痛）；妊娠、性交可触发偏头痛发作（性交性头痛）。

（2）某些药物：某些易感个体服用心痛定、消心痛或硝酸甘油后可出现典型的偏头痛。

（3）天气变化：特别是天气转热、多云或天气潮湿。

（4）某些食物添加剂和饮料：最常见者是酒精性饮料，如某些红葡萄酒；奶制品如奶酪，特别是硬奶酪；咖啡；含亚硝酸盐的食物，如汤、热狗；某些水果，如柑橘类水果；巧克力（巧克力性头痛）；某些蔬菜；酵母；人工甜食；发酵的腌制品如泡菜；味精。

（5）运动：头部的微小运动可诱发偏头痛或使之加重，有些患者因惧怕乘车引起偏头痛发作而不敢乘车；踢足球的人以头顶球可诱发头痛（足球运动员偏头痛）；爬楼梯上楼可出现偏头痛。

（6）睡眠过多或过少。

（7）一顿饭漏吃或延后。

（8）抽烟或置身于烟中。

（9）闪光、灯光过强。

（10）紧张、生气、情绪低落、哭泣（哭泣性头痛）：很多女性逛商场或到人多的场合可引起偏头痛发作；国外有人骑马时，尽管人群拥挤不到一分钟，也可使偏头痛加重。

在激发因素中，剂量、联合作用及个体差异尚应考虑。如对于敏感个体，吃一片橘子可能不致引起头痛,而吃数枚橘子则可引起头痛,而有些情况下,吃数枚橘子也不引起头痛发作,但如同时有月经的影响,这种联合作用就可引起偏头痛发作。有的个体在商场中待一会儿即发作,而有的个体仅于商场中久待才出现偏头痛。

偏头痛尚有很多改善因素。有人于偏头痛发作时静躺片刻,即可使头痛缓解;有人于光线较暗淡的房间闭目而使头痛缓解;有人头痛发作时,喜以双手压迫双颞侧,以期头痛缓解;有人通过冷水洗头使头痛得以缓解;妇女绝经后及妊娠3个月后,偏头痛趋于缓解。

(二)有关发病机制的几个学说

1.血管活性物质

在所有血管活性物质中,5-HT学说是学者提及最多的。人们发现偏头痛发作期血小板中5-HT浓度下降,而尿中5-HT代谢物5-HT羟吲哚乙酸增加。脑干中5-HT能神经元及去甲肾上腺素能神经元可调节颅内血管舒缩。很多5-HT受体拮抗剂治疗偏头痛有效,以利血压耗竭,5-HT可加速偏头痛发生。

2.三叉神经血管脑膜反应

刺激啮齿动物的三叉神经,可使其脑膜产生炎性反应,而治疗偏头痛的药物麦角胺、双氢麦角胺、舒马普坦等可阻止这种神经源性炎症。在偏头痛患者体内可检测到由三叉神经所释放的降钙素基因相关肽,而降钙素基因相关肽为强烈的血管扩张剂。双氢麦角胺、舒马普坦既能缓解头痛,又能降低降钙素基因相关肽含量。因此,偏头痛的疼痛是由神经血管性炎症产生的无菌性脑膜炎的症状。医学专家认为,三叉神经分布于涉痛区域,偏头痛可能就是一种神经源性炎症。所罗门在复习儿童偏头痛的研究文献后指出,儿童眼肌瘫痪型偏头痛的复视源于海绵窦内颈内动脉的肿胀伴第Ⅲ对脑神经的损害。另一种解释是小脑上动脉和大脑后动脉肿胀造成的第Ⅲ对脑神经的损害,也可能为神经的炎症。

3.内源性疼痛控制系统障碍

中脑水管周围及第四脑室室底灰质含有大量与镇痛有关的内源性阿片肽类物质,如脑啡肽、β-内啡呔等。正常情况下,这些物质通过对疼痛传入的调节而起镇痛作用。虽然报告的结果不一,但多数报告显示偏头痛患者脑脊液,或血浆中β-内啡肽或其类似物降低,提示偏头痛患者存在内源性疼痛控制系统障碍。这种障碍导致患者疼痛阈值降低,对疼痛感受性增强,易发生疼痛。鲑钙紧张素治疗偏头痛的同时,可引起患者血浆β-内啡肽水平升高。

4.自主功能障碍

自主功能障碍很早便引起了学者的重视。瞬时心率变异及心血管反射研究显示,偏头痛患者存在交感功能低下。24小时动态心率变异研究提示,偏头痛患者存在交感、副交感功能平衡障碍。也有学者报道偏头痛患者存在瞳孔直径不均,提示这部分患者存在自主功能异常。有人认为,在偏头痛患者中的猝死现象可能与自主功能障碍有关。

5.偏头痛的家族聚集性及基因研究

偏头痛患者具有肯定的家族聚集性倾向。遗传因素最明显,研究较多的是家族性偏瘫型偏头痛及基底型偏头痛。有先兆偏头痛比无先兆偏头痛具有更高的家族聚集性。有先兆偏头痛和偏瘫发作可在同一个体交替出现,并可同时出现于家族中,基于此,学者认为家族性偏瘫型偏头痛和非复杂性偏头痛可能具有相同的病理生理和病因。巴隆(Baloh)等报告了数个家族,其家族中多个成员出现偏头痛性质的头痛,并有眩晕发作或原发性眼震,有的晚年继发进行性周围性前庭功能丧失,有的家族成员发病年龄趋于一致,如均于 25 岁前出现症状。

有报告称,偏瘫型偏头痛家族基因缺陷与 19 号染色体标志点有关,但也有发现提示有的偏瘫型偏头痛家族与 19 号染色体无关,提示家族性偏瘫型偏头痛存在基因的变异。与 19 号染色体有关的家族性偏瘫型偏头痛患者出现发作性意识障碍的频度较高,这提示各种与 19 号染色体有关的偏头痛的外部诱发阈值较低是由遗传决定的。奥波夫(Ophoff)报告 34 例与 19 号染色体有关的家族性偏瘫型偏头痛家族,在电压闸门性钙通道 α_1 亚单位基因代码功能区域存在 4 种不同的错义突变。

有一种伴有发作间期眼震的家族性发作性共济失调,其特征是共济失调。眩晕伴以发作间期眼震,为显性遗传性神经功能障碍,这类患者约 50% 出现无先兆偏头痛,临床症状与家族性偏瘫型偏头痛有重叠,二者均与基底型偏头痛的典型状态有关,且均可有原发性眼震及进行性共济失调。奥波夫报告了两例伴有发作间期眼震的家族性共济失调家族,均存在 19 号染色体电压依赖性钙通道基因的突变,这与在家族性偏瘫型偏头痛所探测到的一样。不同的是,其阅读框架被打断,并产生一种截断的 α_1 亚单位,这导致正常情况下可在小脑内大量表达的钙通道密度的减少,由此可能解释其发作性及进行性加重的共济失调。同样的错义突变如何导致家族性偏瘫型偏头痛中的偏瘫发作尚不明确。

巴隆报告了三个伴有双侧前庭病变的家族性偏头痛家族。家族中多个成员经历偏头痛性头痛、眩晕发作(数分钟),晚年继发前庭功能丧失;晚期,当眩晕发作停止,双侧前庭功能丧失导致平衡障碍及走路摆动。

6.血管痉挛学说

颅外血管扩张可伴有典型的偏头痛性头痛发作。偏头痛患者是否存在颅内血管的痉挛尚有争议。以往认为偏头痛的视觉先兆是由血管痉挛引起的,现在有确切的证据表明,这种先兆是皮层神经元活动由枕叶向额叶的扩布抑制(3 mm/min)造成的。血管痉挛更像是视网膜性偏头痛的始动原因,一些患者经历短暂的单眼失明,于发作期检查可发现视网膜动脉的痉挛。另外,这些患者对抗血管痉挛剂有反应。与偏头痛相关的听力丧失和(或)眩晕可以基于内听动脉耳蜗和(或)前庭分支的血管痉挛来解释。血管痉挛可导致内淋巴管或囊的缺血性损害,引起淋巴液循环损害,并最终发展成为水肿。经颅多普勒(TCD)脑血流速度测定发现,不论是偏头痛发作期还是发作间期,均存在血流速度的加快,这提示该部分患者颅内血管紧张度升高。

7.离子通道障碍

很多偏头痛综合征所共有的临床特征与遗传性离子通道障碍有关。偏头痛患者内耳存在局部细胞外钾的积聚,当钙进入神经元时钾退出。因为内耳的离子通道在维持富含钾的内淋巴和神经元兴奋功能方面是至关重要的,脑和内耳离子通道的缺陷可导致可逆性毛细胞除极及听觉和前庭症状。偏头痛中的头痛则是继发现象,这是细胞外钾浓度增加的结果。偏头痛综合征的很多诱发因素,包括紧张、月经,可能是激素对有缺陷的钙通道影响的结果。

8.其他学说

有人发现,偏头痛于发作期存在血小板自发聚集和黏度增加。另有人发现,偏头痛患者存

在 TXA_2、PGI_2 平衡障碍和 P 物质及神经激肽的改变。

二、临床表现

(一)偏头痛发作

萨佩尔在描述偏头痛发作时,将其分为 5 期。需要指出的是,这 5 期并非每次发作所必备的,有的患者可能只表现其中的数期,大多数患者的发作表现为两期或两期以上,有的仅表现其中的一期。每期特征可以存在很大不同,同一个体的发作也可不同。

1.前驱期

60％的偏头痛患者在头痛开始前数小时至数天出现前驱症状,前驱症状并非先兆,不论是有先兆偏头痛还是无先兆偏头痛均可出现前驱症状,可表现为精神、心理改变,如精神抑郁、疲乏无力、懒散、昏昏欲睡,也可表现为情绪激动、易激惹、焦虑、心烦或欣快感等,尚可表现为自主神经症状,如面色苍白、发冷、厌食或明显的饥饿感、口渴、尿少、尿频、排尿费力、打哈欠、颈项发硬、恶心、肠蠕动增加、腹痛、腹泻、心慌、气短、心率加快、对气味过度敏感等。不同患者前驱症状具有很大的差异,但每例患者每次发作的前驱症状具有相对稳定性。这些前驱症状可在前驱期出现,也可于头痛发作中,甚至持续到头痛发作后成为后续症状。

2.先兆

约有 20％的偏头痛患者出现先兆症状。先兆多为局灶性神经症状,偶尔为全面性神经功能障碍。典型的先兆应符合下列 4 条特征中的 3 条:重复出现,逐渐发展、持续时间不多于 1 小时,并跟随出现头痛。大多数病例先兆持续 5～20 分钟。极少数情况下先兆可突然发作,也有的患者于头痛期间出现先兆性症状,尚有伴迁延性先兆的偏头痛,其先兆不仅始于头痛之前,尚可持续到头痛后数小时至 7 天。

先兆可为视觉性的、运动性的、感觉性的,也可表现为脑干或小脑性功能障碍。最常见的先兆为视觉性先兆,约占先兆的 90％,如闪电、暗点、单眼黑矇、双眼黑矇、视物变形、视野外空白等。闪光可为锯齿样或闪电样闪光、城垛样闪光。视网膜动脉型偏头痛患者眼底可见视网膜水肿,偶可见樱红色黄斑。仅次于视觉现象的常见先兆为麻痹。典型的是影响一侧手和面部,也可出现偏瘫。如果优势半球受累,可出现失语。数十分钟后,出现对侧或同侧头痛,多在儿童期发病。这被称为偏瘫型偏头痛。偏瘫型偏头痛患者的局灶性体征可持续 7 天以上,甚至在影像学上发现脑梗死。偏头痛伴迁延性先兆和偏头痛性偏瘫以前曾被划入"复杂性偏头痛"。偏头痛反复发作后,出现的眼球运动障碍称为眼肌瘫痪型偏头痛,多由动眼神经麻痹所致,滑车神经和展神经麻痹次之。多有无先兆偏头痛病史,反复发作者麻痹可经久不愈。如果先兆涉及脑干或小脑,则这种状况被称为基底型偏头痛,又称基底动脉型偏头痛,可出现头昏、眩晕、耳鸣、听力障碍、共济失调、复视,视觉症状包括闪光、暗点、黑矇、视野缺损、视物变形。双侧损害可出现意识抑制,后者尤见于儿童。尚可出现感觉迟钝,偏侧感觉障碍等。

偏头痛先兆可不伴头痛出现,称偏头痛等位症,多见于儿童偏头痛,有时见于中年以后,先兆可为偏头痛发作的主要临床表现而头痛很轻或无头痛。也可与头痛发作交替出现,可表现为闪光、暗点、腹痛、腹泻、恶心、呕吐、复发性眩晕、偏瘫、偏身麻木及精神心理改变,如儿童良性发作性眩晕、前庭性美尼尔氏病、成人良性复发性眩晕。有跟踪研究显示,为数不少的以往诊断为美尼尔氏病的患者,其症状大多数与偏头痛有关。有报告描述了一组成人良性复发性眩晕患者,年龄 7～55 岁,晨起发病症状表现为反复发作的头晕、恶心、呕吐及大汗,持续数分钟甚至 3～4 天。发作开始及末期表现为位置性眩晕,发作期间无听觉症状。发作间期几乎所有患者均无症状,这些患者眩晕发作与偏头痛有几个共同的特征,包括可因酒精、睡眠不足、情绪紧张造成及加重,女性多发,常见于经期。

3.头痛

头痛可出现于围绕头或颈部的任何部位,可位颞侧、额部、眶部,多为单侧痛,也可为双侧痛,甚至发展为全头痛,其中单侧痛者约占 2/3。头痛性质往往为搏动性痛,但也有的患者描述为钻痛。疼痛程度往往为中、重度痛,甚至难以忍受。往往是晨起后发病,逐渐发展,达高峰后逐渐缓解。也有的患者于下午或晚上起病,成年人头痛大多历时 4 小时至 3 天,而儿童头痛多历时 2 小时至 2 天。尚有持续时间更长者,可持续数周。有人将发作持续 3 天以上的偏头痛称为偏头痛持续状态。

头痛期间不少患者伴随出现恶心、呕吐、视物不清、畏光、畏声等,喜独居。恶心是最常见的伴随症状,达一半以上,且常为中、重度恶心。恶心可先于头痛发作,也可于头痛发作中或发作后出现。近一半的患者出现呕吐,有些患者的经验是呕吐后发作即明显缓解。其他自主功能障碍也可出现,如尿频、排尿障碍、鼻塞、心慌、高血压、低血压,甚至可出现心律失常。发作累及脑干或小脑者可出现眩晕、共济失调、复视、听力下降、耳鸣、意识障碍。

4.头痛终末期

此期为头痛开始减轻至最终停止阶段。

5.后续症状期

为数不少的患者于头痛缓解后出现一系列后续症状,表现为怠倦、困钝、昏昏欲睡。有的感到精疲力竭、饥饿感或厌食、多尿、头皮压痛、肌肉酸痛,也可出现精神心理改变,如烦躁、易怒、心境高涨或情绪低落、少语、少动等。

(二)儿童偏头痛

儿童偏头痛是儿童期头痛的常见类型。儿童偏头痛与成人偏头痛在一些方面有所不同。性别方面,发生于青春期以前的偏头痛男女患者比例大致相等,而成人期偏头痛女性比例大大增加,约为男性的 3 倍。

儿童偏头痛的诱发及加重因素有很多与成人偏头痛一致,如劳累和情绪紧张可诱发或加重头痛,为数不少的儿童可因运动而诱发头痛,儿童偏头痛患者可有睡眠障碍,而上呼吸道感染及其他发热性疾病在儿童比成年人更易使头痛加重。

在症状方面,儿童偏头痛与成人偏头痛亦有区别。儿童偏头痛持续时间常较成人短。偏瘫型偏头痛多在儿童期发病,成年期停止,偏瘫发作可从一侧到另一侧,这种类型的偏头痛常较难控制。反复的偏瘫发作可造成永久性神经功能缺损,并可出现病理征,也可造成认知障碍。基底动脉型偏头痛在儿童也比成年人常见,表现为闪光、暗点、视物模糊、视野缺损,也可出现脑干、小脑及耳症状,如眩晕、耳鸣、耳聋、眼球震颤。儿童出现意识恍惚者比成人多,尚可出现跌倒。有些偏头痛儿童尚可仅出现反复发作性眩晕,而无头痛发作。一个平时表现完全正常的儿童可突然恐惧、大叫、面色苍白、大汗、步态蹒跚、眩晕、旋转感,并出现眼球震颤,数分钟后可完全缓解,恢复如常,称儿童良性发作性眩晕,属于一种偏头痛等位症。这种眩晕发作典型始于 4 岁以前,可每天数次发作,其后发作次数逐渐减少,多数于 7 岁以后不再发作。与成年人不同,儿童偏头痛的前驱症状常为腹痛,有时可无偏头痛发作而以腹痛、恶心、呕吐、腹泻代替,称腹型偏头痛等位症。在偏头痛的伴随症状中,儿童偏头痛出现呕吐较成人更加常见。

儿童偏头痛的预后较成人偏头痛好。6 年后约有一半儿童不再经历偏头痛,约 1/3 的偏头痛得到改善,而始于青春期以后的成人偏头痛常持续几十年。

三、诊断与鉴别诊断

偏头痛的诊断应根据详细的病史作出,特别是头痛的性质及相关的症状非常重要,如头痛的部位、性质、持续时间、疼痛严重程度、伴随症状及体征、既往发作的病史、诱发或加重因素等。

对于偏头痛患者应,进行细致的一般内科查体及神经科检查,以排除症状与偏头痛有重叠、类似或同时存在的情况。诊断偏头痛虽然没有特异性的实验室指标,但有时给予患者必要的实验室检查非常重要,如血、尿、脑脊液及影像学检查,以排除器质性病变,特别是中年或老年期出现的头痛,更应排除器质性病变。当出现严重的先兆或先兆时间延长时,有学者建议行颅脑 CT 或 MRI 检查。也有学者提议,当偏头痛发作超过每月两次时,应警惕偏头痛的原因。

国际头痛协会头痛分类委员会于 1962 年制定了一套头痛分类和诊断标准,这个旧的分类与诊断标准在世界范围内应用了 20 余年,至今我国尚有部分学术专著仍在沿用或参考这个分类。1988 年,国际头痛协会头痛分类委员会制定了新的关于头痛、脑神经痛及面部痛的分类和诊断标准,目前,临床及科研多采用这个标准。此标准将头痛分为 13 个主要类型,包括总数 129 个头痛亚型。其中常见的头痛类型为偏头痛、紧张型头痛、丛集性头痛和慢性发作性偏头痛,而偏头痛又被分为七个亚型(表 8-1～表 8-4)。

表 8-1　偏头痛分类

无先兆偏头痛
有先兆偏头痛
偏头痛伴典型先兆
偏头痛伴迁延性先兆
家族性偏瘫型偏头痛
基底动脉型偏头痛
偏头痛伴急性先兆发作
眼肌瘫痪型偏头痛
视网膜型偏头痛
可能为偏头痛前驱或与偏头痛相关联的儿童期综合征
儿童良性发作性眩晕
儿童交替性偏瘫
偏头痛并发症
偏头痛持续状态
偏头痛性偏瘫
不符合上述标准的偏头痛性障碍

表 8-2　国际头痛协会(1988)关于无先兆偏头痛的定义

无先兆偏头痛
诊断标准:
1.至少 5 次发作符合第 2～4 项标准
2.头痛持续 4～72 小时(未治疗或没有成功治疗)
3.头痛至少具备下列特征中的两条
(1)位于单侧
(2)搏动性质
(3)中度或重度(妨碍或不敢从事每天活动)
(4)因上楼梯或类似的日常体力活动而加重
4.头痛期间至少具备下列 1 条
(1)恶心和/或呕吐
(2)畏光和畏声
5.至少具备下列 1 条
(1)病史、体格检查和神经科检查不提示器质性障碍
(2)病史和(或)体格检和(或)神经检查确实提示这种障碍(器质性障碍),但被适当的观察所排除;
(3)这种障碍存在,但偏头痛发作并非在与这种障碍有密切的时间关系上首次出现

表 8-3　国际头痛协会(1988)关于有先兆偏头痛的定义

有先兆偏头痛
以前用过的术语:经典型偏头痛,典型偏头痛;眼肌瘫痪型、偏身麻木型、偏瘫型、失语型偏头痛
诊断标准:
1.至少两次发作符合第 2 项标准
2.至少符合下列 4 条特征中的 3 条
(1)一个或一个以上提示局灶大脑皮质或脑干功能障碍的完全可逆性先兆症状
(2)至少一个先兆症状逐渐发展超过 4 分钟,或两个或两个以上的症状接着发生
(3)先兆症状持续时间不超过 60 分钟,如果出现 1 个以上先兆症状,持续时间可相应增加
(4)继先兆出现的头痛间隔期在 60 分钟内(头痛尚可在先兆前或与先兆同时开始)
3.至少具备下列 1 条
(1)病史:体格检查及神经科检查不提示器质性障碍
(2)病史和/或体格检查和/或神经科检查确实提示这种障碍,但通过适当观察被排除
(3)这种障碍存在,但偏头痛发作并非在与这种障碍有密切的时间关系上首次出现
有典型先兆的偏头痛
诊断标准:
1.符合有先兆偏头痛诊断标准,包括第 2 项全部 4 条标准
2.有一条或一条以上下列类型的先兆症状
(1)视觉障碍
(2)单侧偏身感觉障碍和/或麻木
(3)单侧力弱
(4)失语或非典型言语困难

表 8-4　国际头痛协会(1988)关于儿童偏头痛的定义

儿童偏头疼
1.至少 5 次发作符合第(1)、(2)项标准
(1)每次头痛发作持续 2～48 小时;
(2)头痛至少具备下列特征中的两条:
①位于单侧
②搏动性质
③中度或重度
④可因常规的体育活动而加重
2.头痛期间内至少具备下列 1 条
(1)恶心和/或呕吐
(2)畏光和畏声

这七个亚型中,最主要的两个亚型是无先兆偏头痛和有先兆偏头痛,其中最常见的是无先兆偏头痛。

国际头痛协会的诊断标准为偏头痛的诊断提供了一个可靠的、可量化的诊断标准,对于临床和科研的意义是显而易见的,有学者特别提到其对临床试验及流行病学调查有重要意义。但临床上有时遇到的患者并不能完全符合这个标准,对于这种情况,学者建议随访及复查,以确定诊断。

由于国际头痛协会的诊断标准掌握起来比较复杂,为了便于临床应用,国际上一些知名的学者一直在探讨一种简单化的诊断标准。其中所罗门介绍了一套简单标准,符合这个标准的患者 99％符合国际头痛协会的无先兆偏头痛的诊断标准。这套标准较易掌握,可供参考。

(1)具备下列 4 条特征中的任何两条,即可诊断无先兆偏头痛:①疼痛位于单侧。②搏动性痛。③恶心。④畏光或畏声。

(2)另有两条符加说明:①首次发作者不应诊断。②应无器质性疾病的证据。

在临床工作中,尚能遇到患者有时表现为紧张型头痛,有时表现为偏头痛性质的头痛,因此,有些学者在查阅国际上一些临床研究文献后得到的答案是紧张型头痛和偏头痛并非截然分开的,其在临床上确实存在着重叠,故有学者提出二者可能是一个连续的统一体。有时遇到的有先兆偏头痛患者可表现为无先兆偏头痛,同样,学者认为二型之间既可能有不同的病理生理,又可能是一个连续的统一体。

偏头痛应与下列疼痛相鉴别。

1.紧张型头痛

紧张性头痛又称肌收缩型头痛。其临床特点是头痛部位较弥散,可位于前额、双颞、顶、枕及颈部。头痛性质常呈钝痛,头部有压迫感、紧箍感,患者常述犹如戴着一顶帽子。头痛常呈持续性,可时轻时重。多有头皮、颈部压痛点,按摩头颈部可使头痛缓解,多有额、颈部肌肉紧张。多少伴有恶心、呕吐。

2.丛集性头痛

丛集性头痛又称组胺性头痛、霍顿综合征(Horton 综合征),表现为一系列密集的、短暂的、严重的单侧钻痛。与偏头痛不同,头痛部位多局限并固定于一侧眶部、球后和额颞部。发病时间常在夜间,并使患者痛醒。发病时间固定,起病突然而无先兆,开始可为一侧鼻部烧灼感或球后压迫感,继之出现特定部位的疼痛,常疼痛难忍,并出现面部潮红,结膜充血、流泪、流涕、鼻塞。为数不少的患者出现霍纳综合征(Horner 征),可出现畏光,不伴恶心、呕吐。诱因可为发作群集期饮酒、兴奋或服用扩血管药。发病年龄常较偏头痛晚,平均 25 岁,男女之比为4:1。罕见家族史。治疗包括:非甾体消炎止痛剂;激素治疗;睾丸素治疗;吸氧疗法(国外介绍为100％氧,8～10 L/min,共 10～15 分钟,仅供参考);麦角胺咖啡因或双氢麦角碱睡前应用,对夜间头痛特别有效;碳酸锂,疗效尚有争议,多数介绍其有效,但中毒剂量有时与治疗剂量很接近,曾有老年患者(精神患者)服一片而昏迷,建议有条件者监测血锂水平,不良反应有胃肠道症状、肾功能改变、内分泌改变、震颤、眼球震颤、抽搐等;其他药物尚有钙通道阻滞剂、舒马普坦等。

3.痛性眼肌麻痹

痛性眼肌麻痹又称托-亨综合征(Tolosa-Hunt 综合征),是一种以头痛和眼肌麻痹为特征,涉及特发性眼眶和海绵窦的炎性疾病。病因可为颅内颈内动脉的非特异性炎症,也可能涉及海绵窦。常表现为球后及眶周的顽固性胀痛、刺痛,数天或数周后出现复视,并可有第Ⅲ、Ⅳ、Ⅵ脑神经受累表现,间隔数月、数年后复发,须行血管造影以排除颈内动脉瘤。皮质类固醇治疗有效。

4.颅内占位所致头痛

占位早期头痛可为间断性或晨起为重,但随着病情的发展,多演变为持续性头痛,进行性加重,可出现颅内高压的症状与体征,如头痛、恶心、呕吐、视盘水肿,并可出现局灶症状与体征,如精神改变、偏瘫、失语、偏身感觉障碍、抽搐、偏盲、共济失调、眼球震颤等,典型者鉴别不难。但须注意,也有表现为十几年的偏头痛,最后被确诊为巨大血管瘤者。

四、防治

(一)一般原则

偏头痛的治疗策略包括两个方面:对症治疗及预防性治疗。对症治疗的目的在于消除、抑制或减轻疼痛及伴随症状。预防性治疗可用来减少头痛发作的频度及减轻头痛严重性。对偏头痛患者是单用对症治疗还是同时采取对症治疗及预防性治疗,要具体分析。一般说来,如果头痛发作频度较小,疼痛程度较轻,持续时间较短,可考虑单纯选用对症治疗。如果头痛发作频度较大,疼痛程度较重,持续时间较长,对工作、学习、生活影响较明显,则在给予对症治疗的同时,给予适当的预防性治疗。总之,既要考虑到疼痛对患者的影响,又要考虑到药物不良反应对患者的影响,有时还要参考患者个人的意见。萨佩尔的建议是每周发作两次以下者单独给予药物性对症治疗,而发作频繁者,应给予预防性治疗。不论是对症治疗还是预防性治疗,均包括两个方面,即药物干预及非药物干预。

非药物干预方面强调患者自助。嘱患者详细记录前驱症状、头痛发作与持续时间及伴随症状,找出头痛诱发及缓解的因素,并尽可能避免,如避免某些食物、保持规律的作息时间、规律饮食。不论是在工作日还是周末,或是假期,坚持这些方案对于减轻头痛发作非常重要,接受这些建议对 30％患者有帮助。另有人倡导有规律的锻炼如长跑等,可有效地减少头痛发作。认知和行为治疗如生物反馈治疗等,已被证明有效,另有患者于头痛时进行痛点压迫,于凉爽、安静、暗淡的环境中独处,或以冰块冷敷均有一定效果。

(二)药物对症治疗

偏头痛对症治疗可选用非特异性药物,包括简单的止痛药,非甾体消炎药及麻醉剂。对于轻、中度头痛,简单的镇痛药及非甾体消炎药常可缓解头痛的发作。常用的药物有脑清片、扑热息痛、阿斯匹林、萘普生、消炎痛、布洛芬、颅痛定等。麻醉药的应用是严格限制的,萨佩尔提议麻醉药主要用于严重发作而其他治疗不能缓解,或在对偏头痛特异性治疗有禁忌或不能忍受的情况下应用。偏头痛特异性5-HT受体拮抗剂主要用于中、重度偏头痛。偏头痛特异性5-HT受体拮抗剂结合简单的止痛剂,大多数头痛可得到有效的治疗。

5-HT受体拮抗剂治疗偏头痛的疗效是肯定的。麦角胺咖啡因既能抑制去甲肾上腺素的再摄取,又能拮抗其与β-肾上腺素受体的结合,于先兆期或头痛开始后服用1片,常可使头痛发作终止或减轻。如效果不明显,于数小时后加服1片,每天不超过4片,每周用量不超过10片。该药缺点是不良反应较多,并且有成瘾性,有时剂量会越来越大。常见不良反应为消化道症状、心血管症状,如恶心、呕吐、胸闷、气短等。孕妇、心肌缺血、高血压、肝肾疾病等忌用。

麦角碱衍生物酒石酸麦角胺、舒马普坦和二氢麦角胺为偏头痛特异性药物,均为5-HT受体拮抗剂。这些药物作用于中枢神经系统和三叉神经中受体介导的神经通路,通过阻断神经源性炎症而起到抗偏头痛作用。

酒石酸麦角胺主要用于中、重度偏头痛,特别是在简单的镇痛治疗效果不足或不能耐受时。其有多项作用:既是$5-HT_{1A}$、$5-HT_{1B}$、$5-HT_{1D}$和$5-HT_{1F}$受体拮抗剂,又是α-肾上腺素受体拮抗剂,通过刺激动脉平滑肌细胞5-HT受体而产生血管收缩作用;它可收缩静脉容量性血管、抑制交感神经末端去甲肾上腺素再摄取。作为$5-HT_1$受体拮抗剂,它可抑制三叉神经血管系统神经源性炎症,其抗偏头痛活性中最基础的机制可能在此,而非血管收缩作用。其对中枢神经递质的作用对缓解偏头痛发作亦是重要的。给药途径有口服、舌下及直肠给药。生物利用度与给药途径关系密切。口服及舌下含化吸收不稳定,直肠给药起效快,吸收可靠。为了减少过多应用导致麦角胺依赖性或反跳性头痛,一般每周应用不超过两次,应避免大剂量连续用药。

萨佩尔总结酒石酸麦角胺在下列情况下慎用或禁用:年龄55~60岁(相对禁忌);妊娠或哺乳;心动过缓(中至重度);心室疾病(中至重度);胶原-肌肉病;心肌炎;冠心病,包括血管痉挛性心绞痛;高血压(中至重度);肝、肾损害(中至重度);感染或高热/败血症;消化性溃疡性疾病;周围血管病;严重瘙痒。另外,该药可加重偏头痛造成的恶心、呕吐。

舒马普坦亦适用于中、重度偏头痛发作,作用于神经血管系统和中枢神经系统,通过抑制或减轻神经源性炎症而发挥作用。曾有人称舒马普坦为偏头痛治疗的里程碑。皮下用药两小时对80%的急性偏头痛有效。24~48小时内40%的患者重新出现头痛,这时给予第2剂仍可达到同样的有效率。口服制剂的疗效稍低于皮下给药,起效也稍慢,通常在4小时内起效。皮下用药后4小时给予口吸制剂不能预防再出现头痛,但对皮下用药后24小时内出现的头痛有效。

舒马普坦具有良好的耐受性,其不良反应通常较轻和短暂,持续时间常在45分钟以内。

包括注射部位的疼痛、耳鸣、面红、烧灼感、热感、头昏、体重增加、颈痛及发音困难。少数患者于首剂出现非心源性胸部压迫感,仅有很少患者于后续用药时再出现这些症状。罕见引起与其相关的心肌缺血。

医学家总结应用舒马普坦的注意事项及禁忌证为:年龄＞55 岁(相对禁忌证);妊娠或哺乳;缺血性心肌病(心绞痛、心肌梗死病史、记录到的无症状性缺血);不稳定型心绞痛;高血压(未控制);基底型或偏瘫型偏头痛;未识别的冠心病(绝经期妇女,男性＞40 岁,心脏病危险因素如高血压、高脂血症、肥胖、糖尿病、严重吸烟及强阳性家族史);肝肾功能损害(重度);同时,应用单胺氧化酶抑制剂或单胺氧化酶抑制剂治疗终止后两周内;同时,应用含麦角胺或麦角类制剂(24 小时内),首次须在医师监护下应用。

酒石酸二氢麦角胺的效果超过酒石酸麦角胺。大多数患者起效迅速,在中、重度发作时特别有用,也可用于难治性偏头痛。其与酒石酸麦角胺有相同的机制,但其动脉血管收缩作用较弱,有选择性收缩静脉血管的特性,可静脉注射、肌内注射及鼻腔吸入。静脉注射途径给药起效迅速。肌内注射生物利用度达 100%。鼻腔吸入的绝对生物利用度为 40%,应用酒石酸二氢麦角胺后再出现头痛的频率较其他现有的抗偏头痛剂小,这可能与其半衰期长有关。

酒石酸二氢麦角胺较酒石酸麦角胺有较好的耐受性,恶心和呕吐的发生率及程度非常低,静脉注射最高,肌内注射及鼻吸入给药低。极少成瘾和引起反跳性头痛。常见的不良反应包括胸痛、轻度肌痛、短暂的血压上升。不应给予有血管痉挛反应倾向的患者,包括已知的周围性动脉疾病、冠状动脉疾病(特别是不稳定性心绞痛或血管痉挛性心绞痛)或未控制的高血压患者。注意事项和禁忌证同酒石酸麦角胺。

(三)药物预防性治疗

偏头痛的预防性治疗应个体化,特别是剂量的个体化。可根据患者体重、一般身体情况、既往用药体验等选择初始剂量,逐渐加量,如无明显不良反应,可连续用药 2～3 天,无效时再接用其他药物。

1.抗组织胺药物

苯噻啶为一种有效的偏头痛预防性药物。可每天两次,每次 0.5 mg 起,逐渐加量,一般可增加至每天 3 次,每次 1.0 mg,最大量不超过 6 mg/d。不良反应为嗜睡、头昏、体重增加等。

2.钙通道拮抗剂

氟桂利嗪,每晚 1 次,每次 5～10 mg,不良反应有嗜睡、锥体外系反应、体重增加、抑郁等。

3.β-受体阻滞剂

普萘洛尔,开始剂量 3 次/日,10 mg/次,逐渐增加至 60 mg/d,也有介绍 120 mg/d,心率小于60 次/分钟者停用。哮喘、严重房室传导阻滞者禁用。

4.抗抑郁剂

阿密替林每天 3 次,25 mg/次,逐渐加量。可有嗜睡等不良反应,加量后不良反应明显。氟西汀(我国商品名百优解)20 mg/片,每晨 1 片,饭后服,该药初始剂量及有效剂量相同,服用方便,不良反应有睡眠障碍、胃肠道症状等,常较轻。

5.其他

非甾体消炎药如萘普生,抗惊厥药如卡马西平、丙戊酸钠等,舒必剂、泰必利,中医中药(辨证施治、辨经施治、成方加减、中成药)等皆可试用。

(四)关于特殊类型偏头痛

对与偏头痛相关的先兆是否需要治疗及如何治疗,目前尚无定论。通常先兆为自限性的、短暂的,大多数患者于治疗尚未发挥作用时可自行缓解。如果患者经历复发性的、严重的、明显的先兆,考虑舌下含化尼非地平,但头痛有可能加重,且疗效也不肯定。舒马普坦及酒石酸麦角胺的疗效尚处观察之中。

(五)关于难治性、严重偏头痛性头痛

这类头痛主要涉及偏头痛持续状态,头痛常不能由一般的门诊治疗缓解。患者除持续的进展性头痛外,尚有一系列生理及情感症状,如恶心、呕吐、腹泻、脱水、抑郁、绝望,甚至有自杀倾向。用药过度及反跳性依赖、戒断症状常促发这些障碍。这类患者常需收入急症室观察或住院,以纠正患者存在的生理障碍如脱水等,排除伴随偏头痛出现的严重的神经内科或内科疾病,治疗、纠正药物依赖,预防患者于家中自杀等。应注意患者的生命体征,可做心电图检查。药物可选用酒石酸二氢麦角胺、舒马普坦、鸦片类及止吐药,必要时,也可谨慎给予氯丙嗪等。可选用非肠道途径给药,如静脉或肌内注射给药。一旦发作控制,可逐渐加入预防性药物治疗。

(六)关于妊娠妇女的治疗

舒尔曼(Schulman)建议给予地美罗注射剂或片剂,并应限制剂量。还可应用泼尼松,其不易穿过胎盘,在妊娠早期不损害胎儿,但不宜应用太频。如欲怀孕,最好尽最大可能不用预防性药物并避免应用麦角类制剂。

(七)关于儿童偏头痛

儿童偏头痛用药的选择与成年人有很多重叠,如止痛药物、钙离子通道拮抗剂、抗组织胺药物等,但也有人质疑酒石酸麦角胺药物的疗效。如能确诊,重要的是对儿童及其家长进行安慰,使其对本病有一个全面的认识,以缓解由此带来的焦虑,这对治疗当属有益。

五、护理

(一)护理评估

1.健康史

(1)了解头痛的部位、性质和程度:是全头疼,还是局部头疼;是搏动性头疼,还是胀痛、钻痛;是轻微痛、剧烈痛,还是无法忍受的疼痛。偏头疼常描述为双侧颞部的搏动性疼痛。

(2)头疼的规律:询问头疼发病的急缓,是持续性还是发作性,起始与持续时间,发作频率,激发或缓解的因素,与季节、气候、体位、饮食、情绪、睡眠、疲劳等的关系。

(3)有无先兆及伴发症状:如头晕、恶心、呕吐、面色苍白、潮红、视物不清、闪光、畏光、复视、耳鸣、失语、偏瘫、倦睡、发热、晕厥等。典型偏头疼发作常有视觉先兆和伴有恶心、呕吐、畏光。

(4)既往史与心理、社会状况:询问患者的情绪、睡眠、职业情况及服药史,了解头疼对日常生活、工作和社交的影响,患者是否因长期反复头疼而出现恐惧、忧郁或焦虑心理。大部分偏头疼患者有家族史。

2.身体状况

检查意识是否清楚,瞳孔是否等大、等圆,瞳孔对光反射是否灵敏;体温、脉搏、呼吸、血压是否正常;面部表情是否痛苦,精神状态如何;眼睑是否下垂,有无脑膜刺激征。

3.主要护理问题及相关因素

(1)偏头疼:与发作性神经血管功能障碍有关。

(2)焦虑:与偏头疼长期、反复发作有关。

(3)睡眠形态紊乱:与头疼长期反复发作和(或)焦虑等情绪改变有关。

(二)护理措施

1.避免诱因

告知患者可能诱发或加重头疼的因素,如情绪紧张、进食某些食物、饮酒、月经来潮、用力性动作等;保持环境安静、舒适、光线柔和。

2.指导减轻头疼的方法

如指导患者缓慢深呼吸,听音乐,生物反馈治疗,引导式想象,冷、热敷及理疗、按摩、指压止痛法等。

3.用药护理

告知止痛药物的作用与不良反应,让患者了解药物依赖性或成瘾性的特点,如大量使用止痛剂、滥用麦角胺咖啡因可致药物依赖。指导患者遵医嘱正确服药。

第二节 脑梗死

脑梗死,又称缺血性脑卒中,是指脑供血障碍引起脑缺血、缺氧,使局部脑组织发生不可逆性损害,导致脑组织缺血、缺氧性坏死。临床常按发病机制将脑梗死分为脑血栓形成、脑栓塞、脑分水岭梗死、脑腔隙性梗死等。下面重点介绍脑血栓形成和脑栓塞。

一、脑血栓形成

脑血栓形成是脑梗死中最常见的类型,是指脑动脉粥样硬化等导致动脉管腔狭窄、闭塞或血栓形成,引起急性脑血流中断,脑组织缺血、缺氧、软化、坏死。其又称动脉粥样硬化血栓形成性脑梗死。

(一)病因和发病机制

最常见的病因是动脉粥样硬化,高血压、糖尿病、高血脂等次之。血黏度增高、血液高凝状态也可以是脑血栓形成的原因。

神经细胞在完全缺血、缺氧后十几秒即出现电位变化,随后大脑皮质、小脑、延髓的生物电活动也相继消失。脑动脉血流中断持续5分钟,神经细胞就会发生不可逆性损害,出现脑梗死。急性脑梗死病灶由缺血中心区及其周围的缺血半暗带组成。其中,缺血中心区由于严重缺血、细胞能量衰竭而发生不可逆性损害;缺血半暗带由于局部脑组织还存在大动脉残留血液和(或)侧支循环,缺血程度较轻,仅功能缺损,具有可逆性,故在治疗和神经功能恢复上具有重要作用。

(二)临床表现

脑血栓形成好发于中老年人。多数患者有脑血管病的危险因素,如冠心病、高血压、糖尿病、血脂异常等。部分患者有前驱症状,如肢体麻木、头痛、眩晕、短暂性脑缺血发作(transient ischemic attack,TIA)反复发作等。多在安静状态下或睡眠中起病,如晨起时发现半身不遂。症状和体征多在数小时或 1~2 天达高峰。患者一般意识清楚,但当发生基底动脉血栓或大面积脑梗死时,病情严重,可出现意识障碍,甚至有脑疝形成,最终导致死亡。

临床症状复杂多样,取决于病变部位、血栓形成速度及大小、侧支循环状况等,可表现为运动障碍、感觉障碍、语言障碍、视觉障碍等。

1.颈内动脉系统受累

颈内动脉系统受累可出现三偏征(对侧偏瘫、偏身感觉障碍、同向性偏盲),优势半球受累可有失语,非优势半球病变可有体像障碍;还可出现中枢性面舌瘫、尿潴留或尿失禁。

2.椎-基底动脉系统受累

椎-基底动脉系统受累常出现眩晕、眼球震颤、复视、交叉性瘫痪、构音障碍、吞咽困难、共济失调等,还可出现延髓背外侧综合征、闭锁综合征等各种临床综合征。如基底动脉主干严重闭塞导致脑桥广泛梗死,可表现为四肢瘫、双侧瞳孔缩小、意识障碍、高热,常迅速死亡。

(三)实验室及其他检查

(1)头颅 CT:发病 24 小时内图像多无改变,24 小时后梗死区出现低密度灶。对超早期缺血性病变、脑干、小脑梗死及小灶梗死显示不佳。

(2)头颅 MRI:发病数小时后,即可显示 T_1 低信号、T_2 长信号的病变区域。与 CT 相比,还可以发现脑干、小脑梗死及小灶梗死。功能性 MRI(弥散加权成像及灌注加权成像)可更早发现梗死灶,为超早期溶栓治疗提供科学依据。目前认为,弥散-灌注不匹配区域为半暗带。

(3)数字减影血管造影(digital subtraction angiography,DSA)、磁共振血管成像(magnetic resonance angiography,MRA)、计算机体层血管成像(computed tomography angiography,CTA)、血管彩超及经颅多普勒超声等检查,有助于发现血管狭窄、闭塞、痉挛的情况。

(4)血液化验、心电图及经食道超声心动图等常规检查,有助于发现病因和危险因素。

(5)脑脊液检查一般正常。大面积脑梗死时,脑脊液压力可升高,细胞数和蛋白可增加;出血性梗死时可见红细胞。目前,由于头颅 CT 等手段的广泛应用,脑脊液已不再作为脑卒中的常规检查。

(四)诊断要点

中老年患者,有动脉粥样硬化等危险因素,病前可有反复的 TIA 发作;安静状态下起病,出现局灶性神经功能缺损,数小时或 1~2 天内达高峰;头颅 CT 在 24~48 小时出现低密度灶;一般意识清楚,脑脊液正常。

(五)治疗要点

1.急性期治疗

重视超早期(发病 6 小时以内)和急性期的处理,溶解血栓和脑保护治疗最为关键。但出血性脑梗死时,禁忌溶栓、抗凝、抗血小板治疗。

(1)一般治疗。①早期卧床休息,保证营养供给,保持呼吸道通畅,维持水、电解质平衡,防治肺炎、尿路感染、压疮、深静脉血栓、上消化道出血等并发症。②调控血压:急性期患者会出现不同程度的血压升高,处理取决于血压升高的程度和患者的整体状况。但血压过低对脑梗死不利,会加重脑缺血。因此,当收缩压低于 24 kPa(180 mmHg)或舒张压低于 14.67 kPa(110 mmHg)时,可不采用降压治疗。以下情况应当平稳降压:收缩压大于 29.33 kPa(220 mmHg)或舒张压大于 16 kPa(120 mmHg),梗死后出血,合并心肌缺血、心衰、肾衰和高血压脑病等。

(2)超早期溶栓:目的是通过溶栓使闭塞的动脉恢复血液供应,挽救缺血半暗带的脑组织,防止发生不可逆性损伤。治疗的时机是保证疗效的关键,治疗多在发病 6 小时内进行,并应严格掌握禁忌证:①有明显出血倾向者;②近期有脑出血、心肌梗死、大型手术病史者;③血压高于 24/14.67 kPa(180/110 mmHg);④有严重的心、肝、肾功能障碍者。溶栓的并发症可能有梗死后出血、身体其他部位出血、溶栓后再灌注损伤、脑组织水肿、溶栓后再闭塞。欧美国家均已批准在缺血性脑卒中发病 3 小时内应用重组组织型纤溶酶原激活剂(rt-PA)静脉溶栓治疗,这不仅显著减少了患者死亡及严重残疾的危险性,而且还大大改善了生存者的生活质量。我国采用尿激酶对发病 6 小时内,脑 CT 无明显低密度改变且意识清楚的急性脑卒中患者进行静脉溶栓治疗,这是比较安全、有效的。现有资料不支持临床采用链激酶溶栓治疗。动脉溶栓较静脉溶栓治疗有较高的血管再通率,但其优点被耽误的时间所抵消。

(3)抗血小板、抗凝治疗:阻止血栓的进展,防止脑卒中复发,改善患者预后。主要应用阿司匹林50～150 mg/d或氯吡格雷(波立维)75 mg/d。

(4)降纤治疗:降解血中纤维蛋白原,增强纤溶系统活性,抑制血栓形成。主要药物有巴曲酶、降纤酶、安克洛酶和蚓激酶。

(5)抗凝治疗:急性期抗凝治疗虽已广泛应用多年,但一直存在争议。常用普通肝素及低分子肝素等。

(6)脑保护剂:胞二磷胆碱、钙拮抗剂、自由基清除剂、亚低温治疗等。

(7)脱水降颅压:大面积脑梗死时,脑水肿严重,颅内压会明显升高,应进行脱水降颅压治疗。常用药物有甘露醇、呋塞米、甘油果糖,方法参见脑出血治疗。

(8)中医中药:可以降低血小板聚集、抗凝、改善脑血流、降低血黏度、保护神经。常用药物有丹参、三七、川芎、葛根素及银杏叶制剂等,还可行针灸治疗。

(9)介入治疗:颅内外血管经皮腔内血管成形术及血管内支架置入术等。

2.恢复期治疗

(1)康复治疗:患者意识清楚、生命体征平稳、病情不再进展 48 小时后,即可进行系统康复治疗。其包括运动、语言、认知、心理、职业与社会康复等内容。

(2)二级预防:积极寻找并去除脑血管病的危险因素,适当应用抗血小板聚集药物,降低脑卒中复发的危险性。

(六)护理评估

1.病史

(1)病因和危险因素:了解患者有无颈动脉狭窄、高血压、糖尿病、高脂血症、TIA 病史,有无脑血管疾病的家族史,有无长期高盐、高脂饮食和烟酒嗜好,是否进行体育锻炼等。详细询问 TIA 发作的频率与表现形式,是否进行过正规、系统的治疗,是否遵医嘱正确服用降压、降糖、降脂、抗凝及抗血小板聚集药物,治疗效果及目前用药情况等。

(2)起病情况和临床表现:了解患者发病的时间、急缓及发病时所处状态,有无头晕、肢体麻木等前驱症状,是否存在肢体瘫痪、失语、感觉和吞咽障碍等局灶定位症状和体征,有无剧烈头痛、喷射性呕吐、意识障碍等全脑症状和体征及其严重程度。

(3)心理-社会状况:观察患者是否存在因疾病所致的焦虑等心理问题;了解患者和家属对疾病发生的相关因素、治疗和护理方法、预后、如何预防复发等知识的认知程度;了解患者家庭条件与经济状况及家属对患者的关心和支持度。

2.身体评估

(1)生命体征:监测血压、脉搏、呼吸、体温。大脑半球大面积脑梗死患者因脑水肿而具有高颅压,可出现血压和体温升高、脉搏和呼吸减慢等生命体征异常。

(2)意识状态:有无意识障碍及其类型和严重程度。脑血栓形成患者多无意识障碍,如发病时或病后很快出现意识障碍,应考虑椎-基底动脉系统梗死或大脑半球大面积梗死。

(3)头颈部检查:双侧瞳孔大小、是否等大及对光反射是否正常;视野有无缺损;有无眼球震颤、运动受限及眼睑闭合障碍;有无面部表情异常、口角歪斜和鼻唇沟变浅;有无听力下降或耳鸣;有无饮水呛咳、吞咽困难或咀嚼无力;有无失语及其类型;颈动脉搏动强度、有无杂音。优势半球病变时常出现不同程度的失语,大脑后动脉血栓形成可致对侧同向偏盲,椎-基底动脉系统血栓形成可致眩晕、眼球震颤、复视、眼肌麻痹、发音不清、吞咽困难等。

(4)四肢脊柱检查:有无肢体运动和感觉障碍;有无步态不稳或不自主运动;四肢肌力、肌张力,有无肌萎缩或关节活动受限;皮肤有无水肿、多汗、脱屑或破损;括约肌功能有无障碍。大脑前动脉血栓形成可引起对侧下肢瘫痪,颈动脉系统血栓形成主要表现为病变对侧肢体瘫痪或感觉障碍。如大脑中动脉血栓形成,瘫痪和感觉障碍限于面部和上肢;后循环血栓形成可表现为小脑功能障碍。

3.实验室及其他检查

(1)血液检查:血糖、血脂、血液流变学和凝血功能检查是否正常。

(2)影像学检查:头部 CT 和 MRI 有无异常及其出现时间和表现形式;DSA 和 MRA 是否显示有血管狭窄、闭塞、动脉瘤和动静脉畸形等。

(3)TCD:有无血管狭窄、闭塞、痉挛或侧支循环建立情况。

(七)常用护理诊断合作性问题

(1)躯体活动障碍:与运动中枢损害致肢体瘫痪有关。

(2)语言沟通障碍:与语言中枢损害有关。

(3)吞咽障碍与意识障碍:或与延髓麻痹有关。

(八)护理目标

(1)患者能掌握肢体功能锻炼的方法,并主动配合进行肢体功能的康复训练,躯体活动能力逐步增强。

(2)能采取有效的沟通方式表达自己的需求,能掌握语言功能训练的方法,并主动配合康复活动,语言表达能力逐步增强。

（3）能掌握恰当的进食方法,并主动配合进行吞咽功能训练,营养需要得到满足,吞咽功能逐渐恢复。

（九）护理措施

1.加强基础护理

保持环境安静、舒适。加强巡视,及时满足患者日常生活需求。指导和协助患者洗漱、进食、如厕或使用便器、更衣及沐浴等,更衣时,注意先穿患侧、先脱健侧。做好皮肤护理,帮助患者每2小时翻身一次,瘫痪一侧受压时间应更短,保持床单位整洁,防止压疮和泌尿系感染。做好口腔护理,防止肺部感染。

2.饮食护理

根据患者具体情况,给予低盐、低脂、糖尿病饮食。吞咽困难、饮水呛咳者,进食前,应注意休息。稀薄液体容易导致误吸,故可给予软食、糊状的黏稠食物,放在舌根处喂食。为预防食管反流,进食后应保持坐立位半小时以上。有营养障碍者,必要时,可给予鼻饲。

3.药物护理

使用溶栓、抗凝药物时应严格注意药物剂量,监测凝血功能,注意有无出血倾向等不良反应;口服阿司匹林患者,应注意有无黑便情况;应用甘露醇时警惕肾脏损害;使用血管扩张药尤其是尼莫地平时,监测血压变化。同时,应积极治疗原发病如冠心病、高血压、糖尿病等,尤其要重视对 TIA 的处理。

4.康复护理

康复应与治疗并进,目标是减轻脑卒中引起的功能缺损,提高患者的生活质量。在急性期,康复首先是抑制异常的原始反射活动,重建正常运动模式,其次,才是加强肌肉力量的训练。①指导体位正确摆放:上肢应注意肩外展、肘伸直、腕背伸、手指伸展;下肢应注意用沙袋抵住大腿外侧以免髋外展、外旋,膝关节稍屈曲,足背屈与小腿成直角。可交替采用患侧卧位、健侧卧位、仰卧位。②保持关节处于功能位置,加强关节被动和主动活动,防止关节挛缩变形而影响正常功能。注意先活动大关节,后活动小关节,在无疼痛状况下,应进行关节最大活动范围的运动。③指导患者床上翻身、移动、桥式运动的技巧,训练患者的平衡和协调能力,教会患者进行自理活动和患肢锻炼的方法,并教会家属配合协助患者。④康复过程中,要注意因人而异、循序渐进的原则逐渐增加肢体活动量,并预防废用综合征和误用综合征。

5.安全护理

为患者提供安全的环境:床边要有护栏;走廊、厕所要装扶手;地面要保持平整干燥,防湿、防滑,去除门槛或其他障碍物。呼叫器应放于床头患者随手可及处;穿着防滑的软橡胶底鞋;护理人员行走时,不要在其身旁擦过或在其面前穿过,同时,避免突然呼唤患者,以免分散其注意力;行走不稳或步态不稳者,可选用三角手杖等合适的辅助工具,并保证有人陪伴,防止受伤。夜间起床时要注意三个半分钟,即"平躺半分钟、床上静坐半分钟、双腿下垂床沿静坐半分钟",再下床活动。

6.心理护理

脑血栓形成的患者因偏瘫而有生活不能自理、病情恢复较慢、后遗症较多等问题,常易产生自卑、消极、急躁等心理。护理人员应主动关心和了解患者的感受,鼓励患者做力所能及的事情,并组织病友之间进行交流,使之积极配合治疗和康复。

(十)护理评价

(1)患者掌握肢体功能锻炼的方法,可在医护人员和家属的协助下主动活动,肌力增强,生活自理能力提高,无压疮和坠积性肺炎等并发症。

(2)能通过非语言沟通表达自己的需求,主动进行语言康复训练,语言表达能力增强。

(3)掌握正确的进食或鼻饲方法,吞咽功能逐渐恢复,未发生营养不良、误吸、窒息等并发症。

(十一)健康指导

1.疾病预防指导

对有发病危险因素或病史者,指导进食高蛋白、富含维生素、低盐、低脂、低热量清淡饮食,多食新鲜蔬菜、水果、谷类、鱼类和豆类,保持能量供需平衡,戒烟、限酒;应遵医嘱规则用药,控制血压、血糖、血脂和抗血小板聚集;告知改变不良生活方式,坚持每天进行 30 分钟以上的慢跑、散步等运动,合理休息和娱乐;对有 TIA 发作史的患者,指导其在改变体位时应缓慢,避免突然转动颈部,洗澡时间不宜过长,水温不宜过高,外出时有人陪伴,气候变化时注意保暖,防止感冒。

2.疾病知识指导

告知患者和家属疾病发生的基本病因和主要危险因素、早期症状和及时就诊的指征;指导患者遵医嘱正确服用降压、降糖和降脂药物,定期复查。

3.康复指导

告知患者和家属康复治疗的知识和功能锻炼的方法,帮助分析和消除不利于疾病康复的因素,落实康复计划,并与康复治疗师保持联系,以便根据康复情况及时调整康复训练方案。如吞咽障碍的康复方法包括:唇、舌、颜面肌和颈部屈肌的主动运动和肌力训练;先进食糊状或胶冻状食物,少量多餐,逐步过渡到普通食物;进食时取坐位,颈部稍前屈(易引起咽反射);软腭冰刺激;咽下食物练习呼气或咳嗽(预防误咽);构音器官的运动训练(有助于改善吞咽功能)。

4.鼓励生活自理

鼓励患者从事力所能及的家务劳动,日常生活不过度依赖他人;告知患者和家属功能恢复需经历的过程,使患者和家属克服急于求成的心理,做到坚持锻炼,循序渐进。嘱家属在物质和精神上对患者提供帮助和支持,使患者体会到来自多方面的温暖,树立战胜疾病的信心。同时,也要避免患者产生依赖心理,使其增强自我照顾能力。

(十二)预后

脑血栓形成的急性期病死率为 5%～15%,存活者中致残率约为 50%。影响预后的最主要因素是神经功能缺损程度,其他还包括年龄、病因等。

二、脑栓塞

脑栓塞是指血液中的各种栓子随血液流入脑动脉而阻塞血管,引起相应的供血区脑组织缺血坏死,导致局灶性神经功能缺损。

(一)病因和发病机制

脑栓塞按栓子来源分为三类。

(1)心源性栓子:心源性栓子为脑栓塞最常见病因,约占 95%。引起脑栓塞的心脏疾病有房颤、风湿性心脏病、心肌梗死、心肌病、感染性心内膜炎、先天性心脏病、心脏手术等,其中房颤是引起心源性脑栓塞最常见的原因。

（2）非心源性栓子：可见于主动脉弓和颅外动脉的粥样硬化斑块及附壁血栓的脱落,还可见脂肪滴、空气、寄生虫卵、肿瘤细胞等栓子或脓栓。

（3）来源不明。

（二）临床表现

任何年龄均可发病,风湿性心脏病、先天性心脏病等以中、青年为主,冠心病及大动脉病变以老年为主。一般无明显诱因,也很少有前驱症状。脑栓塞是起病速度最快的脑卒中类型,症状常在数秒或数分钟内达高峰,多为完全性卒中。起病后多数患者有意识障碍,但持续时间常较短。临床症状取决于栓塞部位、大小及侧支循环的建立情况,表现为局灶性神经功能缺损。发生在颈内动脉系统的脑栓塞约占80%。脑栓塞发生出血性梗死较脑血栓形成多见。

（三）辅助检查

（1）头颅 CT、MRI：可显示脑栓塞的部位和范围。

（2）常规进行超声心动图、心电图、胸部 X 线片等检查,以确定栓子来源。

（3）脑血管造影、MRA、CTA、血管彩超、经颅多普勒超声等检查,有助于发现颅内外动脉的狭窄程度和动脉斑块。

（4）脑脊液检查：压力正常或升高,蛋白质常升高。感染性栓塞时白细胞增加;出血性栓塞时可见红细胞。

（四）诊断要点

任何年龄均可发病,以青壮年较多见;病前有房颤、风湿性心脏病、动脉粥样硬化等病史;突发偏瘫、失语等局灶性神经功能缺损症状,数秒或数分钟内症状达高峰;头颅 CT、MRI 等有助于明确诊断。

（五）治疗要点

1.脑部病变的治疗

其与脑血栓形成的治疗大致相同。尤其主张抗凝、抗血小板聚集治疗,防止形成新的血栓,预防复发。但出血性梗死、感染性栓塞时,应禁用溶栓、抗血小板、抗凝治疗。

2.原发病治疗

目的是根除栓子来源,防止复发。如心源性脑栓塞容易再发,急性期应卧床休息数周,避免活动,并积极治疗房颤等原发心脏疾病。感染性栓塞应积极应用抗生素。脂肪栓塞可用5%碳酸氢钠等脂溶剂。

（六）护理诊断/问题

1. 躯体活动障碍

与运动中枢损害致肢体瘫痪有关。

2. 吞咽障碍

与意识障碍或延髓麻痹有关。

3. 语言沟通障碍

与病变累及大脑优势半球,语言中枢受损有关。

4. 感知改变

与脑卒中引起感觉功能受损有关。

5．有失用综合征的危险

与意识障碍、偏瘫、长期卧床有关。

6．焦虑

与偏瘫、失语或缺少家庭支持等有关。

（七）护理措施

1．安全与舒适管理

急性期患者应绝对卧床休息，对肢体偏瘫患者取良肢位摆放，留置胃管者摇高床头至少30°，避免搬动，有利于较多血液供给脑组织；头部禁用冰袋或冷敷，以免血管收缩，血流缓慢而使脑血流量减少；患者应选择宽松肥大的衣服，穿衣时先穿患侧后穿健侧，脱衣时顺序相反；对有意识障碍和躁动不安的患者，床周应加护栏，以防坠床；保持地面平整干燥，走道和卫生间等患者活动场所均应设置扶手，防止患者跌倒。

2．疾病监测

①常规监测。定时监测生命体征，观察意识、瞳孔、面部表情、肢体瘫痪和失语情况等。②加重期监测。如患者再次出现神经功能缺损症状或原有症状加重，可考虑是否为梗死灶扩大或合并脑出血，应立即报告医生。及时监测血压变化，若血压过高或过低，应及时通知医生并配合处理。

3．对症护理

（1）偏瘫：注意保持瘫痪肢体功能位，防止关节变形，及早开始肢体功能锻炼。

（2）失语症：详见"言语障碍"。

（3）预防感染：患者应采取适当体位，经常翻身、叩背及防止误吸是预防呼吸道感染的重要措施。尿路感染主要继发于尿失禁及留置导尿，对排尿障碍进行早期评估和康复治疗，记录排尿日记；尿潴留者应测定膀胱残余尿，排尿时可适当在耻骨联合上方施压加强排尿，必要时可间歇性导尿或留置导尿管。

4．用药护理

护士应指导患者遵医嘱正确用药，熟悉各类药物的用法、不良反应及使用注意事项。

（1）溶栓和抗凝药物：应严格把握药物剂量，密切观察意识和血压变化，定期进行神经功能评估，监测出凝血时间和凝血酶原时间，观察有无皮肤出血、消化道出血、颅内出血的倾向及栓子脱落引起的小栓塞。

（2）甘露醇：应选择粗大、直行的静脉给药，以保证快速静滴。如用量过大、持续时间过长易出现肾损害、水电解质紊乱，应注意观察用药后尿量及尿液颜色，准确记录24小时出入量；定时复查尿常规及肾功能，观察有无药物结晶阻塞肾小管所致少尿、血尿、蛋白尿及血尿素氮升高等急性肾损伤的表现。如脱水过快，可能有头痛、呕吐、意识障碍等低颅压综合征的表现，应注意与高颅压进行鉴别。

5．康复护理

①康复治疗、护理要遵循个体化原则，制订短期和长期治疗计划，对患者进行针对性体能和技能训练，告知患者康复功能锻炼的具体操作方法，循序渐进，活动量应由小渐大、时间由短到长，被动与主动运动、床上与床下运动相结合，语言训练与肢体锻炼相结合。②鼓励患者增强自我照顾的意识，通过康复锻炼，尽可能恢复生活自理能力。

6. 饮食护理

①饮食宜选择低盐、低糖、低脂、低胆固醇、富含维生素及纤维素、无刺激性的食物。②吞咽障碍者。评估患者是否能经口进食,进食和饮水时有无呛咳及进食的量和速度。鼓励能吞咽的患者进食,少量多餐;吃饭或饮水时抬高床头,尽量端坐,头稍前倾;选择软饭、半流质或糊状食物,避免粗糙、干硬、辛辣等刺激性食物;给患者提供充足的进餐时间,每次进食要少,让患者充分咀嚼,有食物滞留口内,鼓励患者用舌的运动将食物后送以利吞咽。注意保持进餐环境的安静、舒适,减少进餐时环境中分散注意力的干扰因素,如电视、收音机等。告诉患者进餐时不要说话,以避免呛咳、误吸等。有面肌麻痹者,应将食物送至口腔健侧的舌根部,以利于吞咽;吞咽困难患者避免使用吸水管,进食后保持坐位 30～60 分钟,防止发生误吸。如患者反呛、误吸或呕吐,应注意保持呼吸道畅通和口腔清洁。床旁备吸引装置。③不能吞咽者给予鼻饲高能量、高维生素、无刺激饮食,保证患者营养。告知患者及家属鼻饲饮食的原则、方法及注意事项。

(八)健康指导

1. 预防疾病

①告知患者及家属有关脑血管疾病的基本知识,积极治疗原发病,如高血压、糖尿病、风湿性心瓣膜病等,在降压治疗过程中要做到平稳降压、不宜使血压波动过大或下降过低。②生活有规律,平时保持适量体力活动,促进心血管功能,改善脑血液循环。

2. 管理疾病

严格控制血糖和血压;定期复查血糖、血脂、血液流变学及血压,坚持在医生指导下正确服药,长期服用微量阿司匹林(75～150mg),饭后服用,防止血栓形成。如出现头晕、肢体麻木、短暂脑缺血发作等先兆表现时,应及时就诊。告知患者和家属康复治疗的重要意义,帮助分析和消除不利于疾病康复的因素,完善康复计划。按计划进行功能锻炼,先在床上练习起坐,能下床后进行步行练习,进一步练习手部精细动作,逐步生活自理。

(九)预后

脑栓塞急性期病死率为 5%～15%,患者多死于严重脑水肿引起的脑疝、肺部感染和心力衰竭。栓子来源不能消除者容易复发,复发者病死率更高。

第九章 乳腺外科护理

第一节 急性乳腺炎

一、疾病概述

(一)概念

急性乳腺炎是乳腺的急性化脓性感染,多发生于产后 3~4 周的哺乳期妇女,以初产妇最常见。主要致病菌为金黄色葡萄球菌,少数为链球菌。

(二)相关病理生理

急性乳腺炎开始时,局部出现炎性肿块,数天后可形成单房或多房性的脓肿。表浅脓肿可向外破溃或破入乳管自乳头流出;深部脓肿不仅可向外破溃,也可向深部穿至乳房与胸肌间的疏松组织中,形成乳房后脓肿。感染严重者,还可并发脓毒血症。

(三)病因与诱因

病因主要有以下几点。

1.乳汁淤积

乳汁是细菌繁殖的理想培养基,引起乳汁淤积的主要原因有:①乳头发育不良(过小或凹陷),妨碍哺乳;②乳汁过多或婴儿吸乳过少导致乳汁不能完全排空;③乳管不通(脱落上皮或衣服纤维堵塞),影响乳汁排出。

2.细菌入侵

乳头破损时,细菌沿淋巴管入侵是感染的主要途径。细菌也可直接侵入乳管,上行至腺小叶而致感染。细菌主要来自婴儿口腔、母亲乳头或周围皮肤。多数发生于初产妇,因其缺乏哺乳经验;也可发生于断奶时,因 6 个月以后的婴儿已经长牙,易致乳头损伤。

(四)临床表现

1.局部表现

初期患侧乳房红、肿、胀、痛,可有压痛性肿块,随病情发展症状进行性加重,数天后可形成单房或多房性的脓肿。脓肿表浅时局部皮肤可有波动感和疼痛,脓肿向深部发展可穿至乳房与胸肌间的疏松组织中,形成乳房后脓肿和腋窝脓肿,并出现患侧腋窝淋巴结肿大、压痛。局部表现可有个体差异,应用抗生素治疗的患者局部症状可被掩盖。

2.全身表现

感染严重者可并发败血症,出现寒战、高热、脉快、食欲减退、全身不适、白细胞上升等症状。

(五)辅助检查

1.实验室检查

实验室检查可见白细胞计数及中性粒细胞比例增多。

2.B超检查

B超检查可以确定有无脓肿及脓肿的大小和位置。

3.诊断性穿刺

在乳房肿块波动最明显处或压痛最明显的区域穿刺,抽出脓液可确诊脓肿已经形成。脓液应做细菌培养和药敏试验。

(六)治疗原则

主要原则为控制感染,排空乳汁。脓肿形成以前以抗菌药治疗为主,脓肿形成后须及时切开引流。

1.非手术治疗

(1)一般处理:①患乳停止哺乳,定时排空乳汁,消除乳汁淤积。②局部外敷,用25%硫酸镁湿敷,或采用中药蒲公英外敷,也可用物理疗法促进炎症吸收。

(2)全身抗菌治疗:原则为早期、足量应用抗生素。对革兰阳性球菌有效的药物有青霉素、头孢菌素等。由于抗生素可被分泌至乳汁,故避免使用对婴儿有不良影响的抗菌药,如四环素、氨基苷类、磺胺类和甲硝唑。若治疗后病情无明显改善,则应重复穿刺以了解有无脓肿形成,或根据脓液的细菌培养和药敏试验结果选用抗生素。

(3)中止乳汁分泌:患者治疗期间一般不停止哺乳,因停止哺乳不仅影响婴儿的喂养,且提供了乳汁淤积的机会。但患侧乳房应停止哺乳,并以吸乳器或手法按摩排出乳汁,局部热敷。若感染严重或脓肿引流后并发乳瘘(切口常出现乳汁)须回乳,常用方法:①口服溴隐亭1.25 mg,每天2次,服用7~14天;或口服己烯雌酚1~2 mg,每天3次,2~3天。②肌内注射苯甲酸雌二醇,每次2 mg,每天1次,至乳汁分泌停止。③中药炒麦芽,每天60 mg,分两次煎服,或芒硝外敷。

2.手术治疗

脓肿形成后切开引流。于压痛、波动最明显处穿刺抽吸取得脓液后,于该处切开放置引流,脓液做细菌培养及药物敏感试验。脓肿切开引流时注意:①切口一般呈放射状,避免损伤乳管引起乳瘘;乳晕部脓肿沿乳晕边缘做弧形切口;乳房深部较大脓肿或乳房后脓肿沿乳房下缘做弧形切口,经乳房后间隙引流。②分离多房脓肿的房间隔以利引流。③为保证引流通畅,引流条应放在脓腔最低部位,必要时另加切口作对口引流。

二、护理评估

(一)一般评估

1.生命体征(T、P、R、BP)

评估是否有体温升高,脉搏加快。急性乳腺炎患者通常有发热,可有低热或高热,发热时呼吸、脉搏加快。

2.患者主诉

询问患者是否为初产妇,有无乳腺炎、乳房肿块、乳头异常溢液等病史;询问有无乳头内陷;评估有无不良哺乳习惯,如婴儿含乳睡觉、乳头未每天清洁等;询问有无乳房胀痛,浑身发热、无力、寒战等症状。

3.相关记录

体温、脉搏、皮肤异常等记录结果。

(二)身体评估

1.视诊

乳房皮肤有无红、肿、破溃、流脓等异常情况;乳房皮肤红肿的开始时间、位置、范围、进展情况。

2.触诊

评估乳房乳汁淤积的位置、范围、程度及进展情况;乳房有无肿块,乳房皮下有无波动感,脓肿是否形成,脓肿形成的位置、大小。

(三)心理-社会评估

评估患者心理状况,是否担心婴儿喂养与发育、乳房功能及形态改变。

(四)辅助检查阳性结果评估

患者血常规检查示血白细胞计数及中性粒细胞比例升高提示有炎症的存在;根据B超检查的结果判断脓肿的大小及位置,诊断性穿刺后方,可确诊脓肿形成;根据脓液的药物敏感试验选择抗生素。

(五)治疗效果的评估

1.非手术治疗评估要点

应用抗生素是否有效,乳腺炎症是否得到控制,患者体温是否恢复正常;回乳措施是否起效,乳汁淤积情况有无改善,患者乳房肿胀疼痛有无减轻或加重;患者是否了解哺乳卫生和预防乳腺炎的知识,情绪是否稳定。

2.手术治疗评估要点

手术切开排脓是否彻底,伤口愈合情况是否良好。

三、主要护理诊断(问题)

(一)疼痛

疼痛与乳汁淤积、乳房急性炎症使乳房压力显著增加有关。

(二)体温过高

体温过高与乳腺急性化脓性感染有关。

(三)知识缺乏

其与不了解乳房保健和正确哺乳知识有关。

(四)潜在并发症

乳瘘。

四、主要护理措施

(一)对症处理

定时测患者体温、脉搏、呼吸、血压,监测白细胞计数及分类变化,必要时,做血培养及药物敏感试验。密切观察患者伤口敷料引流、渗液情况。

1.高热者

给予冰袋、酒精擦浴等物理降温措施,必要时,遵医嘱应用解热镇痛药;脓肿切开引流后,保持引流通畅,定时更换切口敷料。

2.缓解疼痛

(1)患乳暂停哺乳,定时用吸乳器吸空乳汁。若乳房肿胀过大,不能使用吸乳器,应每天坚持用手揉挤乳房以排空乳汁,防止乳汁淤积。

(2)用乳罩托起肿大的乳房以减轻疼痛。

(3)疼痛严重时遵医嘱给予止痛药。

3.炎症已经发生

消除乳汁淤积,用吸乳器吸出乳汁或用手顺乳管方向加压按摩,使乳管通畅。局部热敷,每次20～30分钟,促进血液循环,以利于炎症消散。

(二)饮食与运动

给予高蛋白、富含维生素、低脂肪食物,保证足量水分摄入。注意休息,适当运动,劳逸结合。

(三)用药护理

遵医嘱早期使用抗菌药,根据药物敏感试验选择合适的抗菌药,注意评估患者有无药物不良反应。

(四)心理护理

观察了解患者心理状况,给予必要的疾病有关的知识宣教,抚慰其紧张急躁情绪。

(五)健康教育

1.保持乳头和乳晕清洁

每次哺乳前后,清洁乳头,保持局部干燥清洁。

2.纠正乳头内陷

妊娠期每天挤捏、提拉乳头。

3.养成良好的哺乳习惯

定时哺乳,每次哺乳时让婴儿吸净乳汁,如有淤积及时用吸乳器或手法按摩排出乳汁;培养婴儿不含乳头睡眠的习惯;注意婴儿口腔卫生,及时治疗婴儿口腔炎症。

4.及时处理乳头破损

乳晕破损或皲裂时应暂停哺乳,用吸乳器吸出乳汁哺乳婴儿;局部用温水清洁后涂以抗菌药软膏,待愈合后再行哺乳;症状严重时及时诊治。

五、护理效果评估

(1)患者的乳汁淤积情况有无改善,是否学会排出淤积乳汁的正确方法,是否坚持每天挤出已经淤积的乳汁,回乳措施是否产生效果,乳房胀痛是否逐渐减轻。

(2)患者乳房皮肤的红肿情况有无好转,乳房皮肤有无溃烂,乳房肿块有无消失或增大。

(3)患者应用抗生素后体温有无恢复正常,炎症有无消退,炎症是否进一步发展为脓肿。

(4)患者脓肿是否及时切开引流,伤口愈合情况是否良好。

(5)患者是否了解哺乳卫生和预防乳腺炎的知识,焦虑情绪是否改善。

第二节　乳腺囊性增生病

乳腺囊性增生病是女性多发病,常见于中年妇女。乳腺组织的良性增生,可发生于腺管周围并伴有大小不等的囊肿形成;也可发生于腺管内,表现为不同程度的乳头状增生伴乳管囊性扩张;也有发生在小叶实质者,主要为乳管及腺泡上皮增生。

一、病因

本病的发生与内分泌失调有关。一是体内雌、孕激素比例失调,黄体素分泌减少、雌激素量增多导致乳腺实质增生过度和复旧不全;二是部分乳腺实质中女性雌激素受体的质与量的异常,致乳腺各部分发生不同程度的增生。

二、临床表现

(一)症状

乳房胀痛,部分患者具有周期性。表现为月经来潮前疼痛加重,月经结束后,疼痛减轻或消失,有时整个月经周期都有疼痛。

(二)体征

一侧或双侧乳腺有弥漫性增厚,可呈局限性改变,多位于乳房外上象限,轻度触痛;乳房肿块也可分散于整个乳腺。肿块呈颗粒状、结节状或片状,大小不一,质韧而不硬,增厚区与周围乳腺组织分界不明显,与皮肤无粘连。

本病病程较长,发展缓慢。少数患者可有乳头溢液,呈黄绿色或血性,偶为无色浆液。

三、治疗原则及要点

(一)非手术治疗

非手术治疗主要是观察和药物治疗。观察期间可用中医中药调理,如口服中药逍遥散3～9 g,每天 3 次。若肿块无明显消退,或观察过程中对局部病灶有恶变可疑者,应切除并做快速病理检查。

(二)手术治疗

若病理检查证实有不典型上皮增生,则可结合其他因素决定手术范围。

四、护理评估

见乳腺癌护理评估。

五、护理措施

(1)减轻疼痛。

心理护理:解释疼痛发生的原因,消除患者的思想顾虑,保持心情舒畅。用宽松乳罩托起乳房。按医嘱服用中药调理或其他对症治疗药物。

(2)定期复查和自我检查,以便及时发现恶性病变。

第三节 乳腺癌

一、疾病概述

(一)概念

乳腺癌是女性最常见的恶性肿瘤,占我国女性恶性肿瘤发病率的第一位。我国虽然是乳腺癌低发地区,但近年来年发病率以3%的趋势上升,且发病年龄逐渐年轻化,严重危害着我国女性的身心健康。由于早期诊断和医疗方式的改进,乳腺癌的死亡率有所下降。

(二)相关病理生理

1.病理分型

乳腺癌的病理分型如下。

(1)非浸润性癌:又称原位癌,指癌细胞局限在导管壁基底膜内的肿瘤,包括导管内癌、小叶原位癌及不伴发浸润性癌的乳头湿疹样乳腺癌。

(2)早期浸润性癌:癌组织突破导管壁基底膜,开始向间质浸润的阶段。此型包括早期浸润性导管癌、早期浸润性小叶癌。此型仍属早期,预后较好。

(3)浸润性特殊癌:癌组织向间质内广泛浸润。此型包括乳头状癌、髓样癌(伴有大量淋巴细胞浸润)、小管癌(高分化癌)、腺样囊性癌、黏液腺癌、鳞状细胞癌等。此型一般分化高,预后尚好。

(4)浸润性非特殊癌:浸润性小叶癌、浸润性导管癌、硬癌、髓样癌(无大量淋巴细胞浸润者)、单纯癌、腺癌等。此型一般分化程度低,预后较上述类型差,是乳腺癌最常见的类型。

(5)其他罕见癌:如炎性乳腺癌和乳头湿疹样癌。

2.转移途径

(1)直接浸润:直接浸润皮肤、胸筋膜、胸肌等周围组织。癌细胞沿导管或筋膜间隙蔓延,继而侵及Cooper韧带和皮肤。

(2)淋巴转移:①沿胸大肌外侧缘淋巴管侵入同侧腋窝淋巴结,进一步则侵入锁骨下淋巴结、锁骨上淋巴结,进入血液循环向远处转移。②向内则侵入胸骨旁淋巴结,继而达到锁骨上淋巴结,进入血液循环。癌细胞淋巴转移以第一种途径为主,但也可通过逆行途径转移到对侧腋窝或腹股沟淋巴结。

(3)血运转移:乳腺癌是一种全身性疾病,早期乳腺癌亦可发生血运转移,最常见远处转移部位依次为肺、骨、肝。

(三)病因与诱因

乳腺癌的病因至今尚不明确,但研究发现其发病与许多因素有关,主要危险因素如下。

1.年龄

乳腺癌是激素依赖型肿瘤,主要与体内雌酮和雌二醇的水平直接相关,随着年龄的增加,乳腺癌的发病率逐渐上升。

2.月经史及婚育史

月经初潮早于 12 岁,月经周期短,绝经晚于 50 岁,未婚、未哺乳及初产年龄在 35 岁以上者发病率高。

3.遗传因素

一级亲属中有乳腺癌患病史者,其发病危险性是普通人群的 2~3 倍。若一级亲属在绝经前患双侧乳腺癌,其相对危险度便高达 9 倍。

4.地区因素

欧美国家多,亚洲国家少。北美、北欧地区乳腺癌的发病率是亚、非、拉美地区的 4 倍,而低发地区居民移居至高发地区后,第二、三代移民的乳腺癌发病率逐渐上升,此提示地区环境因素及早期生活经历与乳腺癌的发病有一定的关系。

5.不良的饮食习惯

首先,营养过剩、肥胖、长期高能量高脂饮食可加强和延长雌激素对乳腺上皮细胞的刺激,从而增加发病机会;其次,服用含有激素的美容保健品也可增加患病危险度;最后,每天饮酒 3 次以上的妇女,患乳腺癌的危险度增加 50%~70%。

6.乳腺疾病史

某些乳腺良性疾病如乳腺炎、乳腺导管扩张、乳腺囊肿及乳腺纤维腺瘤等,与乳腺癌的发病有一定的关系。

7.药物因素

停经后长时间(≥5 年)采用激素替代疗法的女性患乳腺癌的危险度增高。

8.社会心理因素

社会心理应激(如夫妻关系不和、离异、丧偶、重大事故)造成的长期精神压力大、精神创伤、长期抑郁均增加患病风险。

9.其他因素

未成年时经过胸部放疗的人群成年后乳腺癌的发病风险增加,暴露于放射线的年龄越小,危险性越大;从事美容业、药物制造业的妇女乳腺癌的危险性升高。

(四)临床表现

1.肿块

绝大多数就诊的患者表现为无意中发现的无痛、单发的小肿块,多位于乳房外上象限,质硬、不光滑,与周围组织边界不易分清,不易推动。当癌肿侵入胸膜和胸肌时,固定于胸壁不易推动。

2.皮肤改变

乳腺癌可引起乳房皮肤的多种改变,常见的有"酒窝征""橘皮征""卫星结节""铠甲胸"。癌肿侵入 Cooper 韧带,可使韧带收缩而失去弹性,导致皮肤凹陷,形成"酒窝征";癌细胞阻塞淋巴管可引起局部淋巴回流障碍,出现真皮水肿,呈现"橘皮征";晚期癌细胞浸润皮肤,皮肤表面出现多个坚硬小结,形成"卫星结节";乳腺癌晚期,癌细胞侵入背部、对侧胸壁,可限制呼吸,称"铠甲胸";晚期癌肿侵犯皮肤时,可出现菜花样有恶臭味的皮肤溃疡;快速生长的肿瘤压迫乳房表皮,使皮肤变薄,可产生乳房浅表静脉曲张。

3.乳头改变

癌肿侵入乳管使之收缩,并将乳头牵向患侧,使乳头出现扁平、回缩、内陷。乳腺癌患者乳头的溢液可呈血性、浆液性或水样,以血性溢液多见,但并非出现乳头血性溢液就一定是乳腺癌。

4.区域淋巴结肿大

乳腺癌淋巴结转移最初多见于腋窝。患侧肿大淋巴结肿大最初为散在、少数、质硬、无痛、可活动的肿块,数量逐渐增多,粘连成团,甚至与皮肤粘连而固定,不易推动。大量癌细胞堵塞腋窝淋巴管可导致上肢淋巴水肿;胸骨旁淋巴结肿大,位置深,手术时才易被发现。晚期锁骨上淋巴结增大、变硬。少数出现对侧腋窝淋巴结转移。有少数乳腺癌患者仅表现为腋窝淋巴结肿大而摸不到乳腺肿块,称隐匿性乳腺癌。

5.乳房疼痛

1/3 乳腺癌患者伴有乳房疼痛,除癌肿直接侵犯神经外,其他原因不明了,而且疼痛的强度与分期及病理类型等无明显相关性。

6.全身改变

血运转移至肺、骨、肝时,出现相应症状。如肺转移可出现胸痛、气急,骨转移可出现局部疼痛,肝转移可出现肝大、黄疸。

7.特殊乳腺癌表现

(1)炎性乳腺癌:少见,多发生于妊娠和哺乳期的年轻女性,发展迅速,转移快,预后极差。表现为乳房增大,局部皮肤红、肿、热、痛,似急性炎症,开始时比较局限,迅速扩展到乳房大部分皮肤,皮肤发红、水肿、增厚、粗糙、表面温度升高。触诊时整个乳房肿大、发硬,无明显局限性肿块。

(2)乳头湿疹样乳腺癌(Paget 病):少见,恶性程度低,发展慢。发生在乳头区大乳管内,随病情进展发展到乳头。表现为乳头刺痒、灼痛,湿疹样改变,慢慢出现乳头、乳晕脱屑、糜烂、瘙痒,进而形成溃疡,有时覆盖黄褐色鳞屑样痂皮,病变继续发展则乳头内陷、破损。淋巴转移晚,常被误诊为湿疹而延误治疗。

(五)辅助检查

1.钼靶 X 线

其为早期诊断乳腺癌的影像学诊断方法,适宜 35 岁以上的女性,每年 1 次。

2.B 超检查

其主要用于鉴别肿块的性质是囊性还是实性。

3.MRI 检查

其于近年来兴起,敏感性高,但是费用昂贵及特异性较低。浸润癌表现为形状不规则的星芒状、蟹足样阴影,与周围组织间分界不清,边缘有毛刺。

4.全身放射性核素扫描

其适用于骨转移可能性较大的乳腺癌患者。

5.三大常规(血常规、尿常规、血生化)、肝肾功能、凝血功能、心电图等检查

其为判断患者能否耐受术后及后续治疗的重要参考指标。

6.乳腺肿瘤标志物的检测

其有利于综合评价病情变化。

7.乳腺病灶活组织检查术

其为确诊的重要依据,在完成超声、钼靶和磁共振检查后进行。最常见的方法是 B 超定位下空芯穿刺,具有简便、快捷、准确的优点。穿刺前,行普鲁卡因皮试,皮试阴性者才能接受穿刺术。

(六)治疗原则

治疗原则为以手术为主,辅以化学药物、放射、内分泌、生物治疗等综合治疗。

1.手术治疗

手术治疗为最根本的治疗方法。适应证为 0、Ⅰ、Ⅱ期及部分Ⅲ期患者。已有远处转移、全身情况差、主要脏器有严重疾病不能耐受手术者属于手术禁忌。早年以局部切除及全乳房切除术治疗乳腺癌,但是,治疗结果并不理想,随着手术方式不断演化,直至费希尔(Fisher)首次提出乳腺癌是一个全身性疾病,手术范围的扩大并不能降低死亡率,主张缩小手术范围,并加强术后综合辅助治疗,目前。我国以改良根治术为主,国外推广保乳术取得了良好效果,保乳术将成为未来我国乳腺癌手术发展的趋势。

(1)乳腺癌根治术:手术范围包括整个乳房、胸大肌、胸小肌、腋窝及锁骨下淋巴结。该术式可清除腋下组(胸小肌外侧)、腋中组(胸小肌深面)及腋上组(胸小肌内侧)三组淋巴结,手术创伤较大,现在已很少应用。

(2)乳腺癌扩大根治术:在清除腋下、腋中、腋上三组淋巴结的基础上,同时切除胸廓内动、静脉及其周围的淋巴结(胸骨旁淋巴结)。

(3)乳腺癌改良根治术:有两种术式,一种是保留胸大肌,切除胸小肌;一种是保留胸大、小肌。前者淋巴结清除范围与根治术相仿,后者不能清除腋上组淋巴结。大量临床观察研究发现,Ⅰ、Ⅱ期乳腺癌患者应用根治术与改良根治术的生存率无明显差异,且后者保留了胸肌,更易被患者接受,目前已成为常用术式。

(4)全乳房切除术:切除整个乳腺,包括腋尾部及胸大肌筋膜。该术式适合原位癌、微小癌及年迈体弱不易做改良根治术者。

(5)保留乳房的乳腺癌切除术:完整切除肿块及腋淋巴结清扫。肿块切除时,要求肿块周围包裹适量正常乳腺组织,确保切除标本的边缘无肿瘤细胞浸润。术后辅以放疗、化疗,全球范围内的大量临床随机对照试验证明,保乳术联合术后辅助治疗与传统根治术或改良根治术相比,在总生存率上无统计学差异,现已被欧美国家广泛接受。

(6)前哨淋巴活检术:前哨淋巴是原发肿瘤发生淋巴结转移所必经的第一个淋巴结,通过前哨淋巴结活检预测腋淋巴结是否转移的准确性为 $95\%\sim98\%$。目前,多采用注射染料和放射性核素作为前哨淋巴结活检的两种示踪剂,若活检为阴性,则可避免不必要的腋淋巴结清扫,进一步减少手术带来的并发症和上肢功能障碍。

(7)乳腺癌术后的乳房重建术:又称乳房再造术,指利用自身组织移植或乳房假体来重建因患乳房疾病而行乳房切除术造成的胸壁畸形和乳房缺损。乳房重建术根据重建的时间可分为一期重建和二期重建。一期重建术是指在实施乳腺癌根治术的同时进行乳房重建;二期重建是指患者在乳腺癌切除术后 1~2 年,已完成术后放疗且无复发迹象时进行的乳房重建术。

关于手术方式的选择目前尚有分歧,但没有任何一种术式适用于所有情况的乳腺癌,手术方式的选择还应根据病理分型、疾病分期、手术医师的习惯及辅助治疗的条件而定。总之,改良乳腺癌根治术是目前应用较为广泛的术式,有胸骨旁淋巴结转移时行扩大根治术,晚期乳腺癌行乳腺癌姑息性切除。

2.化学药物治疗

(1)辅助化疗:乳腺癌是实体肿瘤中应用化疗最有效的肿瘤之一。化疗是必要的全身性辅助治疗方式,可降低术后复发率,提高生存率,一般在术后早期应用,采用联合化疗方式,治疗期以 6 个月左右为宜。常用方案有 CMF 方案(环磷酰胺、甲氨蝶呤、氟尿嘧啶)和 CEF 方案(环磷酰胺、表柔比星、氟尿嘧啶)。根据病情,术后应尽早用药,化疗前患者应无明显骨髓抑制,白细胞大于 $4 \times 10^9/L$,血红蛋白大于 $80 \ g/L$,血小板大于 $50 \times 10^9/L$。化疗期间定期检查肝、肾功能,每次化疗前查白细胞计数,若白细胞小于 $3 \times 10^9/L$,应延长用药间隔时间。表柔比星的心脏毒性和骨髓抑制作用较多柔比星低,因此其应用更为广泛。尽管如此,仍应定期做心电图检查。其他效果好的有紫杉醇、多西紫杉醇、长春瑞滨和卡培他滨等。

(2)新辅助化疗:多用于由于肿物过大或已经转移导致不能手术的 Ⅲ 期患者,其可使肿物缩小。化疗方案同辅助化疗,疗程根据个人疗效而定。

3.内分泌疗法

乳腺是雌激素靶器官,癌肿细胞中雌激素受体(ER)含量高者,称激素依赖性肿瘤,对内分泌治疗有效;ER 含量低者,称激素非依赖型肿瘤,对内分泌治疗效果差。因此,针对乳腺癌患者还应测定雌激素受体和孕激素受体,以选择辅助治疗方案及判断预后。

(1)他莫昔芬:又名三苯氧胺,是内分泌治疗常用药物,可减少乳腺癌术后复发及转移,同时可降低对侧乳腺癌的发生率;适用于 ER 阳性的绝经妇女。他莫昔芬的用量为每天 20 mg,服用 5 年。该药的主要不良反应有潮热、恶心、呕吐、静脉栓塞形成、眼部不良反应、阴道干燥或分泌物增多。他莫昔芬的第二代药物是托瑞米芬(法乐通)。

(2)芳香化酶抑制剂(AI、如来曲唑等):新近发展的药物,能抑制肾上腺分泌的雄激素转变为雌激素过程中的芳香化环节,从而降低雌二醇,达到治疗乳腺癌的目的。适用于绝经后的患者,效果优于他莫昔芬,一般建议单独使用此类药物或他莫昔芬序贯芳香化酶抑制剂辅助治疗。目前,临床上 AI 已代替他莫昔芬成为绝经后乳腺癌患者的一线治疗药物。

(3)卵巢去势治疗:包括药物、手术或放射去势,目前临床少用。

4.放疗

放疗可在术前、术后采用,是乳腺癌局部治疗的手段之一。术前杀灭癌肿周围癌细胞,术后减少扩散及复发,提高 5 年生存率。一般在术后 2~3 周,在锁骨上、胸骨旁以及腋窝等区域进行照射。此外,照射骨转移灶及局部复发灶,可缓解症状。在保乳术后,放疗是重要组成部分;单纯乳房切除术后根据患者具体情况而定;根治术后一般不做常规放疗,但对于高危复发患者,放疗可降低局部复发率。

5.生物治疗

(1)曲妥珠单抗:近年来,临床上推广应用的注射液,通过转基因技术对 C-erB-2 过度表达的乳腺癌患者产生一定效果。对于 HER2 基因扩增或过度表达的乳腺癌患者,曲妥珠单抗联合化疗的疗效显著优于单用化疗。

(2)拉帕替尼:一种口服的小分子表皮生长因子酪氨酸激酶抑制剂,与曲妥珠单抗无交叉耐药,与其不同的是拉帕替尼能够透过血-脑屏障,对乳腺癌脑转移有一定的治疗作用。

(3)贝伐单抗:一种针对血管内皮生长因子的重组人源化单克隆抗体,联合其他化疗药物是晚期转移性乳腺癌的标准治疗方案之一。

二、护理评估

(一)一般评估

1.生命体征(T、P、R、BP)

乳腺癌患者乳房皮肤破溃有发炎感染者可有体温升高,癌肿深入浸润侵及肺部时可有呼吸加快。术后由于麻醉剂的作用或卧床太久没有活动,患者可能有短暂性的血压降低。术后三天内患者可出现手术吸收热,一般不超过 38.5 ℃,高热时可有脉搏、呼吸加快。

2.患者主诉

(1)现病史。是否触及肿块,肿块发生时间、增长速度,随月经周期肿块大小有无变化,有无乳头溢液及乳头溢液的性质、治疗情况;有无疼痛,疼痛的位置、程度、性质、持续时间;有无高血压、糖尿病等其他系统的疾病。

(2)过去史。了解患者的月经及婚育情况:初潮年龄、初产年龄、绝经年龄、月经周期、怀孕及生育次数,是否哺乳;绝经后是否应用激素替代疗法,是否患子宫及甲状腺功能性疾病。

(3)家族史:家族中是否有恶性肿瘤尤其是乳腺癌的患者。

(4)心理社会史:了解患者有无遇到社会心理应激(如夫妻关系不和、离异、丧偶、重大事故),是否长期心理压抑。

(5)日常生活习惯:有无高脂、高糖、高热量饮食习惯,有无长期饮酒,有无长期使用激素类美容化妆品或药物。

(6)有无过敏史。

3.相关记录

术后记录每天引流液的量、色、性质。心电监护患者的血压、脉搏、呼吸、血氧饱和度。

(二)身体评估

1.术前一般情况

有无高血压、糖尿病、脑血管史等其他系统疾病,近期有无服用阿司匹林等药物,入院后睡眠情况。

2.术前专科情况

(1)检查方法如下。

视诊:面对镜子,两手叉腰,观察乳房的外形,然后,将双臂高举过头,仔细观察。①两侧乳房的大小、形状、高低是否对称,如有差异,询问是先天发育异常,还是近期发生的或渐进性发生的;②乳房皮肤有无红肿、皮疹、皮肤褶皱、橘皮样改变、浅表静脉扩张等异常;③观察乳头是否在同一水平上,有无抬高、回缩、凹陷,有无异常分泌物自乳头溢出,乳晕颜色是否有改变。

触诊:①触诊乳房。仰卧,先查健侧,再查患侧。检查侧的手臂高举过头,在检查侧肩下垫一小枕头,使乳房变平。然后,将对侧手四指并拢,用指端掌面检查乳房各部位是否有肿块或其他变化。依次从乳房外上、外下、内下、内上象限及中央区做全面检查。上至锁骨,下到肋弓边缘,内侧到胸骨旁,外侧到腋中线。然后,用同样方法检查对侧乳房,最后,用拇指和食指轻轻挤捏乳头,观察有无乳头溢液。注意腋窝有无肿块,对较小或深部的病灶可再用指尖进行触诊。②触诊腋窝淋巴结。患者取坐位,检查右侧腋下时,以右手托住患者右臂,使胸大肌松弛,用左手自胸壁外侧向腋顶部、胸肌外侧及肩胛下逐步触诊,如触及肿大淋巴结,注意其部位、大小、形状、数量、硬度、表面是否光滑、有无压痛、边界是否清楚及活动度,与周围组织间及淋巴结间有无粘连。检查左侧腋下时,方法同前。检查锁骨上淋巴结时可站在患者背后,乳腺癌锁骨上淋巴结转移多发生于胸锁乳突肌锁骨头外侧缘处,检查时,可沿锁骨上和胸锁乳突肌外缘向左右和上下触诊,如触及肿大淋巴结,记录其特点。

(2)检查的内容:①肿块的大小、部位、形状、数量、质地、表面光滑度、有无压痛、与周围组织是否粘连、边界是否清楚及活动度;②乳房外形有无改变,双侧是否对称,乳头有无抬高、内陷,皮肤有无橘皮样改变,有无破溃,血性分泌物是否恶臭;③是否有乳头溢液,分泌物性质、量、气味等;④是否有腋窝淋巴结肿大,淋巴结肿大早期为散在、质硬、无痛、可以推动结节,后期则互相粘连融合,甚至与皮肤或深部组织粘连。

3.术后身体评估

(1)术后评估患者生命体征、意识状态、精神状态,有无烦躁、面色苍白、皮肤湿冷、呼吸急促、脉快等异常表现。评估患者的早期下床活动能力,有无直立性低血压,四肢活动能力如何。评估患者疼痛的部位、性质、评分、持续时间、伴随症状。评估患者拔除尿管后有无尿潴留。

(2)评估患肢水肿的程度:根据水肿的范围和程度本病可分为三度。Ⅰ度,上臂体积增加小于10%,一般不明显,肉眼不易观察,多发生在上臂近段内后区域;Ⅱ度,上臂体积增加10%~80%,肿胀明显,但一般不影响上肢活动;Ⅲ度,上臂体积增加大于80%,肿胀显著,累及范围广,可影响整个上肢,并有严重的上肢活动障碍。可对比健侧与患侧上肢是否相同,测量不同点的臂围,手指按压。

(三)心理-社会评估

入院后,当患者被确诊为乳腺癌时,常表现为怀疑、不接受现实、焦虑甚至恐惧。充分了解患者对疾病的认识情况和是否接受手术。了解患者对疾病预后、拟采取手术方案及手术后康复知识的了解程度。了解患者家属的心理状态、家庭对手术的经济承受能力。术后评估患者对自身形象的接受度,是否有抑郁表现,能否良好适应自身的变化。

(四)辅助检查阳性结果评估

1.乳腺钼靶检查

临床上主要采用 BI-RADS 分期,世界上权威的钼靶检查报告分期标准如下。

BI-RADS 0 级:需要结合其他检查。

BI-RADS 1 级:阴性。

BI-RADS 2 级:良性。

BI-RADS 3 级:良性可能,须短期随访。

BI-RADS 4 级:可疑恶性,建议活检。

BI-RADS 4A:低度可疑。

BI-RADS 4B:中度可疑。

BI-RADS 4C:高度可疑但不确定。

BI-RADS 5 级:高度恶性。

BI-RADS 6 级:已经病理证实恶性。

2.三大常规

(1)血常规:白细胞和中性粒细胞是判断有无感染的基本指标;血红蛋白指数是贫血的诊断依据;血小板是判断凝血功能的重要因素。

(2)尿常规:判断有无泌尿系统感染。

(3)生化检查:检查肝肾功能是否正常。

(五)治疗效果的评估

1.非手术治疗评估要点

(1)评估接受新辅助化疗患者的乳房肿块有无缩小或变大。

(2)化疗患者的评估要点:有无肝肾功能不正常;有无出血性膀胱炎;有无贫血或白细胞过低;心电图检查有无异常;有无大量呕吐导致的电解质紊乱,是否需要补液;有无化疗药变态反应的发生,如胸闷、呼吸急促。

(3)放疗患者的评估要点:患者有无贫血或白细胞过低;放疗区域皮肤有无发红、皮疹。

2.手术治疗评估要点

评估患者手术后患肢水肿的程度、切口愈合情况、有无患侧上肢活动障碍、有无自我形象紊乱。

三、主要护理诊断(问题)

(一)焦虑恐惧

其与不适应住院环境,担心预后、手术影响女性形象及今后的家庭、工作有关。

(二)有组织完整性受损的危险

其与留置引流管、患侧上肢淋巴引流不畅有关。

(三)知识缺乏

其与缺乏术前准备、术后注意事项、术后康复锻炼的知识有关。

(四)睡眠障碍

其与不适应环境改变及担心手术有关。

(五)皮肤完整性受损

其与手术有关。

(六)身体活动障碍

其与手术影响患者活动有关。

(七)自我形象紊乱

其与乳房或邻近组织切除及瘢痕形成有关。

(八)潜在并发症

皮下积液、皮瓣坏死、上肢水肿。

四、主要护理措施

(一)正确对待手术引起的自我形象改变

1.做好患者的心理护理

向患者和家属耐心解释手术的必要性和重要性,鼓励患者表达自己的想法与感受,介绍相同经历的已重塑自我形象的病友与之交流。告知患者今后行乳房重建的可能,鼓励其树立战胜疾病的信心。

2.取得其配偶的理解和支持

对已婚患者,同时,对其配偶进行心理辅导,鼓励夫妻双方坦诚交流,使配偶理解并关心其术后身体状况,接受其身体形象的改变。

(二)术前护理

1.心理护理

护理人员关注患者的心理状态,从入院起即做好宣教工作,减轻环境不适应带来的焦虑,随之给予各项检查及治疗的宣教及解释。了解乳腺癌患者确诊后的心理历程,有针对性地给予心理疏导。允许并鼓励患者参与自身基本治疗方式的选择,以符合患者的经济情况、文化水平、家庭关系及个人隐私方面的需求,使患者达到心理平衡。可让术后恢复患者现身讲解,解除顾虑,使患者得到全方位的心理支持,树立战胜疾病的信心,提高应对技巧和生活质量。

2.完善术前准备

术前准备:①做好术前检查的有关宣教,满足患者了解疾病相关知识的需求。②术前做好皮肤准备,剃去腋毛,以便于术中淋巴结清扫。对手术范围大、需要植皮的患者,除常规备皮外,同时做好供皮区(如腹部或同侧大腿)的皮肤准备。③乳房皮肤破溃者,术前每天换药至创面好转。④乳头凹陷者,应提起乳头,以松节油擦干净,再以 75%酒精擦洗。⑤术前教会患者腹式呼吸、咳痰、变换体位及床上大小便的具体方法,手术晨留置尿管。⑥从术前 8~12 小时开始禁食、禁水,以防因麻醉或手术过程中的呕吐而引起窒息或吸入性肺炎。⑦手术晨全面检查术前准备情况,测量生命体征,若发现患者有体温、血压升高或女性患者月经来潮时,及时通知医师,必要时延期手术。⑧乳腺肿瘤如继发感染、破溃或出血。应给予抗感染和消炎止血治疗,在局部炎症水肿消退、皮肤状况好转后再行手术。⑨对于哺乳期患者,应采用药物断奶回乳,以免术后发生乳瘘。

(三)术后护理

1.体位及饮食的护理

全麻或硬膜外麻醉后术后 6 小时内去枕平卧位,禁食禁水,头偏一侧,注意防止直立性低血压、呕吐及误吸。6 小时后,若患者生命体征平稳,可取半卧位或平卧位,保持患肢自然内收。术后 6 小时,先试饮少量水,无不适可进流质饮食,少量多餐,次日可进高热量、高蛋白的普通饮食。

2.病情观察

术后连续 6 小时,每小时测 T、P、Bp、R,并观察患者精神状态,心电监护患者须记录每小时的血氧饱和度。注意观察呼吸,有胸闷、呼吸困难时,注意是否伴发气胸,必要时,进行胸部 X 射线检查。其他导致呼吸困难的因素有胸带过紧、体位。观察患者精神状态,有无烦躁、面色苍白、皮肤湿冷、呼吸急促、脉快等异常表现和出血导致的休克和窒息。观察敷料是否固定完好及渗血情况。

3.疼痛护理

倾听患者疼痛的感受、部位、发生时间,判断疼痛的强度、是阵发性还是持续性,有心血管疾病和心脏疾病的患者注意伤口疼痛与心绞痛区分。严密观察患者的疼痛情况,判断产生的原因是心理作用、伤口导致、体位压迫,还是其他疾病伴发。指导患者疼痛时避免下床活动,学会分散注意力,给予患者疾病相关的知识宣教,告知避免患肢长时间下垂,肩关节制动。按医嘱指导患者正确用药,观察药物疗效和不良反应。

4.加强伤口护理

护理:①注意伤口敷料情况,用胸带加压包扎,使皮瓣与胸壁贴合紧密,松紧度以容纳一手指、能维持正常血运、不影响患者呼吸为宜。②观察患侧上肢远端血运循环情况,若手指发麻、皮肤发绀、皮温下降、脉搏摸不清,提示腋窝部血管受压,应及时调整绷带松紧度。③绷带加压包扎一般维持 7～10 日,包扎期间,告知患者不能自行松紧绷带,瘙痒时不能将手指伸入敷料下抓挠。若绷带松脱,及时重新加压包扎。观察切口敷料渗血、渗液情况,并记录。

5.做好引流管的护理

(1)做好宣教:引流管贴明标识,告知患者及家属引流管放置的目的是及时引流皮瓣下的渗血、渗液和积气,使皮瓣紧贴创面,促进皮瓣愈合。翻身及下床活动时,防止引流管扭曲、折叠和受压。告知患者不要急于拔掉引流管,引流管放置时间一般在两周左右,连续 3 天每天引流量小于 10 mL,创面与皮肤紧贴,手指按压伤口周围皮肤无空虚感,才可考虑拔管。

(2)维持有效负压:注意负压引流管连接固定,负压维持在 200～400 mmHg,保持有效负压及引流管通畅。护士在更换引流瓶时,发现局部积液、皮瓣不能紧贴胸壁且有波动感,报告医师及时处理。

(3)加强观察:注意引流液的量、色、性质并记录。术后 1～2 日,每天引流血性液 50～200 mL,以后颜色逐渐变淡、减少。若术后短时间内引流出大量鲜红色液体(＞100 mL/h)或24 小时引流量超过 500 mL,则为活动性出血,须及时通知医师,并遵医嘱处理。随时观察引流管是否通畅、固定,防止患者下床时引流管扭曲打折,保证有效引流。观察患者术后拔除尿管后能否顺利排尿,术后 6 小时仍未排尿者须判断有无尿潴留。观察患者术后能否顺利排便,术后 3～5 天仍未排便者,观察其有无腹胀。

6.指导患者做上肢功能锻炼

(1)告知功能锻炼的目的:术后进行适时、适当的功能锻炼有利于术后上肢静脉回流,预防上肢水肿。同时,又减少瘢痕挛缩的发生,促进患侧上肢功能恢复及自理能力的重建,增强患者恢复的信心,提高生活质量。

(2)功能锻炼的时机与方法:乳腺癌术后过早、过大范围进行患侧上肢和胸部活动,会影响切口愈合,并且会显著增加创面渗血量,容易出现皮瓣坏死和积液。但如果活动过晚、活动范围不够,又会影响上肢的运动功能,容易造成肌力下降和活动范围受限。应妥善掌握活动的时机和限度,目前,普遍推荐术后早期肩部适当制动,外展、前伸和后伸动作范围都不应超过 40°,内旋和外旋动作不受限制。待伤口逐渐愈合,逐步增加活动的量和范围。术后手、腕部、前臂、肘部活动不受限制。依据患者所处的不同的术后康复阶段,指导其相应的功能锻炼:术后 24 小时患肢内收、制动,只做手关节、腕关节、肘关节的屈曲、伸展运动,避免患肢外展、上举。术后24 小时鼓励患者早期下床活动,渐进式床上坐起、床边坐位、床边站立各 30 秒,无头晕不适后,可在床旁适当活动。引流管拔除后开始肩部活动,循序渐进地增加强度与频率来锻炼肩关节的前摆、后伸,逐步尝试用患肢刷牙、梳头、洗脸等。同时,每天开始进行手指爬墙运动。待伤口愈合拆线后,患肢逐渐外展联系,鼓励患者结合以前的锻炼内容学习康复操,全方位活动锻炼患肢关节。

(3)注意事项:①正确进行功能锻炼,遵循循序渐进的原则,逐步活动手、腕、肘、肩部关节;②不可动作过大,也不可惧怕疼痛而不敢运动,以不感到疼痛为宜;③早期下床活动时,不可用患肢撑床,防止家属用力扶患肢,以免造成腋窝皮瓣滑动影响愈合;④若出现腋下积液,应延迟肩关节活动时间,减少活动量,待伤口愈合,积液消失,再开始锻炼计划。

7.患肢水肿的护理

(1)原因:患侧上肢肿胀主要与患侧淋巴结切除后上肢淋巴回流不畅、上肢静脉回流不畅有关,此外,局部积液或感染等也会导致患肢肿胀。淋巴回流不畅引起的水肿通常发生在 1～2 个月甚至数月后,静脉回流不畅则在术后短时间内出现。

(2)避免患肢肿胀的措施:①术后用一软枕垫高患肢,使之高于心脏 10～15 cm,直至伤口愈合拆线;②严禁在患侧测血压、静脉输液、注射、抽血、提重物等,以免回流障碍引起水肿;③术后 24 小时开始进行适当的功能锻炼;④向心性局部按摩,让患者抬高患肢,按摩者用双手扣成环形自腕部向肩部用一定压力推移,每次 15 分钟以上,一天 3 次;⑤局部感染者,及时应用抗生素治疗。

8.化疗护理

(1)告知化疗期间的注意事项。①保持情绪稳定,不必过度紧张,化疗反应(如静脉炎、恶心、呕吐、白细胞减少、脱发等)在化疗结束后会逐渐消失,不必过于担心。②注意口腔卫生,饭后刷牙漱口,保持口腔清洁。③化疗会引起恶心、呕吐、食欲减退、便秘、腹泻等不良反应。化疗期间饮食宜清淡,少食多餐,呕吐严重者须进行补液。④保证每天摄入水量在 2 000 mL 左右。

(2)化疗药物不良反应的护理。①蒽环类药物:会影响肝功能,用药后 1～2 天可出现尿液呈红色,患者不必过度紧张,此现象可自行消退。②烷化类药物:大量静脉滴注时可导致出血性膀胱炎,发生率不到 1%,表现为肉眼血尿,用药期间须大量饮水,出现血尿要及时告知医护人员。③紫杉类药物:使用前,须进行糖皮质激素(如地塞米松)预处理,以预防变态反应和液体潴留。

(3)化疗所致骨髓抑制的观察和感染的预防:①保持室内空气流通。②告知患者定期检测血常规。③告知患者预防交叉感染,不到人多的地方去,外出时戴口罩、勤洗手。④白细胞计数小于 1.0×10^9/L 的患者应保护性隔离,必要时遵医嘱使用升白细胞药物。⑤患者出院后一旦发生不明原因发热,及时就诊。

(4)化疗静脉通道的护理:为了顺利完成化疗,患者一般要接受经外周静脉置入中心静脉导管,做好导管的维护和患者的宣教。

（5）饮食护理：化疗药物有明显的胃肠道反应，影响食欲，甚至呕吐剧烈，化疗前应用有效止吐护胃药，指导患者化疗前进食高蛋白饮食，不可过饱或空腹进行化疗，以免引起呕吐或严重的胃肠道不适，化疗结束 1 小时后可正常进食。化疗期间多进食含维生素及碳水化合物食物，如西红柿、胡萝卜等蔬菜水果和新鲜果汁。腹泻者给予香蕉等含钠钾食物，少食豆类、牛奶等产气食物。

（四）健康教育

（1）术后近期避免患肢提取重物，继续进行功能锻炼。

（2）术后 5 年内尽量避免妊娠，因为妊娠可加重患者及其家属的精神压力和经济压力的双重负担。避孕不宜使用激素类避孕药，以免刺激癌细胞生长，可使用避孕套、上环等方法或请教妇科医师。

（3）放疗及化疗的自我护理：放疗期间注意保护皮肤，出现放射性皮炎时应及时就诊。化疗期间应定期检查肝、肾功能，每次化疗前 1 天或当天查白细胞计数，化疗后 5～7 天复查白细胞计数，若白细胞小于 $3×10^9/L$，须及时就诊。放化疗期间应少去公共场所，以减少感染机会；加强营养，多食高蛋白、富含维生素、低脂肪的食物，以增强机体抵抗力，饮食要均衡，不宜过多忌口。

（4）提供患者改善形象的方法：介绍假体的作用和应用；可通过佩戴合适的假发、义乳改善自我形象；根治术后 3 个月可行乳房再造术，但有肿瘤转移或乳腺炎者禁忌；避免衣着过度紧身。

（5）饮食指导：①术后一般不必忌口，但某些含有雌激素成分的食品或保健品如蜂乳、阿胶等应少食；②限制脂肪含量高，特别是动物性脂肪含量高的食物，尽量选择脱脂牛奶，避免油炸或其他脂肪含量高的食物；③选择各种蔬菜、水果和豆类等植物性膳食，并多食用粗加工的谷类；④建议不饮酒，尤其禁饮烈性酒类；⑤控制肉摄入量，特别是红肉，最好选择鱼、禽肉取代红肉（牛、羊、猪肉）；⑥限制腌制食物和食盐摄入量；⑦避免食用被真菌毒素污染而在室温长期储藏的食物；⑧少喝咖啡，因其含有较高的咖啡因，可促使乳腺增生；⑨注意均衡饮食，适当的体力活动，避免体重过重。

（6）告知患者乳房自检的正确方法和时间。乳房自检应经常进行，20 岁以上女性每月自检一次，一般在月经干净后 5～7 天进行。此时雌激素对乳腺的影响最小，乳腺处于相对静止状态，容易发现病变。对于已绝经妇女，检查时间可固定于每月的某一天。40 岁以上的妇女、乳腺癌术后的患者每年行钼靶 X 线片检查，以便早期发现乳腺癌或乳腺癌复发征象。

（7）正确面对术后性生活：性生活是人类最基本的生理和心理需求。特别是年轻的乳腺癌患者，术后由于手术瘢痕、脱发等对于性及生殖方面会产生一系列问题，甚至认为自己不再是一个完整的女性，对性表达失去信心，同时，配偶因担心性生活会影响对方的康复，甚至担心可能导致病情恶化，也对性避而不谈。事实上，单纯从乳房的手术或者放疗的角度而言，这并不会降低女性的性欲，也不会影响性生活的身心反应。同时，正常的性生活也对预防疾病的复发有很大益处。

（8）患侧肢体的护理：教会患者患侧肢体功能锻炼的方法，强调锻炼的必要性及重要性，术后 1 年如上肢功能障碍不能恢复，以后就很难再恢复正常。锻炼要循序渐进，不能急于求成，贵在坚持。

五、护理效果评估

(1)患者情绪稳定,有充足的睡眠时间,积极配合医疗护理工作。

(2)患者手术前满足营养需要,增强机体免疫力、耐受力。

(3)患者充分做好术前准备,使术后并发症的危险降到最低限度。

(4)患者未出现感染、窒息等并发症,或能够及时发现并发症,并积极地预防与处理。手术创面愈合良好,患侧上肢肿胀减轻或消失。

(5)患者能自主应对自我形象的变化。

(6)患者能表现出良好的生活适应能力,建立自理意识。

(7)患者能注意保护患侧手臂,并正确进行功能锻炼。

(8)患者能复述术后恢复期的注意事项,并能正确地进行乳房自我检查。

第十章　神经外科护理

第一节　脑动脉瘤

　　脑动脉瘤是局部动静脉异常改变产生的脑动静脉瘤样突起,好发于组成脑底动脉环(Willis 动脉环)的大动脉分支或分叉部。因为这些动脉位于脑底的脑池中,所以动脉瘤破裂出血会引起动脉痉挛、栓塞及蛛网膜下腔出血等症状。该病主要见于中年人。脑动脉瘤的病因尚未完全明了,但目前多认为与先天性缺陷、动脉粥样硬化、高血压、感染、外伤有关。临床表现为突然头痛、呕吐、意识障碍、癫痫样发作、脑膜刺激征等。治疗以手术为主,常采用动脉瘤栓塞术、开颅动脉瘤夹闭术及穿刺栓塞动脉瘤。

一、护理措施

(一)术前护理

　　(1)一旦确诊,患者须绝对卧床,暗化病室,减少探视,避免一切外来刺激。情绪激动、躁动不安可使血压上升,增加再出血的可能,适当给予镇静剂。

　　(2)密切观察生命体征及意识变化,每天监测血压两次,及早发现出血情况,尽早采取相应的治疗措施。

　　(3)胃肠道的管理:合理饮食,勿食用易导致便秘的食物;常规给予口服缓泻剂如酚酞、麻仁润肠丸,保持排便通畅,必要时,给予低压缓慢灌肠。

　　(4)尿失禁的患者应留置导尿管。

　　(5)患者要避免用力打喷嚏或咳嗽,以免增加腹压,反射性增加颅内压,引起脑动脉瘤破裂。

　　(6)伴发癫痫者,要注意安全,防止发作时受外伤;保持呼吸道通畅,同时,给予吸氧,记录抽搐时间,遵医嘱给予抗癫痫药。

(二)术后护理

　　(1)监测患者生命体征,特别是意识、瞳孔的变化,尽量使血压维持在一个个体化的稳定水平,避免血压过高引起脑出血或血压过低致脑供血不足。

　　(2)持续低流量给氧,保持脑细胞的供氧。观察肢体活动及感觉情况,与术前对比有无改变。

　　(3)遵医嘱给予甘露醇及甲强龙泵入,减轻脑水肿;或泵入尼莫地平,减轻脑血管痉挛。

　　(4)保持引流通畅,观察引流液的色、量及性质,如短时间内出血过多,应通知医师及时处理。

　　(5)保持呼吸道通畅,防止肺部感染及压力性损伤的发生。

　　(6)避免情绪激动及剧烈活动。

（7）手术恢复期,应多进高蛋白食物,加强营养,增强机体的抵抗力。

（8）减少刺激,防止癫痫发作,尽量将癫痫发作时的损伤减到最小,装好床档,备好抢救用品,防止意外发生。

（9）将清醒患者的床头抬高30°,有利于减轻脑水肿。

（10）准确记录出入量,保证出入量平衡。

（11）减轻患者心理负担,加强沟通。

（三）健康指导

（1）定期测量血压,复查病情,及时治疗可能并存的血管病变。

（2）保持大小便通畅。

（3）其他指导:①应规律生活,避免劳累、熬夜、暴饮暴食等不利因素,保持心情舒畅,注意劳逸结合。②坚持适当锻炼。康复训练过程艰苦而漫长(一般为1～3年,长者需终生训练),需要信心、耐心、恒心,在康复医师指导下循序渐进、持之以恒。

二、主要护理问题

（1）脑出血:与手术创伤有关。

（2）脑组织灌注异常:与脑水肿有关。

（3）有感染的危险:与手术创伤有关。

（4）睡眠形态紊乱:与疾病创伤有关。

（5）便秘:与手术后卧床有关。

（6）疼痛:与手术损伤有关。

（7）有受伤的危险:与手术可能诱发癫痫有关。

（8）活动无耐力:与术后卧床时间长有关。

第二节　脑膜瘤

一、疾病概述

脑膜瘤占颅内肿瘤的19.2%,男:女为1:2。一般为单发,多发脑膜瘤偶尔可见,好发部位依次为矢状窦旁、大脑镰、大脑凸面,其次为蝶骨嵴、鞍结节、嗅沟、小脑脑桥角与小脑幕等部位,生长在脑室内者很少,也可见于硬膜外。其他部位偶见。依肿瘤组织学特征,脑膜瘤可分为五种类型,即内皮细胞型、成纤维细胞型、血管瘤型、化生型和恶性型。

（一）临床表现

1.慢性颅压增高症状

因肿瘤生长较慢,故当肿瘤达到一定体积时才引起头痛、呕吐及视力减退等,少数呈急性发病。

2.局灶性体征

因肿瘤呈膨胀性生长,患者往往以头疼和癫痫为首发症状。因肿瘤位置不同,还可以出现视力、视野、嗅觉或听觉障碍及肢体运动障碍等。老年患者尤以癫痫发作为首发症状多见,颅压增高症状多不明显。

（二）辅助检查

1.头颅CT扫描

典型的脑膜瘤显示脑实质外圆形或类圆形高密度，或等密度肿块，边界清楚，含类脂细胞者呈低密度，周围水肿带较轻或中度，且有明显对比增强效应。瘤内可见钙化、出血或囊变，瘤基多较宽，并多与大脑镰、小脑幕或颅骨内板相连，其基底较宽，密度均匀一致，边缘清晰，瘤内可见钙化。增强后可见肿瘤明显增强，可见脑膜尾征。

2.MRI扫描

同时，进行CT和MRI的对比分析，可得到较正确的定性诊断。

3.脑血管造影

脑血管造影可显示瘤周呈抱球状供应血管和肿瘤染色。同时，造影技术也为术前栓塞供应动脉、减少术中出血提供了帮助。

（三）鉴别诊断

须同脑膜瘤鉴别的肿瘤因部位而异：幕上脑膜瘤应与胶质瘤、转移瘤鉴别；鞍区脑膜瘤应与垂体瘤鉴别；桥小脑角脑膜瘤应与听神经瘤鉴别。

（四）治疗

1.手术治疗

手术切除脑膜瘤是最有效的治疗手段，应力争全切除，对于受肿瘤侵犯的脑膜和颅骨也应切除，以求达到根治。

（1）手术原则：控制出血，保护脑功能，争取全切除。对无法全切除的患者，可行肿瘤次全切除或分次手术，以免造成严重残疾或死亡。

（2）术前准备：①肿瘤血运极丰富者可术前行肿瘤供应血管栓塞以减少术中出血。②充分备血，手术开始时，做好快速输血准备。③鞍区肿瘤和颅压增高明显者，术前数天酌用肾上腺皮质激素和脱水治疗。④有癫痫发作史者，须术前应用抗癫痫药物以预防癫痫发作。

（3）术后并发症。①术后再出血：术后密切观察神志瞳孔变化，定期复查头部CT以早期处理。②术后脑水肿加重：对于影响静脉窦和粗大引流静脉的肿瘤切除后，应用脱水药物和激素预防脑水肿加重。③术后肿瘤残余和复发：须定期复查并辅以立体定向放射外科治疗等防止肿瘤复发。

2.立体定向放射外科治疗

因生长位置，有17%～50%的脑膜瘤做不到全切，另外，还有少数恶性脑膜瘤也无法全切。肿瘤位于脑深部重要结构难以全切除者，如斜坡、海绵窦区、视丘下部或小脑幕裂孔区脑膜瘤，应同时行减压性手术，以缓冲颅压力，剩余的瘤体可采用伽马刀或光子刀治疗，亦可达到很好效果。

3.放疗或化疗

恶性脑膜瘤在手术切除后须辅以化疗或放疗，防止肿瘤复发。

4.其他治疗

其他治疗包括激素治疗、分子生物学治疗、中医治疗等。

二、护理

(一)入院护理

(1)入院常规护理;常规安全防护教育,常规健康指导。

(2)指导患者合理饮食,保持大便通畅。

(3)指导患者肢体功能锻炼;指导患者语言功能锻炼。

(4)结合患者的个体情况,每1～2小时协助患者翻身,保护受压部位皮肤;如局部皮肤有压红,可缩短翻身的间隔时间,受压部位应予软枕垫高减压。

(二)术前护理

(1)每1～2小时巡视患者,观察患者的生命体征、意识、瞳孔、肢体活动,如有异常及时通知医师。

(2)了解患者的心理状态,向患者讲解疾病的相关知识,介绍同种疾病手术成功的例子,增强患者治疗信心,减轻其焦虑、恐惧心理。

(3)根据医嘱正确采集标本,进行相关检查。

(4)术前落实相关化验、检查报告的情况,如有异常立即通知医师。

(5)根据医嘱进行治疗、处置,注意观察用药后的反应。

(6)注意并发症的观察和处理。

(7)指导患者练习深呼吸及有效咳嗽;指导患者练习床上大小便。

(8)指导患者修剪指(趾)甲、剃胡须,女性患者勿化妆及涂染指(趾)甲。

(9)指导患者戒烟、戒酒。

(10)根据医嘱正确备血(复查血型),行药物过敏试验。

(11)指导患者术前12小时禁食,8小时禁饮水,防止术中呕吐导致窒息;术后晚进半流食,如米粥、面条等。

(12)指导患者保证良好的睡眠,必要时,遵医嘱使用镇静催眠药。

(三)手术当日护理

1.送手术前

(1)术晨为患者测量体温、脉搏、呼吸、血压;如有发热、血压过高、女性月经来潮等情况均应及时报告医师,以确定是否延期手术。

(2)协助患者取下义齿、项链、耳钉、手链、发夹等物品,并交给家属妥善保管。

(3)皮肤准备(剃除全部头发及颈部毛发、保留眉毛)后,更换清洁的病员服。

(4)遵医嘱术前用药,携带术中用物,平车护送患者入手术室。

2.术后回病房

(1)每15～30分钟巡视患者,注意观察患者的生命体征、意识、瞳孔、肢体活动等,如有异常及时通知医师。

(2)注意观察切口敷料有无渗血。

(3)密切观察引流液的颜色、性状、量等情况并记录,妥善固定引流管,引流袋置于头旁枕上或枕边,高度与头部创腔保持一致,保持引流管引流通畅,活动时注意引流管不要扭曲、受压,防止脱管。

（4）观察留置导尿患者尿液的颜色、性状、量，每天护理会阴两次。

（5）术后 6 小时内给予去枕平卧位，6 小时后可床头抬高，麻醉清醒的患者可以协助床上活动，保证患者舒适。

（6）保持呼吸道通畅。

（7）若患者出现不能耐受的头痛，及时通知医师，遵医嘱给予止痛药物，并密切观察患者的生命体征、意识、瞳孔等变化。

（8）精神症状患者的护理：加强患者安全防护，上床档，需使用约束带的患者，应告知家属并取得同意，定时松解约束带，按摩受约束的部位，告知家属 24 小时陪护患者，预防自杀倾向，同时做好记录。

（9）术后 24 小时内禁食禁水，可行口腔护理，每天两次。清醒患者可口唇覆盖湿纱布，以保持口腔湿润。

（10）结合患者的个体情况，每 1～2 小时协助患者翻身，保护受压部位皮肤；如局部皮肤有压红，可缩短翻身的间隔时间，受压部位应予软枕垫高减压。

（四）术后护理

1.术后第 1 日至第 3 日

（1）每 1～2 小时巡视患者，注意观察患者的生命体征、意识、瞳孔、肢体活动等，如发现有头痛、恶心、呕吐等颅内压增高症状及时通知医师。

（2）注意观察切口敷料有无渗血。

（3）密切观察引流液的颜色、性状、量等情况并记录，妥善固定引流管并保持引流管引流通畅，不可随意放低引流袋，以保证创腔内有一定的液体压力。若引流袋放低，则会导致创腔内液体引出过多，创腔内压力下降，脑组织迅速移位，撕破大脑上静脉，从而引发颅内血肿。医师应根据每天引流液的量来调节引流袋的高度。

（4）观察留置导尿患者尿液的颜色、性状、量，每天护理会阴 2 次。

（5）术后引流管放置 3～4 日，引流液由血性脑脊液转为澄清脑脊液时即可拔管，避免长时间带管形成脑脊液漏。拔除引流管后，注意观察患者的生命体征、意识、瞳孔等变化，切口敷料有无渗血、渗液及皮下积液等，如有异常及时通知医师。

（6）加强呼吸道的管理，鼓励深呼吸及有效咳嗽、咳痰，如痰液黏稠而不易咳出可遵医嘱予雾化吸入，必要时吸痰。

（7）术后 24 小时如无恶心、呕吐等麻醉后反应，可遵医嘱进食，由流食逐步过渡到普食，积极预防便秘。

（8）指导患者床上活动，床头摇高，逐渐坐起，逐渐过渡到床边活动（做好跌倒风险评估），家属陪同。活动以不疲劳为宜。

（9）指导患者进行肢体功能锻炼，进行语言功能锻炼。

（10）做好生活护理，如洗脸、刷牙、喂饭、大小便等，定时协助患者翻身，保护受压部位皮肤，预防压疮的发生。

2.术后第 4 日至出院日

（1）每 1～2 小时巡视患者，注意观察患者的生命体征、意识、瞳孔、肢体活动等，如发现有头痛、恶心、呕吐等颅内压增高症状,应及时通知医师;注意观察切口敷料有无渗血。

（2）指导患者注意休息,病室内活动,活动以不疲劳为宜。对高龄、活动不便、体质虚弱等可能发生跌倒的患者及时做好跌倒或坠床风险评估。

（五）出院指导

1.饮食指导

指导患者进高热量、高蛋白、富含纤维素、维生素丰富、低脂肪、低胆固醇食物,如蛋、牛奶、瘦肉、新鲜鱼、蔬菜、水果等。

2.用药指导

有癫痫病史者遵医嘱按时、定量口服抗癫痫药物。不可突然停药、改药及增减药量,以避免加重病情。

3.康复指导

对肢体活动障碍者,户外活动须有专人陪护,防止意外发生,鼓励患者对功能障碍的肢体经常做主动和被动运动,防止肌肉萎缩。

第三节 垂体腺瘤

垂体腺瘤系发生于腺垂体的良性肿瘤。如果肿瘤增大,压迫周围组织,则出现头痛、视力减退、视野缺损、上睑下垂及眼球运动功能障碍等压迫症状。治疗一般以手术为主,也可行药物和放射治疗。手术治疗包括开颅垂体瘤切除术和经口鼻或经单鼻蝶窦垂体瘤切除术。垂体瘤患者有发生垂体卒中的可能。垂体卒中为垂体肿瘤内突然发生出血性坏死或新鲜出血。典型症状:突然头痛,在1~2日内眼外肌麻痹、视觉障碍、视野缺损及进行性意识障碍等。如发生上述情况,应按抢救程序及时进行抢救。

一、护理措施

（一）术前护理

1.预防手术切口感染

为预防手术切口感染,经蝶窦垂体腺瘤切除术患者应在术前3日常规口服抗生素,用复方硼酸溶液漱口,用呋麻液滴鼻,每天4次,每次双侧鼻腔各2~3滴,滴药时采用平卧仰头位,使药液充分进入鼻腔。

2.皮肤准备

经蝶窦手术患者须剪鼻毛,应动作轻稳,防止损伤鼻黏膜致鼻腔感染。近年来,多采用电动鼻毛修剪器,嘱患者自行清理,再由护士检查有无残留鼻毛,此法提高了患者的舒适度,更易于患者接受,亦便于护士操作。观察有无口鼻疾患,如牙龈炎、鼻腔疖肿等。如有感染存在,则改期手术。

3.物品准备

备好奶瓶(有刻度标记,并预先在奶嘴上剪好"＋"字开口,以准确记录入量,便于患者吸吮)、咸菜、纯橙汁、香蕉、猕猴桃等钾、钠含量高的食物。

4.术前宣教

向患者讲解有关注意事项,消除恐惧,取得配合。

(二)术后护理

(1)卧位未清醒时,取平卧位,头偏向一侧,清醒后拔除气管插管。无脑脊液鼻漏应抬高床头15°~30°。有脑脊液鼻渗或鼻漏者,一般去枕平卧3~7天,具体时间由手术医师决定,床头悬挂"平卧"提示牌。

(2)患者术后返回病室时,须经口吸氧。先将氧流量调至2~3 L/min,再将吸氧管轻轻放入患者口腔中并用胶布将管路固定于面部,防止脱落。及时吸除口腔及气管插管的内分泌物,维持呼吸道通畅。

(3)生命体征的监测:麻醉清醒前后应定时测量生命体征,特别注意观察瞳孔的对光反射是否恢复。

(4)拔除气管插管适应证及方法:①双侧瞳孔等大(或与术前大小相同);②瞳孔对光反射敏感;③呼之能应、可遵医嘱做简单动作;④将口腔内分泌物吸除干净;⑤术中无特殊情况;⑥拔除气管插管时,患者应取平卧位,头偏向一侧,抽出气囊中的空气,嘱患者做吐物动作,顺势将插管迅速拔出(目前此项操作多在手术室恢复室完成)。

(5)伤口护理:无脑脊液鼻漏者,术后3日左右拔除鼻腔引流条,用呋麻液滴鼻,每天4次,每次2~3滴,防止感染。如有鼻漏,术后5~7日拔除鼻腔引流条。拔除鼻腔引流条后勿用棉球或纱布堵塞鼻腔。

(6)口腔护理:如经口鼻蝶窦入路手术,口腔内有伤口,应每天做口腔护理,保持口腔内的清洁。由于术后用纱条填塞鼻腔止血,患者只能张口呼吸,易造成口腔干燥、咽部疼痛不适,此时应用湿纱布盖于口唇外,保持口腔湿润,减轻不适,必要时可遵医嘱予以雾化吸入或用金喉健喷咽部。

(7)术后并发症的护理。

脑出血:常在术后24~48小时发生,当患者出现意识障碍(昏睡或烦躁)、瞳孔不等大或外形不规则、视物不清、视野缺损、血压进行性升高等症状时,提示有颅内出血可能,应及时通知医师,必要时做急诊CT或行急诊手术。如未及时发现或采取有效措施,将出现颅内血肿、脑疝甚至危及患者生命。

尿崩症和(或)水电解质紊乱:由于手术对神经垂体及垂体柄有影响,术后一过性尿崩发生率较高,表现为大量排尿,每小时尿量200 mL以上,连续两小时以上,即尿崩症。须监测每小时尿量,准确记录出入量,合理经口、经静脉补液,必要时口服抗利尿剂如醋酸去氨加压素(弥凝),或静脉泵入垂体后叶素控制尿量,保持出入量平衡。水电解质紊乱则可由手术损伤下丘脑或尿崩症致大量排尿引起,易造成低血钾等水、电解质紊乱,临床上每天早晨监测血电解质情况,及时给予补充。

脑脊液鼻漏:由术中损伤鞍隔所致,常发生于术后3~7天,尤其在拔除鼻腔填塞纱条后,观察患者鼻腔中有无清亮液体流出。因脑脊液含有葡萄糖,可用尿糖试纸粉色指示端检测,阳性则提示有脑脊液鼻漏(如混有血液时,也可呈现假阳性,应注意区分)。此时,患者应绝对卧床,去枕平卧2~3周。禁止用棉球、纱条、卫生纸填塞鼻腔,以防逆行感染。

垂体功能低下:由机体不适应激素的变化引起,常发生于术后 3～5 日。患者可出现头晕、恶心、呕吐、血压下降等症状。此时,应先查血钾浓度,与低血钾相鉴别。一般用生理盐水 100 mL 和琥珀酸氢化可的松 100 mg 静脉滴注可缓解。

(三)健康指导

(1)出院后,患者可以正常进食,勿食刺激性强的食物及咖啡、可乐、茶类。

(2)患者应适当休息,通常 1～3 个月后便可正常工作。

(3)味觉、嗅觉减退多为暂时的,无须特殊处理,一般自行恢复。痰中仍可能带有血丝,如果量不多,属于正常情况,不需处理。

(4)注意避免感冒,尽量少到人员密集的公共场所,如超市、电影院。

(5)如果出现下列情况,则要考虑肿瘤复发,及时复查:一度改善的视力再次障碍;肢端肥大症患者血压、血糖再次升高;库欣病或脸色发红,皮肤紫纹不消退或消退后再次出现,血压升高。

(6)如出院后仍需继续服用激素,应遵医嘱逐渐减少激素用量,如出现厌食、恶心、乏力等感觉,可遵医嘱酌情增加药量。甲状腺激素可遵医嘱每两周减量一次,在减量过程中如果出现畏寒、心悸、心率缓慢等情况,可根据医嘱,酌情增加药量。

(7)如果出现厌食、恶心、乏力、畏寒、心悸等症状,则应考虑垂体功能低下,及时到当地医院就诊或回手术医院复查。

(8)如果每天尿量超过 3 000 mL,应考虑多尿甚至尿崩症。应及时去当地医院诊疗或回手术医院复查。

(9)出院后应定期复查,复查时间为术后 3 个月、半年和一年。

二、主要护理问题

(一)潜在并发症

(1)窒息:与术后麻醉未醒,带有气管插管有关。

(2)出血:与手术伤口有关。

(3)脑脊液鼻漏:与手术损伤鞍隔有关。

(4)垂体功能低下:与手术后一过性的激素减低有关。

(二)有体液不足的危险

其与一过性尿崩有关。

(三)生活自理能力部分缺陷

其与卧床及补液有关。

(四)有皮肤完整性受损的危险

其与长期平卧有关。

第四节　颅脑损伤

颅脑损伤分为头皮损伤、颅骨损伤与脑损伤,三者可单独或合并存在。其发生率仅次于四肢损伤,占全身损伤的 15%～20%,常与身体其他部位的损伤合并存在,其致残率及致死率均居首位。常见于交通、工矿等事故,自然灾害、爆炸、火器伤、坠落、跌倒,以及各种锐器、钝器对头部的伤害。颅脑损伤对预后起决定性作用的是脑损伤的程度及其处理效果。

一、头皮损伤

(一)解剖生理概要

头皮分为 5 层,由外到内依次为皮肤、皮下组织、帽状腱膜、帽状腱膜下层、骨膜层。其中浅部三层紧密连接,不易分离;深部两层之间连接疏松,较易分离。各层解剖特点如下。

1.皮肤层

皮肤层厚而致密,内含大量汗腺、皮脂腺、毛囊,具有丰富的血管,外伤时易出血。

2.皮下组织层

皮下组织层由致密的结缔组织和脂肪组织构成,前者交织成网状,内有血管、神经穿行。

3.帽状腱膜层

帽状腱膜层前连额肌,后连枕肌,两侧达颞肌筋膜,坚韧、富有张力。

4.帽状腱膜下层

帽状腱膜下层是位于帽状腱膜与骨膜之间的疏松结缔组织层,范围较广,前至眶上缘,后达上项线,其间隙内的静脉经导静脉与颅内静脉窦相通,是颅内感染和静脉窦栓塞的途径之一。

5.骨膜层

骨膜层是由致密结缔组织构成的,骨膜在颅缝处贴附紧密,其余部位贴附疏松,故骨膜下血肿易被局限。

头皮血液供应丰富,且动、静脉伴行,由颈内、外动脉的分支供血,左右各五支在颅顶汇集,各分支间有广泛的吻合支,其抗感染及愈合能力较强。

(二)分类与特点

头皮损伤是颅脑损伤中最常见的损伤,严重程度差别较大,可能是单纯损伤,也可能合并颅骨及脑损伤。

1.头皮血肿

头皮血肿大多由钝器伤所致,按照血肿出现在头皮的层次,其分为以下三种。

(1)皮下血肿:血肿位于皮肤表层与帽状腱膜之间,因受皮下纤维隔限制,故血肿体积小、张力高、压痛明显,有时因周围组织肿胀隆起,中央反而凹陷,易被误认为凹陷性颅骨骨折,须用颅骨 X 线片来鉴别。

(2)帽状腱膜下血肿:由头部受到斜向暴力,头皮发生剧烈滑动,撕裂该层间的导血管所致。由于该层组织疏松,出血易扩散,严重时,血肿边界可与帽状腱膜附着缘一致,覆盖整个穹窿部,蔓延至全头部,似戴一顶有波动的帽子。小儿及体弱者可休克或贫血。

(3)骨膜下血肿:因受到骨缝处骨膜牢固粘连的限制,多局限于某一颅骨范围内,多由颅骨骨折引起。

较小的头皮血肿一般在1～2周便可自行吸收,无须特殊处理,早期可给予加压冷敷以减少出血和疼痛,24～48后,小时改用热敷以促进血肿吸收,切忌用力揉搓。若血肿较大,则应在严格皮肤准备和消毒下,分次穿刺抽吸后加压包扎。处理头皮血肿的同时,应警惕合并颅骨损伤及脑损伤的可能。

2.头皮裂伤

头皮裂伤多由锐器或钝器打击所致,是常见的开放性头皮损伤,由于头皮血管丰富,出血较多,可引起失血性休克。处理时,须着重检查有无颅骨和脑损伤。头皮裂伤较浅时,因断裂血管受头皮纤维隔的牵拉,断端不能收缩,出血量反较帽状腱膜全层裂伤者多。现场急救可局部压迫止血,争取在24小时内实施清创缝合。缝合前,要检查伤口有无骨碎片及有无脑脊液或脑组织外溢。缝合前应剃净伤处头发,冲洗消毒伤口,实施清创缝合后,注射破伤风抗毒素。

3.头皮撕脱伤

头皮撕脱伤多由发辫受机械力牵拉,大块头皮自帽状腱膜下层或连同骨膜一起被撕脱所致,其可导致失血性或疼痛性休克。急救时,除加压包扎止血、防止休克外,应保留撕脱的头皮,避免污染,用无菌敷料包裹、隔水放置于有冰块的容器内,随伤员一同送往医院。手术应争取在伤后8小时内进行,清创植皮后,应保护植皮片不受压、不滑动,以利于皮瓣成活。对于骨膜已撕脱者,在颅骨外板上多处钻孔达板障,待骨孔内肉芽组织生成后再行植皮。

二、颅骨损伤

颅骨骨折指颅骨受暴力作用致颅骨结构改变。颅骨骨折提示伤者受暴力较重,合并脑损伤概率较高。颅骨骨折不一定合并严重的脑损伤,没有骨折也可能合并脑损伤,其临床意义不在于骨折本身。颅骨骨折按骨折部位分为颅盖骨折和颅底骨折。按骨折形态分为线性骨折和凹陷性骨折。按骨折是否与外界相通分为开放性骨折与闭合性骨折。

(一)解剖生理概要

颅骨由颅盖和颅底构成,颅盖、颅底均有左右对称的骨质增厚部分,形成颅腔的坚强支架。

颅盖骨质坚实,由内、外骨板和板障构成。外板厚,内板较薄,内、外骨板表面均有骨膜覆盖,内骨膜也是硬脑膜外层,在颅骨的穹窿部,内骨膜与颅骨板结合不紧密,故颅顶部骨折时容易形成硬脑膜外血肿。

颅底骨面凹凸不平,厚薄不一,有两侧对称、大小不等的骨孔和裂隙,脑神经及血管由此出入颅腔。颅底被蝶骨嵴和岩骨嵴分为颅前窝、颅中窝和颅后窝。颅骨的气窦如额窦、筛窦、蝶窦及乳突气房等均贴近颅底,气窦内壁与颅脑膜紧贴,颅底骨折越过气窦时,相邻硬脑膜常被撕裂,形成脑脊液外漏,易发生颅内感染。

(二)病因与发病机制

颅腔近似球体,颅骨有一定的弹性,有相当的抗压缩和抗牵张能力。颅骨受到暴力打击时,着力点局部可下陷变形,颅腔也可随之变形。暴力强度大、受力面积小时,颅骨多以局部变形为主,当受力点呈锥形内陷时,内板首先受到较大牵张力而折裂。此时,若外力作用终止,则外板可弹回复位保持完整,仅造成内板骨折,骨折片可穿破硬脑膜造成局限性脑挫裂伤。如果外力继续存在,则外板也将随之折裂,形成凹陷性骨折或粉碎性骨折。当外力引起颅骨整体变形较重,受力面积又较大时,可不发生凹陷性骨折,而在较为薄弱的颞骨鳞部或颅底引发线性骨折,局部骨折线往往沿暴力作用的方向和颅骨脆弱部分延伸。暴力直接打击在颅底平面上或暴力由脊柱上传常引起颅底骨折。颅前窝损伤时,可能累及的脑神经有嗅神经、视神经,颅中窝损伤可累及面神经、听神经,颅后窝少见。

(三)临床表现

1.颅盖骨折

(1)线性骨折:发生率最高,局部有压痛、肿胀。摄颅骨 X 线片可确诊。单纯线性骨折本身不需要特殊处理,但应警惕合并脑损伤或颅内出血,尤其是硬脑膜外血肿,有时可伴发局部骨膜下血肿。

(2)凹陷性骨折:局部可扪及局限性下陷区。若凹陷骨折位于脑重要功能区浅面,可出现偏瘫、失语、癫痫等病症。X 线片可见骨折片陷入颅内的深度,CT 扫描有助于骨折情况和合并脑损伤的诊断。

2.颅底骨折

其多由强烈的间接暴力作用于颅底或颅盖,骨折延伸到颅底所致,常为线性骨折。依骨折的部位不同,其可分为颅前窝、颅中窝和颅后窝骨折,临床表现各异。

(1)颅前窝骨折:骨折累及眶顶和筛骨,可有鼻出血、眶周("熊猫眼"征)及球结膜下淤血斑。若脑膜、骨膜均破裂,则合并脑脊液鼻漏,即脑脊液经额窦或筛窦由鼻孔流出。若筛板或视神经管骨折,可合并嗅神经或视神经损伤。

(2)颅中窝骨折:骨折累及蝶骨,也可有鼻出血或合并脑脊液鼻漏。若累及颞骨岩部,且脑膜、骨膜及鼓膜均破裂,则合并脑脊液耳漏,即脑脊液经中耳由外耳道流出;若鼓膜完整,脑脊液则经咽鼓管流向鼻咽部,常被误认为是鼻漏。颅中窝骨折常合并第Ⅶ、Ⅷ脑神经损伤。若累及蝶骨和颞骨的内侧部,还可能损伤垂体或第Ⅱ、Ⅲ、Ⅳ、Ⅴ、Ⅵ脑神经。若骨折伤及颈动脉海绵窦段,可因动静脉瘘的形成而出现搏动性突眼及颅内杂音。破裂孔或颈内动脉管处的破裂,可发生致命性的鼻出血或耳出血。

(3)颅后窝骨折:骨折累及颞骨岩部后外侧时,一般在伤后1～2天出现乳突部皮下瘀血斑(Battle 征)。若累及枕骨基底部,可在伤后数小时出现枕下部肿胀及皮下淤血斑;枕骨大孔或岩尖后缘附近的骨折,可合并后组脑神经(第Ⅸ～Ⅻ脑神经)损伤。

(四)辅助检查

1.X 线片

其可显示颅内积气,但仅 30％～50％病例能显示骨折线。

2.CT 检查

其有助于眼眶及视神经管骨折的诊断,且显示有无脑损伤。

3.尿糖试纸测定

其可鉴别是否为脑脊液。

（五）诊断要点

外伤史、临床表现和颅骨 X 线片、CT 检查基本可以明确诊断和定位，对脑脊液外漏有疑问时，可收集流出液做葡萄糖定量来测定。

（六）治疗要点

1.颅盖骨折

（1）单纯线性骨折：无须特殊处理，仅需卧床休息，对症治疗，如止痛、镇静等。但须注意有无继发颅内血肿等并发症。

（2）凹陷性骨折：若凹陷性骨折位于脑重要功能区表面，有脑受压症状或大面积骨折片下陷，直径大于 5 cm，深度超过 1 cm 时，应手术整复或摘除碎骨片。

2.颅底骨折

颅底骨折无须特殊治疗，主要观察有无脑损伤及处理脑脊液外漏、脑神经损伤等并发症。一旦出现脑脊液外漏，即开放性损伤，应使用 TAT 及抗生素预防感染，大部分漏口在伤后 1～2 周自愈。若 4 周以上仍未自愈，可行硬脑膜修补术。若骨折片压迫视神经，应尽早手术减压。

（七）护理评估

1.健康史

了解受伤过程，如暴力大小、方向、受伤时有无意识障碍及口鼻出血情况，初步判断是否伴有脑损伤。同时，了解患者是否合并其他疾病。

2.目前身体状况

（1）症状和体征：了解患者目前的症状和体征可判断受伤程度和定位，观察患者有无"熊猫眼"征、Battle 征，明确有无脑脊液外漏。鉴别血性脑脊液外漏与耳鼻损伤出血时，可将流出的血性液体滴于白色滤纸上，如见血迹外围有月晕样淡红色浸润圈，可判断为脑脊液外漏。有时颅底骨折虽伤及颞骨，且骨膜及脑膜均已破裂但鼓膜尚完整，脑脊液可经咽鼓管流至咽部而被患者咽下，故应询问患者是否有腥味液体流至咽部。

（2）辅助检查：颅骨 X 线片及 CT 检查结果，确定骨折的部位和性质。

3.心理-社会状况

了解患者可能的因头部外伤而出现的焦虑、害怕、恐惧等心理反应，以及对骨折能否恢复正常的担心程度。同时，也应了解家属对疾病的认识及心理反应。

（八）常见护理诊断/问题

1.疼痛

疼痛与损伤有关。

2.有感染的危险

感染与脑脊液外漏有关。

3.感知的改变

感知的改变与脑神经损伤有关。

4.知识缺乏

缺乏有关预防脑脊液外漏逆行感染的知识。

5.潜在并发症

潜在并发症为颅内出血、颅内压增高、颅内低压综合征。

(九)护理目标

(1)患者疼痛与不适程度减轻。

(2)患者生命体征平稳,无颅内感染发生。

(3)颅神经损伤症状减轻。

(4)患者能够叙述预防脑脊液外漏逆行感染的注意事项。

(5)患者病情变化能够被及时发现和处理。

(十)护理措施

1.脑脊液外漏的护理

(1)保持外耳道、鼻腔和口腔清洁,清洁时注意棉球不可过湿,以免液体逆流入颅。

(2)在鼻前庭或外耳道口松松地放置干棉球,随湿随换,同时记录 24 小时浸湿的棉球数,以估计脑脊液外漏量。

(3)避免用力咳嗽、打喷嚏、擤鼻涕及用力排便,以免颅内压骤然升降导致脑脊液逆流。

(4)脑脊液鼻漏者不可经鼻腔吸痰或放置胃管,禁止耳、鼻滴药、冲洗和堵塞,禁忌做腰穿。

(5)取头高位及患侧卧位休息,将头抬高 15°至漏液停止后 3～5 天,借重力作用使脑组织移至颅底硬脑膜裂缝处,促使局部粘连而封闭漏口。

(6)密切观察有无颅内感染迹象,根据医嘱预防性应用抗生素及破伤风抗毒素。

2.病情观察

观察有无颅内继发性损伤,如脑组织、脑膜、血管损伤引起的癫痫、颅内出血、继发性脑水肿、颅内压增高等。脑脊液外漏可推迟颅内压增高症状的出现,应严密观察意识、生命体征、瞳孔及肢体活动等情况,及时发现颅内压增高及脑疝的早期迹象。注意颅内低压综合征,若脑脊液外漏多,可使颅内压过低而导致颅内血管扩张,出现剧烈头痛、眩晕、呕吐、厌食、反应迟钝、脉搏细弱、血压偏低等。

(十一)护理评价

(1)患者疼痛是否缓解。

(2)患者有无颅内感染发生,脑脊液外漏是否如期愈合,护理措施是否得当。

(3)脑神经损伤症状是否减轻。

(4)患者能否叙述预防脑脊液外漏逆行感染的注意事项,遵医嘱行为如何。

(5)患者病情变化是否被及时发现,并发症是否得到及时控制、预防和处理。

(十二)健康指导

对于颅底骨折合并脑脊液外漏者主要是预防颅内感染。要劝告患者勿挖外耳道、抠鼻孔和擤鼻;注意预防感冒,以免咳嗽、打喷嚏;同时,合理饮食,防止便秘,避免屏气、用力排便。

三、脑损伤

脑的被膜自外向内依次为硬脑膜、蛛网膜和软脑膜。硬脑膜坚韧且有光泽,由两层合成,外层兼具颅骨内膜的作用,内层较坚厚,两层之间有丰富的血管和神经。蛛网膜薄而透明,缺乏血管和神经,与硬脑膜之间有硬膜下腔,与软脑膜之间有蛛网膜下腔,充满脑脊液。脑脊液为无色透明液体,内含各种浓度不等的无机盐、葡萄糖、微量蛋白和淋巴细胞,对中枢神经系统起缓冲、保护、运输代谢产物及调节颅内压等作用。软脑膜薄且富有血管,覆盖于脑的表面并深入沟裂内。

脑损伤是指暴力作用导致的脑膜、脑组织、脑血管及脑神经的损伤。根据伤后脑组织与外界是否相通,脑损伤分为开放性和闭合性两类。前者多由锐器或火器直接造成,有头皮裂伤、颅骨骨折和硬脑膜破裂,常伴有脑脊液外漏;后者由头部接触较钝物体或间接暴力造成,脑膜完整,无脑脊液外漏。根据脑损伤机制及病理改变,脑损伤可分为原发性脑损伤和继发性脑损伤。前者指暴力作用于头部时立即发生的脑损伤,且不再继续加重,主要有脑震荡、脑挫裂伤及原发性脑干损伤等;后者指受伤一定时间后出现的脑受损病变,主要有脑水肿和颅内血肿,颅内血肿往往需要开颅手术。

(一)病因与发病机制

颅脑损伤的程度和类型多种多样。引起脑损伤的外力除可直接导致颅骨变形外,也可使头颅产生加速或减速运动,致使脑组织受到压迫、牵张、滑动或负压吸附等多种应力。由于暴力作用部位不同,脑在颅腔内产生的超常运动也各异,其运动方式可以是直线性也可以是旋转性。人体坠落时,运动的头颅撞击地面,受伤瞬间头部产生减速运动,脑组织会因惯性力作用撞击受力侧的颅腔内壁,造成减速性损伤。大而钝的物体向静止的头部撞击时,引起头部的加速运动而产生惯性力。当暴力过大并伴有旋转力时,可使脑组织在颅腔内产生旋转运动,不仅使脑组织表面在颅腔内摩擦、撞击引起损伤,而且在脑组织内不同结构间产生剪应力,引起更为严重的损伤。惯性力引起的脑损伤分散且广泛,常有早期昏迷的表现。由于颅前窝和颅中窝的凹凸不平,各种不同部位和方式的头部损伤均易在额极、颞极及其底面发生惯性力的脑损伤。

(二)临床表现

1.脑震荡

脑震荡是最常见的轻度原发性脑损伤,为受伤后立即出现短暂的意识障碍,可为神志不清或完全昏迷,持续数秒或数分钟,一般不超过 30 分钟,较重者出现皮肤苍白、出汗、血压下降、心动徐缓、呼吸微弱、肌张力减低、各种生理反射迟钝或消失等。清醒后大多不能回忆受伤当时乃至伤前一段时间内的情况,临床称为逆行性遗忘。可能会伴有头痛、头昏、恶心、呕吐等症状,短期内可自行好转。神经系统检查无阳性体征,显微镜下可见神经组织结构紊乱。

2.脑挫裂伤

脑挫裂伤是常见的原发性脑损伤,包括脑挫伤及脑裂伤。前者指脑组织遭受破坏较轻,软脑膜尚完整;后者指软脑膜、血管和脑组织同时有破裂,伴有外伤性蛛网膜下腔出血。两者常同时存在,临床上又不易区别,合称为脑挫裂伤。脑挫裂伤可单发,也可多发,好发于额极、颞极及其基底。临床表现如下。

(1)意识障碍:脑挫裂伤最突出的临床表现。伤后立即出现,其程度和持续时间与脑挫裂伤程度、范围直接相关。多数患者在半小时以上,严重者可长期持续昏迷。

(2)局灶症状和体征:受伤时立即出现与伤灶区功能相应的神经功能障碍或体征,如运动区损伤出现锥体束征、肢体抽搐、偏瘫等,若仅伤及"哑区",则可无神经系统缺损的表现。

（3）头痛、恶心、呕吐：与颅内压增高、自主神经功能紊乱或外伤性蛛网膜下腔出血有关。后者还可出现脑膜刺激征，腰穿脑脊液检查有红细胞。

（4）颅内压增高与脑疝：由继发颅内血肿或脑水肿所致，可使早期的意识障碍或偏瘫程度加重，或意识障碍好转后又加重，同时，有血压升高、心率减慢、瞳孔不等大及锥体束征等表现。

3.原发性脑干损伤

原发性脑干损伤的症状与体征在受伤当时就已出现。单独的原发性脑干损伤较少，常与弥漫性损伤共存。患者常因脑干网状结构受损、上行激活系统功能障碍而持久昏迷，昏迷程度较深。伤后早期常出现严重生命体征变化，表现为呼吸节律紊乱，心率及血压波动明显。双侧瞳孔时大时小，对光反射无常，眼球位置歪斜或同向凝视。出现病理反射、肌张力增高、去皮质强直等。

4.弥散性轴索损伤

弥散性轴索损伤属于惯性力导致的弥散性脑损伤，由于脑的扭曲变形，脑内产生剪切或牵拉作用，造成脑白质广泛性轴索损伤。病变可分布于大脑半球、胼胝体、小脑或脑干。显微镜下所见为轴突断裂结构改变。可与脑挫裂伤合并存在或继发脑水肿，使病情加重。主要表现为受伤时立即出现的较长时间昏迷，由广泛的轴索损害，皮层与皮层下中枢失去联系所致。若累及脑干，患者出现一侧或双侧瞳孔散大，对光反应消失，或同向凝视等。神志好转后，可因继发脑水肿而再次昏迷。

5.颅内血肿

颅内血肿是颅脑损伤中最多见、最危险，却又是可逆的继发性病变。其严重性在于颅内压增高导致脑疝危及生命，早期发现和及时处理可改善预后。根据血肿的来源和部位，其可分为：硬脑膜外血肿、硬脑膜下血肿和脑内血肿。根据血肿引起颅内压增高及早期脑疝症状所需时间分为：①急性型，72小时内出现症状。②亚急性型，3天至3周出现症状。③慢性型，3周以上才出现症状。

（1）硬脑膜外血肿：出血积聚于颅骨与硬脑膜之间。与颅骨损伤有密切关系，症状取决于血肿的部位及扩展的速度。①意识障碍：可以由原发性脑损伤直接导致，也可由血肿本身导致颅内压增高、脑疝引起，前者较轻，最初的昏迷时间很短，与脑疝引起昏迷之间有一段意识清醒时间。后者常发生于伤后数小时至1～2天。经过中间清醒期，再度出现意识障碍，并渐次加重。如果原发性脑损伤较严重或血肿形成较迅速，也可不出现中间清醒期。少数患者可无原发性昏迷，而在血肿形成后出现昏迷。②颅内压增高及脑疝表现：出现头痛、恶心、呕吐剧烈、烦躁不安、淡漠、嗜睡、定向不准等症状。一般成年人幕上血肿大于20 mL，幕下血肿大于10 mL，即可引起颅内压增高症状。幕上血肿者大多先经历小脑幕切迹疝，然后合并枕骨大孔疝，故严重的呼吸循环障碍常发生在意识障碍和瞳孔改变之后。幕下血肿者可直接发生枕骨大孔疝，瞳孔改变，呼吸骤停几乎同时发生。

（2）硬脑膜下血肿：出血积聚在硬脑膜下腔，是最常见的颅内血肿。急性硬脑膜下血肿症状类似硬脑膜外血肿，脑实质损伤较重，原发性昏迷时间长，中间清醒期不明显，颅内压增高与脑疝的其他征象多在伤后1～3天进行性加重。由于病情发展急重，一经确诊，应尽早手术治疗。慢性硬脑膜下血肿好发于老年人，大多有轻微头部外伤史，有的患者伴有脑萎缩、血管性或出血性疾病。由于致伤外力小，出血缓慢，患者可有慢性颅内压增高表现，如头痛、恶心、呕吐和视神经盘水肿等；血肿压迫症状，如偏瘫、失语和局限性癫痫等；有时可有智力下降、记忆力减退和精神失常。

（3）脑内血肿：有两种类型。①浅部血肿，出血均来自脑挫裂伤灶，少数与颅骨凹陷性骨折部位相应，好发于额叶和颞叶，常与硬脑膜下和硬膜外血肿并存。②深部血肿，多见于老年人，血肿位于白质深部，脑表面可无明显挫伤。临床表现以进行性意识障碍为主，若血肿累及重要脑功能区，可出现偏瘫、失语、癫痫等局灶症状。

（三）辅助检查

一般采用 CT、MRI 检查。脑震荡无阳性发现，可显示脑挫裂伤的部位、范围、脑水肿的程度及有无脑室受压及中线结构移位等；弥散性轴索损伤 CT 扫描可见大脑皮质与髓质交界处、胼胝体、脑干、内囊区域或三脑室周围有多个点状或小片状出血灶；MRI 能提高小出血灶的检出率；硬脑膜外血肿 CT 检查表现为颅骨内板与脑表面之间有双凸镜形或弓形密度增高影，常伴颅骨骨折和颅内积气；硬脑膜下血肿 CT 检查示颅骨内板下低密度的新月形、半月形或双凸镜形影；脑内血肿 CT 检查在脑挫裂伤灶附近或脑深部白质内见到圆形或不规则高密度血肿影，周围有低密度水肿区。

（四）诊断要点

患者外伤史、意识改变、瞳孔的变化、锥体束征，以及 CT、MRI 检查可明确诊断。

1.非手术治疗

（1）脑震荡：通常无须特殊治疗。一般卧床休息 1～2 周可完全恢复。可适当给予镇痛、镇静等对症处理，禁用哌替啶。

（2）脑挫裂伤：以非手术治疗为主。①一般处理：静卧、休息，床头抬高，宜取侧卧位；保持呼吸道通畅；维持水、电解质、酸碱平衡；应用抗生素预防感染；对症处理；严密观察病情变化。②防治脑水肿：治疗脑挫裂伤的关键。可采用脱水、激素或过度换气等治疗对抗脑水肿、降低颅内压；吸氧、限制液体入量；冬眠低温疗法降低脑代谢率等。③促进脑功能恢复：应用营养神经药物，如 ATP、辅酶 A、细胞色素 C 等，以供应能量，改善细胞代谢，促进脑细胞功能恢复。

2.手术治疗

（1）重度脑挫裂伤：经非手术治疗无效，颅内压增高明显甚至出现脑疝迹象时，应做脑减压术或局部病灶清除术。

（2）硬脑膜外血肿：一经确诊立即手术，清除血肿。

（3）硬脑膜下血肿：多采用颅骨钻孔冲洗引流术，术后引流 48～72 小时。

（4）脑内血肿：一般经手术清除血肿。

（5）常见手术方式：开颅血肿清除术、去骨瓣减压术、钻孔探查术、脑室引流术、钻孔引流术。

（五）护理评估

1.健康史

详细了解受伤过程，如暴力大小、方向、性质、速度，患者当时有无意识障碍、意识障碍程度及持续时间，有无中间清醒期、逆行性遗忘，受伤当时有无口鼻、外耳道出血或脑脊液外漏发生,是否出现头痛、恶心、呕吐等情况;初步判断是颅伤、脑伤还是复合损伤,同时,应了解现场急救情况;了解患者既往健康状况。

2.目前身体状况

评估患者的症状和体征,了解有无神经系统病征及颅内压增高征象;根据观察患者意识、瞳孔、生命体征及神经系统体征的动态变化,区分脑损伤是原发的还是继发的;结合 X 线、CT及 MRI 检查结果判断损伤的严重程度。

3.心理-社会状况

了解患者及家属对颅脑损伤及其术后功能恢复的心理反应,常见心理反应有焦虑、恐惧等;了解家属对患者的支持能力和程度。

(六)常见护理诊断/问题

1.清理呼吸道无效

清理呼吸道无效与脑损伤后意识障碍有关。

2.疼痛

疼痛与颅内压增高和手术切口有关。

3.营养失调/低于机体需要量

其与脑损伤后高代谢、呕吐、高热、不能进食等有关。

4.体温过高

体温过高与脑干损伤有关。

5.潜在并发症

潜在并发症为颅内压增高、脑疝及癫痫发作。

(七)护理目标

(1)患者意识逐渐恢复,生命体征平稳,呼吸道通畅。

(2)患者的疼痛减轻,舒适感增加。

(3)患者营养状态能够维持或接近正常水平。

(4)患者体温维持正常。

(5)患者颅内压增高、脑疝的早期迹象及癫痫发作能够得到及时预防、发现和处理。

(八)护理措施

1.现场急救

及时而有效的现场急救可在缓解致命性危险因素的同时(如窒息、大出血、休克等)为进一步治疗创造有利条件,如预防或减少感染机会,提供确切的受伤经过。

(1)维持呼吸道通畅:颅脑损伤患者,常有不同程度的意识障碍,失去正常的咳嗽反射和吞咽功能,呼吸道分泌物不能有效排除,舌根后坠可引起严重呼吸道梗阻。应及时清除口咽部的分泌物、呕吐物,将患者侧卧或放置口咽通气道,必要时行气管切开,保持呼吸道畅通。

(2)伤口处理:单纯头皮出血,清创后加压包扎止血;开放性颅脑损伤应剪短伤口周围头发,伤口局部不冲洗、不用药;外露的脑组织周围可用消毒纱布卷保护,外加干纱布适当包扎,避免局部受压。若伤情许可,宜将头部抬高以减少出血。尽早进行全身抗感染治疗及破伤风预防注射。

（3）防治休克：对有休克征象者，应查明有无颅外部位损伤，如多发性骨折、内脏破裂等。患者平卧，注意保暖，及时补充血容量。

（4）做好护理记录：准确记录受伤经过、初期检查发现、急救处理经过及生命体征、意识、瞳孔、肢体活动等病情，为进一步处理提供依据。

2.病情观察

动态的病情观察是鉴别原发性与继发性脑损伤的重要手段。观察内容包括意识、瞳孔、生命体征、神经系统体征等。

（1）意识状态：意识障碍是脑损伤患者最常见的变化之一。意识障碍的程度可表示颅脑损伤的轻重；意识障碍出现的迟早和有无继续加重，可作为区别原发性和继发性脑损伤的重要依据。

传统意识分法分为清醒、模糊、浅昏迷、昏迷和深昏迷五级。①意识清醒：正确回答问题，判断力和定向力正确。②意识模糊：最轻或最早出现的意识障碍，因此，也是最需要关注的，能简单回答问题，但不确切，判断力和定向力差，呈嗜睡状。③浅昏迷：意识丧失，对疼痛刺激有反应，角膜、吞咽反射和病理反射尚存在，重的意识模糊与浅昏迷的区别仅在于前者尚能保持呼之能应或呼之能睁眼这种最低限度的合作。④昏迷：痛觉反应已经迟钝、随意运动已完全丧失的意识障碍阶段，可有鼾声、尿潴留等表现，瞳孔对光反应与角膜反射尚存在。⑤深昏迷：对痛刺激无反应，各种反射消失，呈去皮质强直状态。

格拉斯哥昏迷评分法（Glasgow）：评定睁眼、语言及运动反应，以三者积分表示意识障碍程度，最高 15 分，表示意识清醒，8 分以下为昏迷，最低 3 分（表 10-1）。

表 10-1　Glasgow 昏迷评分法

睁眼反应	评分	语言反应	评分	运动反应	评分
能自行睁眼	4	回答正确	5	遵嘱活动	6
呼之能睁眼	3	回答错误	4	刺痛定位	5
刺痛能睁眼	2	语无伦次	3	躲避刺痛	4
不能睁眼	1	只能发声	2	刺痛肢屈	3
		不能发声	1	刺痛肢伸	2
				无反应	1

（2）生命体征：生命体征紊乱是脑干受损征象。为避免患者躁动影响准确性，应先测呼吸，再测脉搏，最后测血压。颅脑损伤患者以呼吸变化最为敏感和多变，注意节律、深浅。若伤后血压上升，脉搏缓慢有力，呼吸深慢，提示颅内压升高，应警惕颅内血肿或脑疝发生；伤后，在意识障碍和瞳孔变化的同时出现心率减慢和血压升高，为小脑幕切迹疝；枕骨大孔疝患者可未经明显的意识障碍和瞳孔变化阶段而突然发生呼吸停止。伤后早期，由于组织创伤反应，可出现中等程度发热；若累及间脑或脑干可导致体温调节紊乱，可出现体温不升或中枢性高热。

（3）瞳孔变化：可因动眼神经、视神经及脑干部位的损伤引起。正常瞳孔等大、圆形，在自然光线下直径 3～4 mm，直接、间接对光反应灵敏。伤后一侧瞳孔进行性散大，对侧肢体瘫痪伴意识障碍加重，提示脑受压或脑疝；伤侧瞳孔先短暂缩小继之散大，伴对侧肢体运动障碍，提示伤侧颅内血肿;双侧瞳孔散大、对光反应消失、眼球固定伴深昏迷或去皮质强直,多为原发性脑干损伤或临终表现。观察瞳孔时,应排除某些药物、剧痛、惊骇等对瞳孔变化的影响。

(4)其他:观察有无脑脊液外漏、呕吐,有无剧烈头痛或烦躁不安等颅内压增高的表现或脑疝先兆。注意 CT 和 MRI 扫描结果及颅内压监测情况。

3.一般护理

(1)体位:抬高床头 15°~30°,以利脑静脉回流,减轻脑水肿。深昏迷患者取侧卧位或侧俯卧位,以利于口腔内分泌物排出。保持头与脊柱在同一直线上,头部过伸或过屈均会影响呼吸道通畅及颈静脉回流,不利于降低颅内压。氧气吸入,做好气管插管、气管切开准备。

(2)营养与补液:及时、有效补充能量和蛋白质以减轻机体损耗。不能进食者,在伤后 48小时可行全胃肠外营养。评估患者营养状况,如体重、氮平衡、血浆蛋白、血糖、血电解质等,以便及时调整营养素供给量和配方。

(3)卧床患者基础护理:加强皮肤护理、口腔护理、排尿排便等生活护理,尤其对意识不清昏迷患者要预防各种并发症的发生。

(4)根据病情做好康复护理:重型颅脑损伤患者生命体征平稳后要及早进行功能锻炼,以后减少并发症和后遗症,主要通过姿势治疗、按摩、被动运动、主动运动等。

4.高热患者的护理

高热可造成脑组织相对缺氧,加重脑损害,故须采取积极降温措施。常用物理降温法有冰帽,或头、颈、腋、腹股沟等处放置冰袋或冰水毛巾等。如体温过高,物理降温无效或引起寒战时,应采用冬眠疗法。常用氯丙嗪、异丙嗪各 25 mg 或 50 mg 肌内注射或静脉滴注,用药20分钟后开始物理降温。降温速度以每小时下降 1 ℃为宜,降至肛温为 32～34 ℃较理想。可每4～6小时重复用药,一般维持 3～5 天。低温期间应密切观察生命体征并记录,若收缩压低于13.3 kPa(100 mmHg),呼吸次数减少或不规则,应及时通知医师停止冬眠疗法或更换冬眠药物。观察局部皮肤、肢体末端和耳郭处血液循环情况,以免冻伤,并防止肺炎、压疮的发生。停用冬眠疗法时,应先停物理降温,再逐渐停冬眠药物。

5.颅内压增高的护理

见相关章节。

6.脑室引流管的护理

对有脑室引流管患者护理时应注意:①应严格无菌操作。②引流袋最高处距侧脑室的距离为10～15 cm。③注意引流速度,禁忌流速过快,避免颅内压骤降造成危险。④控制脑脊液引流量,每天不超过500 mL为宜。⑤注意观察脑脊液性状,若有大量鲜血提示脑室内出血,若为混浊则提示有感染。

(九)护理评价

(1)患者意识状态是否逐渐恢复,患者呼吸是否平稳,有无误吸发生。

(2)患者疼痛是否减轻。

(3)患者的营养状态如何,营养素供给是否得到保证。

(4)患者体温是否恢复正常。

(5)患者是否出现颅内压增高、脑疝及癫痫发作等并发症,若出现是否得到及时发现和处理。

（十）健康指导

（1）康复训练：根据脑损伤遗留的语言、运动或智力障碍程度，制订康复训练计划，以改善患者生活自理能力及社会适应能力。

（2）外伤性癫痫患者，应定期服用抗癫痫药物，不能单独外出，以防发生意外。

（3）骨瓣去除患者，应做好自我保护，防止因重物或尖锐物品碰撞患处而发生意外，尽可能取健侧卧位以防止膨出的脑组织受到压迫。3～6 个月后，视情况可作颅骨修补术。

第五节　脊髓损伤

脊髓损伤为脊柱骨折或骨折脱位的严重并发症。损伤高度以下的脊神经所支配的身体部位的功能会丧失。直接与间接的外力对脊柱的重击是脊髓损伤的主要原因，常见的原因有交通事故、枪伤、刀伤、自高处跌落，或是被掉落的东西击中脊椎。现在流行的一些水上运动，诸如划水、冲浪板、跳水等，也都可能造成脊髓损伤。

一、护理评估

（一）病因分析

脊髓损伤是一种致残率高、后果严重的疾病，直接或间接暴力作用于脊柱和脊髓皆可造成脊髓损伤，间接暴力损伤比较常见，脊髓损伤的节段常发生于暴力作用的远隔部位，如从高处坠落，两足或臀部着地，或暴力作用于头顶、肩背部，脊椎骨折发生在活动度较大的颈部和腰骶部，可造成相应部位的脊髓损伤。脊柱骨折造成的脊髓损伤可分为屈曲型损伤、伸展型损伤、纵轴型损伤和旋转型损伤。

（二）临床观察

1.脊髓性休克期

脊髓损伤后，在损伤平面以下立即出现肢体的弛缓性瘫痪，肌张力减低，各种感觉和反射均消失，病理反射阴性，膀胱无张力，尿潴留，大便失禁，低血压（收缩压降至 70～80 mmHg）。脊髓休克是损伤平面以下的脊髓节段失去高级中枢调节的结果，一般持续 2～4 周，在合并压疮或尿路感染时持续时间还可延长。

2.完全性的脊髓损伤

在损伤平面以下，各种感觉均消失，肢体弛缓性瘫痪，深浅反射均消失，括约肌功能亦消失，经 2～4 周脊髓休克过后，损伤平面以下肌张力增高，腱反射亢进，病理反射阳性，出现总体反射，即受刺激时，髋、膝关节屈曲，踝关节跖屈，两下肢内收，腹肌收缩，反射性排尿和阴茎勃起等，但运动、感觉和括约肌功能无恢复。

3.不完全性的脊髓损伤

在脊髓休克消失后，可见部分感觉、运动和括约肌功能恢复，但肌张力仍高，腱反射亢进，病理反射可为阳性。

4.脊髓瘫痪

(1)上颈段脊髓损伤:膈肌和肋间肌瘫痪,呼吸困难,四肢瘫痪,死亡率很高。

(2)下颈髓段损伤:两上肢的颈髓受损节段神经支配区,呈下运动神经元损害的表现。该节段支配的肌肉萎缩,呈条状感觉减退区,二头肌或三头肌反射减退,即上肢可有下神经元和上神经元两种损害症状同时存在,而两下肢为上运动神经元损害,表现为痉挛性截瘫。

(3)胸段脊髓损伤:有一清楚的感觉障碍平面,脊髓休克消失后,损伤平面以下、两下肢呈痉挛性瘫痪。

(4)胸腰段脊髓损伤:感觉障碍平面在腹股沟韧带上方或下方,如为第11～12胸椎骨折,脊髓为腰段损伤,两下肢主要呈痉挛性瘫痪;第1～2腰椎骨折,脊髓骶节段和马尾神经上部损伤,两下肢主要呈弛缓性瘫痪,并由于直肠膀胱中枢受损,尿失禁,不能建立膀胱反射性,直肠括约肌松弛,大便亦失禁。

(5)马尾神经损伤:第3～5腰椎骨折。马尾神经损伤大多为不全性,两下肢大腿以下呈弛缓性瘫痪,尿便失禁。

(三)辅助诊断

1.创伤局部检查

了解损伤的原因,分析致伤方式,检查局部有无肿胀、压痛,有无脊柱后突畸形,棘突间隙是否增宽等。

2.神经系统检查

急诊患者反复多次检查,及时发现病情变化。

(1)感觉检查:以手接触患者损伤平面以下的皮肤,如患者有感觉,为不完全性脊髓损伤,然后分别检查触觉、痛觉、温冷觉和深部感觉,划出感觉障碍的上缘,并定时复查其上缘的变化。

(2)运动检查:了解患者肢体有无随意运动,记录肌力的等级,并重复检查,了解肌力变化的情况。

(3)反射检查:脊髓横断性损伤,休克期内所有深浅反射均消失,经2～4周休克消失后,腱反射亢进,病理反射阳性。

(4)括约肌功能检查:了解尿潴留和尿失禁,必要时,做膀胱测压。肛门指诊,检查括约肌能否收缩或呈弛缓状态。

3.X线片

X线片可检查脊柱损伤的水平和脱位情况,较大骨折位置及子弹,或弹片在椎管内滞留位置及有无骨折,并根据脊椎骨受损位置估计脊椎受损的程度。

4.CT

CT可显示骨折部位,有无椎管内血肿。

5.MRI

MRI是目前对脊柱脊髓检查最理想的手段,不仅能直接看到脊髓是否有损伤,还能够判定其损伤的程度、类型及进行治疗后的估计。同时,可清晰地看到椎间盘及脊椎损伤压迫脊髓的情况。

二、常见护理问题

(一)肢体麻痹及下半身瘫痪

因脊髓完全受损的部位不同,故肢体麻痹的范围也不同。

(1)第 4 颈椎以上损伤,会引起完全麻痹,即躯干和四肢麻痹。

(2)第 1 胸椎以上损伤,会引起不完全麻痹,上肢神经支配完全,但躯干稳定力较差,下肢完全麻痹。

(3)第 6 胸椎以下受伤,会造成下半身瘫痪。

(二)营养摄入困难

(1)在脊髓受损后 48 小时内,胃肠系统的功能可能会减低。

(2)脊髓损伤后,患者可能会出现消化功能障碍,以致患者对食物的摄取缺乏耐力,易引起恶心、呕吐,且摄入的食物也不易消化吸收。

(三)排泄问题

1.排尿功能障碍

(1)尿潴留:在脊髓休克期膀胱括约肌功能消失,膀胱无收缩功能。

(2)尿失禁:脊髓休克过后,损伤平面以下肌张力增高,膀胱中枢受损不能建立反射性膀胱,尿失禁。

2.排便功能障碍

脊髓受损,直肠失去反射,以致大便排出失去控制或不由自主地排出大便,造成大便失禁。

(四)焦虑不安

患者在受伤后,突然变成下半身麻痹或四肢瘫痪,患者会出现伤心、失望及抑郁等心理反应,不能面对现实或对医疗失去信心。

三、护理目标

(1)护士能及时观察患者呼吸、循环功能变化并给予急救护理。

(2)患者知道摆放肢体良肢位的重要性。

(3)患者有足够的营养供应。

(4)患者能规律排尿。

(5)减轻焦虑。

(6)预防并发症。

四、护理措施

(一)做好现场急救护理

迅速及较准确地判断患者有无合并伤及重要脏器损伤,并根据其疼痛、畸形部位和功能障碍情况,判断有无脊髓损伤及其性质、部位。对颈段脊髓损伤者,首先要稳定生命体征。高位脊髓损伤患者多有呼吸浅,呼吸困难,应配合医师立即行气管切开术,气管内插管。插管时特别注意,有颈椎骨折时头部制动,绝对不能使头颈部多动;气管插管时宜采用鼻咽插管,借助纤维喉镜插管。

(二)正确运送患者,保持脊柱平直

现场搬运患者时,至少要三人蹲在患者一侧,协调一致平起防止脊柱扭转屈曲,平放在硬

板单架上。对有颈椎骨折者,有一人在头顶部,双手托下颌及枕部,保持轻度向头顶牵引,颈部中立位,旁置沙袋以防扭转。胸腰段骨折者在胸腰部垫一软垫,切不可一人抱腋下,另一人抱腿屈曲搬动,而致脊髓损伤加重。

(三)定时翻身,给予适当的卧位

(1)给脊髓损伤患者提供硬板床,加用预防压疮的气垫床。

(2)翻身时,应采用轴线翻身,保持脊柱呈直线,两人动作一致,防止再次脊髓损伤。每隔两小时翻身1次。

(3)仰卧位:患者仰卧位时髋关节伸展并轻度外展。膝伸展,但不能过伸。踝关节背屈,脚趾伸展。在两腿间可放一枕头,可保持髋关节轻度外展。肩应内收,中立位或前伸,勿后缩。肘关节伸展,腕背屈约45°。手指轻度屈曲,拇指对掌。患者双上肢放在身体两侧的枕头上,肩下垫枕头要足够高,确保两肩部后缩,亦可将两枕头垫在前臂或手下,使手的位置高于肩部,可以预防重力性肿胀。

(4)侧卧位:髋膝关节屈曲,两腿之间垫上软枕,使上面的腿轻轻压在下面的枕头上。踝背屈,脚趾伸展。下面的肩呈屈曲位,上肢放于垫在头下和胸背部的两个枕头之间,以减少肩部受压。肘伸展,前臂旋后。上面的上肢也是旋后位,胸壁和上肢之间垫一枕头。

(四)供给营养

(1)在脊髓损伤初期,先给患者静脉输液,并插入鼻胃管以防腹胀。

(2)观察患者肠蠕动情况,当肠蠕动恢复后,可经口摄入饮食。

(3)给予高蛋白、富含维生素、高纤维素的食物及足够的水分。

(4)若患者长期卧床不动,应限制含钙食物的摄取,以防泌尿道结石。

(5)若患者有恶心、呕吐,应注意防止患者发生吸入性肺炎。

(五)大小便的护理

(1)脊髓损伤后最初几天为脊髓休克期,膀胱呈弛缓性麻痹,患者出现急性尿潴留,应立即留置导尿引流膀胱的尿液,导尿采用密闭式引流,使用抗反流尿袋。随时保持会阴部的清洁,每天消毒尿道口,定期更换尿管,以防细菌感染。

(2)患者出现便失禁及时处理,并保持肛周皮肤清洁、干燥无破损,在肛周涂皮肤保护剂。患者出现麻痹性肠梗阻或腹胀时,给予患者脐周顺时针按摩。可遵医嘱给予肛管排气或胃肠减压,必要时给予缓泻剂,使用热水袋热敷脐部。

(3)饮食中少食或不食产气过多的食物,如甜食、豆类食品等。指导患者食用含纤维素多的食物。鼓励患者多饮用热果汁。

(4)训练患者排便、排尿功能的恢复。对痉挛性神经性膀胱患者的训练是:定时定量喝水,使膀胱充盈,定时开放尿管,引流膀胱内尿液。也可定期刺激膀胱收缩,排出尿液,如轻敲患者的下腹部(耻骨上方)、用手刺激大腿内侧,以刺激膀胱收缩。间歇性导尿,即4个小时导尿1次,这种方法可以使膀胱有一定的充盈,形成对排尿反应的生理刺激,这种冲动传到脊髓的膀胱中枢,可促进逼尿肌的恢复。

训练患者排便,应先确定患者患病前的排便习惯,并维持适当的高纤维素饮食与水分的摄取,以患者的习惯,选择一天中的一餐后进行排便训练,因患者饭后有胃结肠反射,可在患者臀下垫便盆,教导患者有效地以腹部压力来引发排便,如无效,则可戴手套,伸入患者肛门口刺激排便,或再加甘油灌肠,每天固定时间训练。

(六)做好基础护理

患者脊髓受损后可出现四肢瘫或截瘫,生活自理能力缺陷,其一切生活料理均由护理人员来完成。每天定时翻身,变换体位,观察皮肤,保护皮肤完整性。保持床单位的平整。

(七)做好呼吸道管理

(1)$C_{1\sim4}$受损者,膈神经、横膈及肋间肌的活动均丧失,并且无法深呼吸及咳嗽,为了维持生命行气管切开,并使用呼吸机辅助呼吸。及时吸痰,保持呼吸道通畅。

(2)在损伤后48小时,应密切观察患者呼吸形态的变化,呼吸的频率和节律。

(3)监测血氧饱和度及动脉血气分析的变化,以了解其缺氧的情况是否加重。

(4)在病情允许的范围内协助患者翻身,并指导患者深呼吸与咳嗽,以预防肺不张及坠积性肺炎等并发症。

(八)观察神经功能的变化

(1)观察脊髓受压的征象,在受伤的24~36小时,每隔2~4小时就要检查患者四肢的肌力、肌张力、痛触觉等,以后每班至少检查1次。及时记录患者感觉平面、肌张力、痛温触觉恢复的情况。

(2)检查发现患者有任何变化,都应立即通知医师,以便及时进行手术减压。

(九)脊髓手术护理

1.手术前护理

(1)观察脊髓受压的情况,特别注意维持患者的呼吸。

(2)观察患者脊柱的功能,以及活动与感觉功能的丧失或恢复情况。

(3)做好患者心理护理,解除患者的恐惧、忧虑和不安的心理。

(4)遵医嘱进行术前准备,灌肠排除肠内粪便。可减少手术后的肿胀和压迫。

2.手术后护理

(1)手术后搬运患者时,应保持患者背部平直,避免不必要的震动、旋转、摩擦和任意暴露患者;如为颈椎手术,则应注意颈部的固定,戴颈托。

(2)颈部手术后,应该去掉枕头平卧。必要时,使用沙袋固定头部,保持颈椎平直。

(3)观察患者的一般情况,如皮肤的颜色、意识状况、定向力、生命体征,以及监测四肢运动、肌力和感觉。

(4)颈椎手术时颈部被固定,不能弯曲,常使口腔的分泌物不易被咳出,应及时吸痰保持呼吸道的通畅。

(5)观察伤口敷料是否干燥,有无出血,有无液体自伤口处渗出,观察术后应用止痛泵的效果。

(十)颅骨牵引患者护理

(1)随时观察患者有无局部肿胀或出血的情况。

(2)由于颅骨牵引,时间过长枕部及肩胛骨易发生压疮,可根据情况应用减压贴。

(3)定期检查牵引的位置、功效是否正确,如有松动,及时报告医师。

（4）牵引时，使用便器要小心，使用便器不当可造成牵引位置、角度及功效发生改变。

（十一）预防并发症护理

脊髓损伤后，常发生的并发症有压疮、泌尿系感染和结石、肺部感染、深静脉血栓形成和肢体挛缩。

1. 压疮

定时评估患者皮肤情况。采用诺顿评分，护士按照评分表中五项内容分别打分并相加，总分小于 14 分可认为患者是发生压疮的高危人群，必须进行严格的压疮预防。可应用气垫床，定时翻身缓解患者的持续受压，对于危险区域的皮肤应用减压贴、透明贴、皮肤保护剂赛肤润，保持床单位平整、清洁，每班加强检查。

2. 肺部护理

鼓励患者咳嗽，压住胸壁或腹壁辅助咳嗽。不能自行咳痰者进行气管内吸痰。变换体位、进行体位引流，雾化吸入。颈段脊髓损伤者，必要时行气管切开，辅助呼吸。

3. 防深静脉血栓形成

深静脉血栓形成常发生在伤后 10～40 天，主要原因是血流缓慢。临床表现为下肢肿胀、胀痛、皮肤发红，也可有肢体温度降低。防治的方法有患肢被动活动，穿预防深静脉血栓的弹力袜。定期测下肢周径，发现肿胀，立即制动。静脉应用抗凝剂，也可行彩色多普勒检查，证实为血栓者，可行溶栓治疗，可用尿激酶或东凌克栓酶等。

4. 预防痉挛护理

痉挛是中枢神经系统损害后出现的以肌肉张力异常增高为表现的综合征，痉挛可出现在肢体整体或局部，也可出现在胸、背、腹部肌肉处。有些痉挛对患者是有利的，如股四头肌痉挛有助于患者的站立和行走，下肢肌痉挛有助于防止直立性低血压，四肢痉挛有助于防止深静脉血栓形成。但严重的肌痉挛会给患者带来很大的痛苦，妨碍自主运动的恢复，成为功能恢复的主要障碍。痉挛在截瘫患者中常表现为以伸肌张力异常增高的痉挛模式，持续髋膝踝伸展，最后出现跟腱缩短，踝关节旋前畸形及内收肌紧张。患者从急性期开始采用抗痉挛的良肢体位摆放，下肢伸肌张力增高将下肢摆放为屈曲位。对肢体进行主动运动和被动运动。主动运动：做痉挛肌的拮抗肌适度主动运动，对肌痉挛有交替性抑制作用。被动运动与按摩：进行肌肉按摩，或温和地被动牵张痉挛肌，可降低肌张力，有利于系统康复训练。冷疗或热疗可使肌痉挛一过性放松。水疗温水浸浴有利于缓解肌痉挛。

（十二）康复护理

（1）在康复医师的指导下，给予患者日常生活活动训练，使患者能自行穿脱衣服、进食、盥洗、大小便、沐浴，以及开关门窗、电灯、水龙头等，增进患者自我照顾的能力。

（2）按照运动计划做肢体运动。颈椎以下受伤的患者，运用各种支具下床行走。

（3）指导患者及家属如何把身体自床上移到轮椅或床边的便器上。

（4）教导患者使用辅助的运动器材，如使用轮椅、助行器、手杖来加强自我照顾能力。

（十三）健康教育

患者和家属不能接受突然遭受脊髓外伤所带来的四肢瘫或截瘫的事实，患者和家属都比较紧张，因此，对患者和家属的健康教育就非常重要。

(1)教导患者需保持情绪稳定,向患者简单地解释所有治疗的过程。

(2)鼓励家属参加康复治疗活动。

(3)告知患者注意安全,以防发生意外。

(4)教导运动计划的重要性,并能切实执行。

(5)教导家属适时地给予患者协助及心理支持,并经常给予鼓励。

(6)教导患者及家属重视日常生活的照顾,预防并发症。

(7)定期返院检查。

五、评价

对脊髓损伤的患者,在提供必要的护理措施后,应进行下列评价。

(1)患者的脊柱是否保持平直?

(2)患者的呼吸功能和循环功能是否维持在正常状态?

(3)是否提供足够的营养?

(4)是否为患者摆放良肢位,定时为患者翻身?

(5)患者的大小便排泄功能是否已经逐渐恢复正常? 是否已经提供必要的协助和训练?

(6)患者是否经常保持皮肤清洁干燥? 皮肤是否完整无破损?

(7)患者的运动、感觉、痛温触觉功能是否逐渐恢复?

(8)对脊髓手术的患者是否提供了完整的手术前及手术后的护理?

(9)对患者是否进行了健康教育? 患者接受的程度如何? 是否掌握?

(10)对实施颅骨牵引的患者是否提供了必要的牵引护理?

(11)在护理患者的过程中是否避免了并发症的发生?

(12)患者及家属是否能够接受脊髓损伤这种心理冲击? 是否提供了心理护理?

第六节　椎管内肿瘤

一、椎管内肿瘤的护理评估

(一)评估是否有感觉功能障碍

1.疼痛

询问有无刺激性疼痛,疼痛的程度,是否影响休息与睡眠。由于肿瘤刺激神经后根、传导束及硬脊膜受牵引,疼痛可因咳嗽、喷嚏、大便用力而加重,有"刀割样""针扎样"疼痛感。有的患者可表现为平卧疼,由平卧后脊髓延长,改变了神经根与脊髓、脊柱的关系所致。

2.感觉异常

其表现为感觉不良如麻木、蚁走感、针刺、烧灼、冷;感觉错乱如触为疼,冷为热。

3.感觉缺失

相应的神经根损害,部分感觉缺失;表现为割伤、烧伤后不知疼痛,发现时才意识到。

(二)评估是否有运动障碍

肢体无力,脊髓肿瘤在颈段时上肢不能高举,握物不稳,不能完成精细的动作,下肢举步无力、僵硬、易跌,甚至肌肉萎缩与瘫痪(偏瘫、全瘫、高位瘫、低位瘫)。

(三)评价是否有反射异常

肿瘤所在平面由于神经根和脊髓受压、反射弧中断而发生发射减弱或反射消失。在肿瘤所在的节段以下深反射亢进、浅反射消失,并出现病理反射。

(四)评价是否有自主神经功能障碍

1.膀胱和直肠功能障碍

其可表现为尿频、尿急、排尿困难甚至尿潴留、尿失禁,大便秘结、失禁。

2.排汗异常

汗腺在脊髓的前神经元受到破坏,化学药物仍起作用,可表现为少汗和无汗。

(五)了解辅助检查的结果

1.腰穿和脑脊液检查

主要表现为以下几点。

(1)压力常较正常低。

(2)颜色改变:呈黄色,肿瘤部位越低,颜色越深。

(3)蛋白增加:完全阻塞、梗阻部位越低,肿瘤位于硬脊膜内者,蛋白含量增高。

(4)细胞数增加:主要为淋巴细胞,也有肿瘤脱落细胞。

2.X 线检查

X 线检查可见椎弓根间距增宽,椎间孔扩大,椎体变形、破坏及肿块。

3.脊髓造影

脊髓造影可以确定肿瘤平面与脊髓和硬脊膜的关系。

4.CT 检查

CT 检查可见脊髓明显局限性增粗,对称型或非对称型;瘤细胞多呈等密度。

5.MRI 检查

MRI 检查可清晰显示肿瘤的形态、大小及邻近结构的关系,其信号可因肿瘤的性质不同而变化。

(六)个人史

询问患者一般情况,包括患者年龄、职业、民族,饮食营养是否合理,有无烟酒嗜好,有无大小便异常,睡眠是否正常,生活是否能自理,有无接受知识的能力。同时,评估患者的既往健康史、过敏史、用药史。

(七)心理-社会评估

了解患者的文化程度或生活环境、宗教信仰、住址、家庭成员及患者在家中的地位和作用,了解陪护和患者的关系、经济状况及费用支付方式,了解患者及家庭成员对疾病的认识和康复的期望值,了解患者的个性特点,以助对患者进行针对性心理指导和护理支持。

二、椎管内肿瘤的护理问题

(一)恐惧

其与担心疾病预后有关。

(二)脊髓功能障碍

其与肿瘤压迫有关。

(三)疼痛

其与脊髓肿瘤压迫脊髓、神经有关。

(四)潜在并发症

截肢、感染。

(五)预感性悲哀

其与面临截瘫有关。

三、椎管内肿瘤的术前护理措施

(一)心理护理

由于疼痛、感觉障碍、肢体活动受限或大小便障碍等,患者承受躯体和心理痛苦,产生悲观心理。①应主动关心患者、耐心倾听患者的主观感觉,并协助患者的日常生活。②向患者介绍手术经过及术后康复的病例,鼓励其以乐观的心态配合治疗与护理。③遵医嘱使用镇痛药物,促进睡眠,增进食欲,可提高机体抵抗力。

(二)饮食

术前晚 10 时禁水以减少粪便形成,可避免手术区因麻醉后肛门括约肌松弛而被大便污染。手术前晚清洁灌肠 1 次。

(三)体位

睡硬板床,适当休息,保证充足的睡眠,以增进食欲,提高机体抵抗力;训练患者在床上大小便;肢体活动障碍者勿单独外出,以免摔倒。

(四)症状护理

1.呼吸困难

护理人员应密切注意呼吸情况,呼吸费力、节律不齐等表现提示高位颈髓肿瘤,膈肌麻痹:①应备气管切开包和呼吸机于床旁。②遵医嘱输氧。③指导并鼓励患者有意识地深呼吸,保持呼吸12 次/分钟,防止呼吸停止。④鼓励、指导患者有效咳嗽。

2.瘫痪

瘫痪由因脊髓损伤所致,表现为损伤平面以下感觉、运动障碍,被动体位。护理上要预防褥疮发生;保持大小便通畅;鼓励和指导患者最大限度地自理部分生活;积极帮助指导患者功能锻炼,改善肢体营养,防止肌肉萎缩。

四、椎管内肿瘤的术后护理措施

(一)心理护理

患者可因术后的麻醉反应、手术创伤,伤口疼痛及脑水肿等而出现呕吐等表现,加之伤口引流管、导尿管、静脉输液等各种管道限制了其躯体活动,使患者产生孤独、恐惧的心理反应,护理时应注意:①及时了解并疏导患者的孤独恐惧心理。②指导患者正确配合,如呕吐时头偏向一侧,排出呕吐物,不可吞下呕吐物,避免呕吐物进入气管引起咳嗽或窒息,或反流入胃内加重呕吐。③术后早期安排家人和亲友探视,必要时,可陪护患者,指导其亲友鼓励、安慰患者,分担患者的痛苦,使之消除孤独感。④尽量减少插管、穿刺等物理刺激给患者造成的恐惧,并宣教各种管道的自我保护法。

（二）饮食

腰骶部肿瘤术后待肛门排气后，才可进食少量流质饮食，以后逐渐增加量。应给予高蛋白、高能量、易消化多纤维的食物，并注意补充维生素及水分，以促进机体康复。

（三）体位

①睡硬板床以保持脊柱的功能位置。②术后应平卧，4～6小时后按时翻身、翻身呈卷席样，保持颈、躯干在同一水平，以防止扭转造成损伤，受压部进行按摩。翻身时动作须轻柔、协调，切记杜绝强行拖拉动作，减轻伤口疼痛，保持床单平整、干燥、清洁；防止继发损伤。③慎用热水袋，因患者皮肤感觉障碍，易导致烫伤。④颈部手术者用沙袋置头部两侧，输氧并注意呼吸情况。腰部者用平枕置于腰部，并及时检查患侧瘫痪肢体运动感觉恢复情况。

（四）症状护理

1.便秘

便秘由脊髓损伤使神经功能障碍、卧床、进食不当、不适应床上排便等所致。促进肠蠕动的护理措施有：①合理进食，增加纤维素、水果的摄入，并补充足够水分。②指导并教会患者顺肠蠕动方向自右下腹—右上腹—上腹—左上腹—左下腹由轻到重，再由重到轻按摩腹部。③指导患者病情允许时做肢体活动及做收腹活动。④督促患者养成定时排便的习惯。⑤必要时，用润滑剂、缓泻剂通便，灌肠等方法解除便秘。

2.褥疮

压疮发生与截瘫以下失去知觉、骨突起处皮肤持续受压有关。护理：①勤翻身，以防止局部长时间受压。②常按摩骨突部位，可改善局部血液循环。③加强支持疗法，包括增加蛋白质和维生素摄入量，适量输血，调整水电解质平衡，应用抗生素，增加受压局部的抵抗力。

（五）留置导尿管的护理

①尿道口每天清洗消毒两次，女患者月经期随时保持会阴部清洁。②不长期开放导尿管，以避免膀胱挛缩。③训练膀胱功能，每4小时开放1次，30分钟/次。④膀胱高度充盈时，不能完全排空膀胱，避免膀胱内压力突然降低而引起充血性出血。⑤使用气囊导尿管者每周更换导尿管，并注意无菌操作。⑥怀疑有泌尿系感染时，以250 mL1：5 000的呋喃西林冲洗膀胱，2次/天，冲洗前排空膀胱，冲洗后保留30分钟再开放。⑦对尿失禁的男患者用男式接尿器或尿袋接尿，女患者可用接尿器。⑧监测有无感染征象，如尿液的颜色、性质，尿道口有无红肿等。⑨鼓励患者多喝水，增加尿量，稀释尿液，起到自然冲洗的作用。

（六）潜在的并发症——感染

感染常与腰骶部肿瘤术后大小便失禁、伤口污染、留置导尿管和引流管等有关。护士应注意：①术前晚、术晨灌肠后，应指导患者彻底排尽肠道粪便，以免术中排便污染术区。②骶部手术患者术后3天给予流质饮食，有助于减少术后大便污染的机会。③大小便污染、渗湿后及时更换敷料，保持伤口敷料干燥。④术后3～7天出现伤口局部搏动性疼痛、皮肤潮红、肿胀、皮温升高、压痛明显并有体温升高，及时通知医师，检查伤口情况。

五、椎管内肿瘤的健康教育

(一)饮食

合理进食以提高机体抵抗力,保持大小便通畅,促进疾病康复:①多进高热量、高蛋白(鱼、肉、鸡、蛋、牛奶、豆浆等)、富含纤维素(韭菜、麦糊、芹菜等)、维生素丰富(新鲜蔬菜、水果)饮食。②应限制浓茶、咖啡、辛辣等刺激性饮食。

(二)康复

1.出院时戴有颈托、腰托者

应注意翻身时保持头、颈、躯干一致,翻身时成卷席样,以免脊柱扭曲引起损伤。

2.肢体运动感觉障碍者

加强功能锻炼,保持肢体功能位置,用"L"形夹板固定脚踝部以防止足下垂。必要时,行辅助治疗,如高压氧、针灸、理疗等帮助功能恢复。下肢运动障碍者尽量避免单独外出,以免发生摔伤等意外。

3.截瘫患者

应正视现实,树立生活的信心,学会使用轮椅,并尽早参与社会生活及从事力所能及的活动。

4.卧床者

应预防褥疮发生,方法是定时翻身、按摩(1次/2小时),保持床上被服干燥、整洁、柔软,体瘦者骨突处垫气圈或柔软衣物、枕头等,防止皮肤破损。

(三)特别护理指导

1.保持大便通畅

便秘者可服果导、番泻叶等药物导泻,或使用开塞露塞肛。大便失禁者应及时更换污染衣服,注意保持肛周会阴部皮肤清洁、干燥,可涂用湿润烧伤膏或麻油等保护肛周皮肤。

2.留置导尿管

每天清洗消毒尿道口两次,引流袋每天更换,导尿管应每周更换,注意引流袋低于膀胱位置,防止逆行感染。留置尿管期间,定时夹闭开放尿管,锻炼膀胱收缩功能。

3.复查

告知患者定期门诊复查。

第十一章　泌尿外科护理

第一节　肾积水

尿液由肾排出受阻,蓄积后肾内压力增高,造成肾盂肾盏扩张和肾实质压迫性萎缩,功能减退,致尿液积聚在肾内称为肾积水。肾积水容量超过 1000 mL 或小儿超过 24 小时尿液总量时,称为巨大肾积水。各种原因导致的尿路任何部位的梗阻最终都可引起肾积水,上至肾盂,下至尿道外口。正常妊娠所导致的肾积水是一种可复性生理改变。

一、病因及发病机制

由于泌尿系统发生梗阻的部位及程度不同,尿路中各个器官的病理改变亦各有异,但基本的病理改变是发生梗阻的部位以上压力增高,尿路扩张积水,长时间未能解除梗阻将导致肾积水和肾功能损害。

上尿路慢性梗阻时,梗阻部位以上压力增高,输尿管收缩力增加,蠕动增强,管壁因平滑肌增生而增厚。当尿路内压力增高到一定程度时,可使肾小球滤过压降低,滤过率减少,但肾内的血液循环仍可保持正常,肾的泌尿功能仍能持续一段时间,此时肾内尿液可通过肾盂静脉、集合管、淋巴逆流,使肾盂和肾小管的压力有所下降,肾小球泌尿功能得以维持,起到暂时平衡作用。如尿路梗阻不能及时解除,尿液的回流无法缓冲不断分泌的尿液时,梗阻进一步加重,肾盂内压力持续升高,压迫肾小球、肾小管及附近的血管,造成肾脏缺血缺氧,尿路平滑肌逐渐萎缩,张力减退,管壁变薄,蠕动减弱乃至消失,失去代偿能力,导致肾内积水逐渐增多,肾功能受损,最后肾脏成为一个无功能的巨大水囊。

二、临床表现

肾积水由于原发病因、梗阻部位、程度、时间长短及病情发展快慢不同,肾积水的临床表现各不相同,甚至可全无症状。

(一)导致梗阻的原发病

因泌尿系统肿瘤多为肉眼血尿,泌尿系结石引起的梗阻,常表现为镜下血尿,前列腺增生或尿道狭窄导致膀胱出口梗阻时可有排尿困难、炎症或结核所引起的继发性肾积水,多以原发病因的症状和体征为主要表现,很少显现出肾积水的征象。

(二)肿块

因肾下极异位血管或纤维束压迫输尿管、先天性肾盂输尿管连接处狭窄等引起的肾积水,由于病情发展常较缓慢,临床症状常不明显或仅有腰部隐痛不适,但当肾积水较严重时,可出现腹部肿块,有些患者特别是小儿以腹部肿块就诊时,体检时腹部可触及肿大的肾脏,表面光滑且多有囊性感,也是大多数此类患者就诊的最初原因。

（三）疼痛

疼痛是肾积水较常见的症状，多表现为间歇性腰部和（或）腹部胀痛。引起疼痛的主要原因是大量饮水，积水的肾脏增大，肾包膜受牵拉。

（四）感染

肾积水易引发感染，合并感染时可出现尿频、尿急、尿痛及脓尿，严重时，可以出现全身中毒症状，但是老年、免疫功能下降、营养不良患者的临床表现可不明显，甚至不出现任何症状。

（五）肾衰竭

尿路梗阻引起的肾积水，如梗阻长时间不能解除，可导致肾功能损害严重，出现程度不同的食欲缺乏、恶心呕吐、乏力、水肿等肾衰竭表现。双侧或孤立肾发生急性梗阻时可出现少尿或无尿等急性肾衰竭表现。

三、辅助检查

根据临床表现和相关检查结果判断肾积水的存在及程度，还应同时明确引起肾积水的病因、梗阻的部位及有无感染，评估患侧肾脏的损害程度及对侧肾脏的功能状况。

（一）实验室检查

1.血液检查

了解有无感染、氮质血症、酸中毒、电解质紊乱及总肾功能。

2.尿液检查

除尿常规检查和尿细菌培养外，必要时，需进行结核杆菌和脱落细胞的检查。发生慢性梗阻时，尿液检查可发现尿钠浓度升高、尿液渗透压降低、尿/血浆肌酐比率降。

（二）影像学检查

1.X线检查

对肾积水的诊断有重要价值。如肾积水是结石所致，尿路平片可见到尿路结石影及积水增大的肾轮廓。

2.B超检查

超声可以明确判定增大的肾是实性肿块还是肾积水，清晰地显示肾实质、肾盂及输尿管扩张情况，并可确定肾积水的程度和肾皮质萎缩情况，也可能显示梗阻的部位及病因，简便易行无创伤，尤其是对造影剂过敏者、妊娠妇女、婴儿及胎儿更为适宜，是诊断肾积水的首选检查方法。

3.静脉尿路造影检查

早期可见肾盏、肾盂扩张，肾盏杯口消失或呈囊状显影，了解肾积水的梗阻部位、原因、程度及患肾的功能状况，也可反映对侧肾功能及整个尿路状况。

4.肾图检查

尤其利尿性肾图，对判定上尿路有无机械性梗阻及梗阻的程度有一定帮助，利尿性肾图还可检查肾功能损害程度，对判定肾积水的治疗是否需要手术亦有帮助，还可作为肾盂成形术后肾功能恢复的监测手段。

5.CT检查

CT尿路成像可清晰显示肾、输尿管、膀胱的形态，可清楚显示肾积水程度和肾实质萎缩情况,判断肾积水的原因和程度,有助于腹腔、腹膜后和盆腔病变的鉴别诊断。

6.MRI 检查

主要了解肾积水的尿路形态学改变,对肾积水的诊断有独到之处。肾积水导致肾功能损害严重时,排泄性尿路造影患肾多不显影,磁共振水成像则可以清晰地显示梗阻部位及其以上的尿路形态,可代替逆行性尿路造影。

7.内镜和尿动力学检查

膀胱尿道镜检查可了解下尿路梗阻情况,经膀胱镜将输尿管导管插至梗阻部位以上时,可见尿液快速滴出。输尿管镜检查则可了解上尿路梗阻的原因和部位。输尿管镜及膀胱镜可用于部分尿路梗阻患者的检查、对腔内病变引起的梗阻可明确诊断,而且还可以同时进行治疗。尿动力学检查可用来鉴别下尿路梗阻的原因,区别膀胱逼尿肌收缩功能障碍或膀胱出口梗阻。

四、治疗原则

尿路发生急性完全性梗阻 24 小时就可以导致肾单位损害,如梗阻未能及时解除,梗阻持续 10 天则肾功能下降 30 %,梗阻持续 30～40 天造成的肾功能损害则难以恢复。慢性尿路梗阻病因解除后肾功能则可得到改善。因此,争取时间尽早解除梗阻,去除病因、控制感染、最大限度地保护肾功能、预防并发症的发生是治疗肾积水的主要原则。

(一)非手术治疗

非手术治疗适用于可自行缓解的梗阻病变,如炎症、水肿、输尿管小结石、早期的肾盂输尿管连接部梗阻、间歇性发生肾积水的肾下垂等,但是,对于此类患者必须进行严密随访观察。如果患者病情较危重,不能承受较大的手术或梗阻暂时不能解除时,可先在超声引导进行造瘘,引流出尿液,有利于感染的控制和肾功能的改善。对于肾积水合并继发感染的患者,应定期检查如尿常规和尿培养,及时应用敏感抗生素控制感染,避免感染加重。

(二)手术治疗

对于全身情况许可,并且能够通过手术治疗解除梗阻的患者,均应尽早施行手术,去除病因,恢复肾功能。如遇输尿管周围严重病变导致梗阻需长期引流者,可经膀胱镜放置输尿管双"J"管。如患侧肾已无功能或严重受损,预测及时解除梗阻亦无恢复的可能,则考虑肾切除术。

1.肾造瘘术

若肾功能损害较为严重,病情危重者,病因暂不能处理时,应先在梗阻以上部位进行引流,待感染控制、肾功能改善后,再针对病因治疗。如梗阻病因不能去除,肾造瘘则作为永久性治疗措施。

2.肾切除术

严重肾积水导致肾实质显著破坏、萎缩,剩余的肾实质过少且功能受损严重,引起肾性高血压,或伴有严重感染致肾积脓时,在确保健侧肾功能良好的情况下,可根据情况切除患肾。

五、临床护理

(一)护理诊断/问题

1.焦虑

焦虑与患者对手术的惧怕、担心预后及住院费用高有关。

2.排尿形态改变

排尿形态改变与留置尿管有关。

3.舒适的改变

舒适的改变与手术后卧床、留置尿管及手术创伤有关。

4.活动无耐力

活动无耐力与手术创伤所致乏力有关。

5.疼痛

疼痛与尿路梗阻、手术创伤有关。

6.营养失调

营养失调与术后食欲下降、机体摄入不足或丢失过多有关。

7.有皮肤完整性受损的危险

皮肤完整性受损与年龄及卧床有关。

8.部分自理能力缺陷

部分自理能力缺陷与留置尿管有关。

9.知识缺乏

缺乏疾病、手术及麻醉相关知识。

10.潜在并发症

潜在并发症:肾脓肿、肾衰竭。

(二)护理目标

(1)患者情绪平稳、心理状态稳定、焦虑程度减轻,配合各项检查、治疗及护理。

(2)患者可以适应留置尿管,并且留置尿管能保持有效引流。

(3)患者主诉不适感减轻或消失,得到较好休息。

(4)患者能改善自身的活动状况,活动耐力增加,可以逐步增加活动量,以达到特定的活动水平。

(5)患者主诉疼痛症状减轻或消失。

(6)患者食欲恢复、无明显体重下降,营养摄入量能满足日常活动和机体代谢的需要。

(7)患者受压部位皮肤完整无压红及压疮,四肢末梢温暖。

(8)患者合理的生活需要得到协助或完成。

(9)患者对疾病和治疗的认识提高,充分了解疾病的相关知识及相关治疗配合要点。

(10)术后未发生相关并发症,或并发症发生后能得到及时治疗与处理,术后恢复顺利。

(三)护理措施

1.术前护理措施

(1)心理护理:充分了解患者的心理及身体情况,针对产生焦虑、恐惧及情绪不稳等心理反应的原因,给予正确的引导,向患者及家属详细讲解手术的必要性,消除其恐惧情绪,并积极配合治疗。

(2)用药指导:向患者说明药物的用法、用量及用药注意事项。

(3)观察患者排尿情况:观察患者尿液颜色、性状及排尿量,并及时通知医生。

2.术前常规准备

(1)协助完善相关术前检查:如心电图、X线检查、B超、CT检查、MRI检查、出凝血试验等。

(2)预防尿潴留:忌辛辣刺激性饮食,如烟酒及咖啡,预防感冒和便秘。

(3)抗生素的选择:术前行抗生素皮试,术晨遵医嘱带入术中用药。

(4)饮食指导:术前进食易消化、高营养的食物,维持体液平衡和内环境稳定,有效改善患者的营养状况,提高对手术的耐受力。术前禁食8小时,禁饮4小时。

(5)术前健康教育:指导患者提前练习床上排尿排便,自行调整卧位和床上翻身的方法。督促患者活动与休息相结合,减少明显的体力消耗,术前睡眠不佳者可遵医嘱适当给予安眠药物,术晨需取下活动义齿、金属饰品及其他贵重物品。

(6)术前协助患者沐浴或清洁会阴部,做好手术区域皮肤准备,术晨更换清洁病员服。

(7)术晨与手术室人员进行患者相关信息的核对后,做好交接将患者送入手术室。

3.术后护理措施

(1)外科术后护理常规。

全麻术后护理常规:了解手术和麻醉方式、术中情况、了解切口部位及敷料包扎情况、了解皮肤及末梢循环情况、了解感知觉的恢复情况和四肢活动度、判断手术创伤对机体的影响,持续低流量氧疗,严密监测生命体征,床档保护防坠床。

管道观察及护理:留置针妥善固定且输液通畅,注意观察穿刺部位皮肤情况,常规留置尿管护理,如拔管应注意关注患者排尿情况。

基础护理:做好口腔护理、会阴护理、皮肤护理、定时翻身,协助患者清洁、取舒适卧位等工作。

(2)饮食护理:术后6小时内禁食水;6小时排气后可开始饮水,饮水后无恶心、呕吐等不适症状,则可改为普食。

(3)体位与活动。

全麻清醒前:去枕平卧位,头偏向一侧。

全麻清醒后手术当日:低半卧位,可床上轻微活动。

术后第1天:床上自由体位,半卧位为主。活动能力应当根据患者个体化情况,循序渐进,对于年老体弱患者应减慢活动进度。术后适度活动对于预防肺不张、肺感染、静脉血栓、促进疾病康复等有重要意义,但不能活动过度,否则容易造成创面出血的增加。

(4)缓解疼痛:了解患者疼痛的部位、程度、诱因等,遵医嘱给予止痛药物。

(5)并发症的观察、预防和护理。

观察和预防感染:注意患者的排尿情况、腹部肿块大小和体温变化。肾盂成形术后保持各引流管通畅及切口清洁,若无漏尿,肾周引流管可于术后3~4天拔除。若切口处或肾周引流管内流出较多的淡黄色液体,常提示有吻合口漏的发生,应及时与医生联系,予以相应处理。体温过高的患者应给予物理降温,注意末梢保暖,必要时,遵医嘱用药,对并发感染者合理使用抗菌药。

观察和预防肾衰竭:给予低盐、低蛋白质、高热量饮食,严格限制入量,记录24小时出入量。如发生肾衰竭,应及时通知医生并协助处理,尽早恢复肾功能。

（四）健康宣教

（1）多饮水以冲洗尿路，防止尿路感染。

（2）保持造瘘口周围皮肤清洁、干燥，防止感染。

（3）放置双 J 管的患者，告知术后 1～3 个月经膀胱镜拔除。

（4）长期留置尿管者应定期更换尿管，更换时注意避免污染。教会患者观察尿液的颜色及性质，如发现尿液混浊、有异味或发热等全身症状时应及时就诊。

（5）恢复期患者均衡饮食、合理摄入营养，注意休息，劳逸结合，活动量从小到大。

（6）定期复诊，了解肾积水程度是否减轻及肾功能恢复情况。

第二节　尿潴留

尿潴留是指尿液潴留在膀胱内不能排出，常常由排尿困难发展到一定程度引起。尿潴留分为急性与慢性两种。急性尿潴留发病突然，十分痛苦，是一种常见急症，需及时处理；慢性尿潴留起病缓慢，病程较长，下腹部可触及充满尿液的膀胱，但患者却无明显痛苦。

一、病因

引起尿潴留的病因很多，可分为机械性梗阻和动力性梗阻两类，其中以机械性梗阻病变最多见。

（一）机械性梗阻

任何导致膀胱颈部及尿路梗阻的病变，例如，良性前列腺增生、前列腺肿瘤、膀胱颈挛缩、膀胱颈部肿瘤；先天性后尿道瓣膜及各种原因引起的尿道损伤、尿道狭窄、异物、肿瘤和尿道结石均可引起尿潴留；此外，处女膜闭锁的阴道积血、盆腔肿瘤、妊娠的子宫等也可引起尿潴留。

（二）动力性梗阻

动力性梗阻是指膀胱、尿道无器质性梗阻病变，尿潴留系排尿动力障碍所致。中枢和周围神经系统病变是最常见的病因，如脊髓或马尾损伤、肿瘤、糖尿病等造成神经源性膀胱功能障碍继而引起尿潴留。妇科盆腔根治性手术损伤副交感神经分支、肛管直肠手术及腰椎麻醉术后均可能出现排尿困难，引起尿潴留。此外，各种松弛平滑肌的药物如阿托品、山莨菪碱等，偶尔亦可导致排尿困难引起尿潴留；高热、昏迷、低血钾后不习惯卧床排尿者，也会出现尿潴留。

二、临床表现

尿潴留患者体检时耻骨上区常可见到半球形膨隆，用手按压有明显尿意，叩诊为浊音。

（一）急性尿潴留

发病突然，膀胱胀满但滴不出尿，胀痛难忍，辗转不安，有时从尿道溢出部分尿液，但不能减轻下腹疼痛。

（二）慢性尿潴留

起病缓慢，膀胱内尿液长期不能完全排空，有残余尿存留，多表现为排尿不畅、尿频，常有排尿不尽感，有时出现尿失禁现象，因此，慢性尿潴留患者，多以充盈性尿失禁就诊。

三、诊断要点

根据病史及典型的临床表现,尿潴留诊断并不困难。超声检查可以明确诊断。

尿潴留应与无尿鉴别,无尿是指肾衰竭或上尿路完全梗阻,膀胱内空虚无尿,两者含义不同,不能混淆。

四、治疗原则

(一)急性尿潴留

1.非手术治疗

(1)病因处理:及时解除病因,对症处理,恢复排尿。

(2)诱导、药物或导尿:对术后动力性梗阻引起的尿潴留可采用诱导排尿、针灸、穴位注射新斯的明或病情允许下改变排尿姿势。如病因不明或梗阻一时难以解除,急诊处理可行导尿术,然后,做进一步检查明确病因并进行治疗。

2.手术治疗

梗阻病因不能解除时,可行膀胱造瘘术,长期引流尿液。

急性尿潴留放置导尿管或膀胱穿刺造瘘引流尿液时,应间歇缓慢地放出尿液,避免快速排空膀胱,一次放尿量不可超过 1000 mL,以免内压骤然降低而引起膀胱内大量出血。

(二)慢性尿潴留

若为机械性梗阻引起的尿潴留,有上尿路扩张肾积水、肾功能损害者,应先引出膀胱内尿液,待肾积水缓解、肾功能改善后,针对病因择期手术或采取其他方法治疗。若为动力性梗阻引起的尿潴留,多数患者需间歇清洁自我导尿,如自我导尿困难或上尿路积水严重者,可做耻骨上膀胱造瘘术或者其他尿流改道术。

五、临床护理

(一)护理诊断/问题

1.焦虑

焦虑与患者对手术的惧怕、担心预后及住院费用高有关。

2.睡眠形态紊乱

睡眠形态紊乱与尿潴留、尿路梗阻有关。

3.排尿形态改变

排尿形态改变与留置尿管有关。

4.舒适的改变

舒适的改变与手术后卧床、留置尿管及手术创伤有关。

5.活动无耐力

活动无耐力与手术创伤所致乏力有关。

6.疼痛

疼痛与尿路梗阻、手术创伤有关。

7.营养失调

营养失调与术后食欲下降、机体摄入不足或丢失过多有关。

8.有皮肤完整性受损的危险

皮肤完整性受损与年龄及卧床有关。

9.部分自理能力缺陷

部分自理能力缺陷与留置尿管有关。

10.知识缺乏

缺乏疾病、手术及麻醉相关知识。

11.潜在并发症

潜在并发症:膀胱出血。

(二)护理目标

(1)患者情绪平稳、心理状态稳定、焦虑程度减轻,配合各项检查、治疗及护理。

(2)患者安静入睡,保证充足的睡眠时间。

(3)患者可以适应留置尿管,并且留置尿管能保持有效引流。

(4)患者主诉不适感减轻或消失,得到较好休息。

(5)患者能改善自身的活动状况,活动耐力增加,可以逐步增加活动量达到特定的活动水平。

(6)患者主诉疼痛症状减轻或消失。

(7)患者食欲恢复、无明显体重下降,营养摄入量能满足日常活动和机体代谢的需要。

(8)患者受压部位皮肤完整无压红及压疮,四肢末梢温暖。

(9)患者合理的生活需要得到协助或完成。

(10)患者对疾病和治疗的认识提高,充分了解疾病的相关知识及相关治疗配合要点。

(11)术后未发生相关并发症,或并发症发生后能得到及时治疗与处理,术后恢复顺利。

(三)护理措施

1.术前护理措施

(1)心理护理:充分了解患者的心理及身体情况,针对产生焦虑、恐惧及情绪不稳等心理反应的原因,给予正确的引导,向患者及家属详细讲解手术的必要性,消除其恐惧情绪,并积极配合治疗。选用盐酸坦索罗辛、非那雄胺等药物治疗时,向患者说明药物的用法、用量及用药注意事项。

(2)观察患者排尿情况:有尿潴留时,及时留置尿管或耻骨上膀胱造瘘。观察患者尿液颜色、性状及排尿量,有血尿必要时可行持续膀胱冲洗,并及时通知医生。

2.术前常规准备

(1)协助完善相关术前检查:如心电图、X线检查、B超、CT检查、MRI检查、出凝血试验等。

(2)预防尿潴留:忌辛辣刺激性饮食,如烟酒及咖啡,预防感冒和便秘。

(3)抗生素的选择:术前行抗生素皮试,术晨遵医嘱带入术中用药。

(4)饮食指导:术前进食易消化、高营养的食物,维持体液平衡和内环境稳定,有效改善患者的营养状况,提高对手术的耐受力。术前禁食8小时,禁饮4小时。

(5)术前健康教育:指导患者提前练习床上排尿排便,自行调整卧位和床上翻身的方法。

督促患者活动与休息相结合,减少明显的体力消耗,术前睡眠不佳者可遵医嘱适当给予安眠药物,术晨需取下活动义齿、金属饰品及其他贵重物品。

(6)术前协助患者沐浴或清洁会阴部,做好手术区域皮肤准备,术晨更换清洁病员服。

(7)术晨与手术室人员进行患者相关信息的核对后,做好交接将患者送入手术室。

3.术后护理措施

(1)外科术后护理常规。①全麻术后护理常规:了解手术和麻醉方式、术中情况、了解切口部位及敷料包扎情况、了解皮肤及末梢循环情况、了解感知觉的恢复情况和四肢活动度、判断手术创伤对机体的影响,持续低流量氧疗,严密监测生命体征,床档保护防坠床。②管道观察及护理:留置针妥善固定且输液通畅,注意观察穿刺部位皮肤情况,常规留置尿管护理,如拔管应注意关注者排尿情况。③基础护理:做好口腔护理、会阴护理、皮肤护理、定时翻身,协助患者清洁、取舒适卧位等工作。

(2)饮食护理。术后6小时内禁食水;6小时排气后可开始饮水,饮水后无恶心、呕吐等不适症状,则可改为普食。

(3)体位与活动。①全麻清醒前:去枕平卧位,头偏向一侧。②全麻清醒后手术当日:低半卧位,可床上轻微活动。③术后第1日:床上自由体位,半卧位为主。

(4)缓解疼痛:了解患者疼痛的部位、程度、诱因等,遵医嘱给予止痛药物。

(5)并发症预防:避免膀胱出血,注意一次放尿量不可超过1000 mL,以免引起膀胱出血。

(四)健康教育

(1)患者应注意不可一次摄入水分过多,防止诱发尿潴留;但也不可摄入水分过少,否则,可能加重尿路结石、尿路感染等并发症。

(2)教会患者明确并注意避免尿潴留的诱因,对于药物引起的尿潴留,告知患者今后应禁用或慎用这类药物;对于前列腺增生引起的尿潴留者,戒烟、戒酒,不可久坐不可过劳,防止便秘和憋尿等。

(3)教会患者及家属诱导排尿的方法,如听流水声、热敷下腹部,但嘱患者诱导排尿无效时应立即导尿,不可憋尿过久。

(4)长期留置尿管者,应定期更换尿管,更换时注意避免污染。教会患者观察尿液的颜色及性质,如发现尿液混浊、有异味或发热等全身症状时应及时就诊。

(5)定期随访,积极治疗引起尿潴留的原发病,避免疾病进展引起的肾功能损害等严重后果。

第三节　肾损伤

一、概述

肾脏隐藏于腹膜后,一般受损伤机会很少,但肾脏为一实质性器官,结构比较脆弱,外力强度稍大即可造成肾脏的创伤。肾损伤大多为闭合性损伤,占60%～70%,可由直接暴力,如腰、腹部受硬物撞击或车辆撞击,肾受到沉重打击或被推向肋缘而发生损伤;肋骨和腰椎骨折时,骨折片可刺伤肾,间接暴力,如从高处落下、足跟或臀部着地时发生对冲力,可引起肾或肾蒂伤。开放性损伤多见于战时和意外事故,常伴有胸腹部创伤,在临床上按其损伤的严重程度可分为肾挫伤、肾部分裂伤、肾全层裂伤、肾蒂损伤、病理性肾破裂等类型。

二、诊断

(一)症状

1.血尿

损伤后,血尿是肾损伤的重要表现,多为肉眼血尿,血尿的轻重程度与肾脏损伤严重程度不一定一致。

2.疼痛

局限于上腹部及腰部,若血块阻塞输尿管,则可引起绞痛。

3.肿块

因出血和尿外渗引起腰部不规则的弥散性胀大的肿块,常伴肌强直。

4.休克

面色苍白,心率加快,血压降低,烦躁不安等。

5.高热

由血、尿外渗后的肾周感染所致。

(二)体征

1.一般情况

患者可有腰痛或上腹部疼痛、发热。大出血时,可有血流动力学不稳定的表现,如面色苍白、四肢发凉等。

2.专科体检

上腹部及腰部压痛,腹部包块。刀伤或穿透伤累及肾脏时,伤口可流出大量鲜血。出血量与肾脏损伤程度以及是否伴有其他脏器或血管损伤有关。

(三)检查

1.实验室检查

尿中含多量红细胞。血红蛋白与血细胞比容持续降低提示有活动性出血。血白细胞计数多应注意是否存在感染灶。

2.特殊检查

早期积极的影像学检查可以发现肾损伤部位、程度,有无尿外渗或肾血管损伤及对侧肾情况。根据病情轻重,除需紧急手术外,有选择地应用以下检查。

(1)B超检查:能提示肾损害的程度,包膜下和肾周血肿及尿外渗情况。为无创检查,病情重时更有实用意义,并有助于了解对侧肾情况。

(2)CT扫描:可清晰显示肾皮质裂伤、尿外渗和血肿范围,显示无活力的肾组织,并可了解与周围组织和腹腔内其他脏器的关系,为首选检查。

(3)排泄性尿路造影:使用大剂量造影剂行静脉推注造影,可发现造影剂排泄减少,肾、腰大肌影消失,脊柱侧凸及造影剂外渗等。可评价肾损伤的范围和程度。

(4)动脉造影:适宜于尿路造影未能提供肾损伤的部位和程度,尤其是伤侧肾未显影,选择性肾动脉造影可显示肾动脉和肾实质损伤情况。若伤侧肾动脉完全梗阻，表示为创伤性血栓形成，宜紧急施行手术。有持久性血尿者，动脉造影可以了解有无肾动静脉瘘或创伤性肾动脉瘤，但系有创检查，已少用。

（5）逆行肾盂造影：易招致感染，不宜应用。

（四）诊断要点

一般都有创伤史，可有腰痛、血尿、腰部肿块等症状体征，出血严重时出现休克。定时查血、尿常规，根据血尿增减、血红蛋白变化评估伤情。检查首选。肾脏超声，快速并且无创伤，对于评价肾脏损伤程度有意义，CT 检查可以进一步显示肾实质损伤、肾脏出血及肾蒂损伤情况。条件允许时行静脉肾盂造影检查。

（五）鉴别诊断

1.腹腔脏器损伤

腹腔脏器损伤主要为肝、脾损伤，有时可与肾损伤同时发生。表现为出血、休克等危急症状，有明显的腹膜刺激症状。腹腔穿刺可抽出血性液体。尿液检查无红细胞；超声检查肾脏无异常发现；静脉尿路造影（IVU）示肾盂、肾盏形态正常，无造影剂外溢情况。

2.肾梗死

肾梗死表现为突发性腰痛、血尿、血压升高；IVU 示肾显影迟缓或不显影。逆行肾盂造影可发现肾被膜下血肿征象。肾梗死患者往往有心血管疾患或肾动脉硬化病史，血清乳酸脱氢酶及碱性磷酸酶升高。

3.自发性肾破裂

突然出现腰痛及血尿病状。体检示腰腹部有明显压痛及肌紧张，可触及边缘不清的囊性肿块。IVU 检查示肾盂、肾盏变形和造影剂外溢。B 超检查示肾集合系统紊乱，肾周围有液性暗区。一般无明显的创伤史，既往多有肾肿瘤、肾结核、肾积水等病史。

三、治疗

肾损伤的处理与损伤程度直接相关。轻微肾挫伤经短期休息可以康复，多数肾挫裂伤可用保守治疗，仅少数需手术治疗。

（一）紧急治疗

有大出血、休克的患者，需迅速给予抢救措施，观察生命体征，进行输血、复苏，同时，明确有无并发其他器官损伤，做好手术探查的准备。

（二）保守治疗

（1）绝对卧床休息 2～4 周，病情稳定，血尿消失后，才可以允许患者离床活动。通常损伤后4～6周肾挫裂伤才趋于愈合，过早过多离床活动，有可能再度出血。恢复后2～3个月不宜参加体力劳动或竞技运动。

（2）密切观察，定时测量血压、脉搏、呼吸、体温，注意腰、腹部肿块范围有无增大。观察每次排出的尿液颜色深浅的变化。定期检测血红蛋白和血细胞比容。

（3）及时补充血容量和热量，维持水、电解质平衡，保持足够尿量。必要时输血。

（4）应用广谱抗生素以预防感染。

（5）使用止痛剂、镇静剂和止血药物。

（三）手术治疗

1.开放性肾损伤

几乎所有这类损伤的患者都要施行手术探查,特别是枪伤或从前面腹壁进入的锐器伤,需经腹部切口进行手术,清创、缝合及引流并探查腹部脏器有无损伤。

2.闭合性肾损伤

一旦确定为严重肾裂伤、肾碎裂及肾蒂损伤需尽早经腹入路施行手术。若肾损伤患者在保守治疗期间发生以下情况,需施行手术治疗:①经积极抗休克后生命体征仍未见改善,提示有内出血。②血尿逐渐加重,血红蛋白和血细胞比容继续降低。③腰、腹部肿块明显增大。④有腹腔脏器损伤可能。

手术方法:经腹部切口施行手术,先探查并处理腹腔损伤脏器,再切开后腹膜,显露肾静脉、肾动脉,并阻断之,而后切开肾周围筋膜和肾脂肪囊,探查患肾。先阻断肾蒂血管,并切开肾周围筋膜,快速清除血肿,依具体情况决定做肾修补、部分肾切除术或肾切除。必须注意,在未控制肾动脉之前切开肾周围筋膜,往往难以控制出血,而被迫施行肾切除。只有在肾严重碎裂或肾血管撕裂,无法修复,而对侧肾良好时,才施行肾切除。肾实质破损不大时,可在清创与止血后,用脂肪或网膜组织填入肾包膜缝合处,完成一期缝合,既消除了无效腔,又减少了血肿引起继发性感染的机会。肾动脉损伤性血栓形成一旦被确诊即应手术取栓,并可行血管置换术,以挽救肾功能。

（四）并发症及其处理

常由血或尿外渗及继发性感染等引起。腹膜后囊肿或肾周脓肿可切开引流。输尿管狭窄、肾积水需施行成形术或肾切除术。恶性高血压要做血管修复或肾切除术。动静脉瘘和假性肾动脉瘤应予以修补,如在肾实质内则可行部分肾切除术。持久性血尿可施行选择性肾动脉造影及栓塞术。

四、病情观察

(1)观察生命体征,如体温、血压、脉搏、呼吸,神智反应。

(2)专科变化,腹部或腰腹部有无肿块及大小变化,血尿程度。

(3)重要生命脏器,心、肺、肝、脾等脏器及骨骼系统有无合并伤。

五、注意事项

（一）医患沟通

(1)如拟保守治疗,应告知患者及家属仍有做手术的可能性及肾损伤后的远期并发症。

(2)做开放手术,应告知可能切肾的方案,如做保肾手术,则有继续出血、尿外渗的可能。

(3)手术探查决定做肾切除时,应再次告知家属,并告知术后肾功能失代偿或需做肾代替治疗的可能。如合并腹腔或其他部位脏器损伤,手术时要一期处理,也应告知家属并签字。

(4)交代病情时要立足于当前患者病情,对于病情变化不做肯定与否定的预测。

（二）经验指导

(1)对于肾损伤的患者应留院观察或住院 1 天,必须每 0.5～1 小时检测 1 次血压、心率、呼吸,记录每小时尿量。并做好血型分析及备血。

(2)对于肾损伤病情明确者,生命体征不稳时,可重复做腹腔穿刺及 CT、B 超影像学检查。

(3)手术后,要观察腹部情况,伤口有无渗血,敷料有无潮湿,为防止切口裂开,可使用腹带保护。

(4)肾切除患者要计算每天出入量,了解肾功能变化。

(5)确保引流管无扭曲,密切观察引流量、颜色的变化。

(6)腹部创伤合并。肾损伤的比例不是很高,临床工作中易忽视。血尿是肾创伤的重要表现,但与病情严重程度不成比例;输尿管有血块堵塞、肾蒂损伤或低血压休克时,可无血尿出现。

六、护理

(一)护理评估

1.健康史

详细了解受伤的原因、部位、受伤的经过,以往的健康状况等。

2.身体状况

(1)血尿:肾损伤的主要症状。肾挫伤时血尿轻微,肾部分裂伤或肾全层裂伤时,可出现大量肉眼血尿。当血块堵塞输尿管、肾盂或输尿管断裂、肾蒂血管断裂时,血尿可不明显,甚至无血尿。

(2)疼痛:肾包膜张力增加、肾周围软组织损伤,可引起患侧腰、腹部疼痛;血液、尿液渗入腹腔或伴有腹部器官损伤时,可出现全腹痛和腹膜刺激征;血块通过输尿管时,可发生肾绞痛。

(3)腰、腹部包块:血液、尿液渗入肾周围组织,可使局部肿胀形成包块,可有触痛。

(4)休克:严重的肾损伤,尤其是合并其他器官损伤时,易引起休克。

(5)发热:肾损伤后,由于创伤性炎症反应,伤区血液、渗出液及其他组织的分解产物吸收引起发热,多为低热;由血肿、尿外渗继发感染引起的发热多为高热。

3.心理状况

当有突发的暴力致伤,或因损伤出现大量肉眼血尿、疼痛、腰腹部包块等表现时,患者常有恐惧、焦虑等心理状态的改变。

4.辅助检查

(1)尿常规检查:了解尿中有无大量红细胞。

(2)B超检查:能提示肾损害的程度,包膜下和肾周血肿及尿外渗情况。

(3)X线检查:肾区阴影增大,提示有肾周围血肿的可能。

(4)CT检查:可清晰显示肾皮质裂伤、尿外渗和血肿范围。

(5)排泄性尿路造影:可评价肾损伤的范围和程度。

(6)肾动脉造影:可显示肾动脉和肾实质损伤的情况。

(二)护理诊断及相关合作性问题

1.不舒适

不舒适与疼痛等有关。

2.恐惧/焦虑

恐惧/焦虑与损伤后出现血尿等有关。

3.有感染的危险

感染与损伤后免疫力降低有关。

4.体温过高

体温过高与损伤后的组织产物吸收和血肿、尿外渗继发感染等有关。

(三)护理目标

(1)疼痛不适感减轻或消失。

(2)情绪稳定,能安静休息。

(3)患者发生感染和休克的危险性降低,未发生感染和休克。

(4)体温正常。

(四)护理措施

1.非手术治疗及手术前患者的护理

(1)嘱患者绝对卧床休息2~4周,待伤情稳定、血尿消失1周后方可离床活动,以防再出血。

(2)迅速建立静脉输液通路,及时输血、输液,维持水、电解质及酸碱平衡,防治休克。

(3)急救护理:有大出血、休克的患者需配合医生迅速进行抢救及护理。

(4)心理护理:对恐惧不安的患者,给予心理疏导、安慰、体贴和关怀。

(5)伤情观察:患者的生命体征;血尿的变化;腰、腹部包块大小的变化;腹膜刺激征的变化。

(6)配合医生做好影像学检查前的准备工作。

(7)做好必要的术前常规准备,以便随时中转手术。

2.手术后患者的护理

(1)卧床休息:肾切除术后需卧床休息2~3天,肾修补术、肾部分切除术或肾周引流术后需卧床休息2~4周。

(2)饮食:禁食24小时,适当补液,肠功能恢复后进流质饮食,并逐渐过渡到普通饮食,但要注意少食易胀气的食物,以减轻腹胀。鼓励患者适当多饮水。

(3)伤口护理:保持伤口清洁干燥,注意无菌操作,注意观察有无渗血、渗尿,应用抗菌药物,预防感染。

3.健康指导

(1)向患者介绍康复的基本知识、卧床的意义,以及观察血尿、腰腹部包块的意义。

(2)告诉患者恢复后3个月内不宜参加重体力劳动或竞技运动;肾切除术后患者,应注意保护对侧肾,尽量不要应用对肾有损害的药物。

(3)定期到医院复诊。

第十二章　骨科护理

第一节　四肢骨折

一、肱骨干骨折

(一)疾病概述

1.概念

肱骨干骨折是发生在肱骨外髁颈下 1~2 cm 至肱骨髁上 2 cm 段内的骨折。在肱骨干中下 1/3 段后外侧有桡神经沟,此处骨折最容易引发桡神经损伤。

2.相关病理生理

骨折的愈合过程包括以下 3 项。

(1)血肿炎症极化期:在伤后 48~72 小时,血肿在骨折部位形成。创伤后,骨骼的血液供应减少,可引起骨坏死。死亡细胞促进成纤维细胞和成骨细胞向骨折部位移行,迅速形成纤维软骨,形成骨的纤维愈合。

(2)原始骨痂形成期:由于血管和细胞的增殖,骨折后的 2~3 周内骨折断端周围形成骨痂。随着愈合的继续,骨痂被塑造成疏松的纤维组织,伸向骨内。常发生在骨折后 3 周至 6 个月内。

(3)骨板形成塑形期:在骨愈合的最后阶段,过多的骨痂被吸收,骨连接完成。随着肢体的负重,骨痂不断得到加强,损伤的骨组织逐渐恢复损伤前的结构强度和形状。这个过程最早发生在骨折后 6 周,可持续 1 年。

影响愈合的因素包括以下 3 项。

(1)全身因素:如年龄、营养和代谢因素、健康状况。

(2)局部因素:如骨折的类型和数量、骨折部位的血液供应、软组织损伤程度、软组织嵌入及感染等。

(3)治疗方法:如反复多次的手法复位、骨折固定不牢固、过早和不恰当的功能锻炼、治疗操作不当等。

3.病因与诱因

肱骨干骨折可由直接暴力或间接暴力引起。直接暴力常从外侧打击肱骨干中部,致横形或粉碎性骨折。间接暴力常由手部或肘部着地,外力向上传导,加上身体倾斜所产生的剪式应力所致,多为中下 1/3 骨折。

4.临床表现

(1)症状:患侧上臂疼痛、肿胀、皮下瘀斑,上肢活动障碍。

(2)体征:患侧上臂可见畸形、反常活动、骨摩擦感、骨擦音。若合并桡神经损伤,可出现患侧垂腕畸形、各手指关节不能背伸、拇指不能伸直、前臂旋后障碍、手背桡侧皮肤感觉减退或消失。

5.辅助检查

X 线拍片可确定骨折类型、移位方向。

6.治疗原则

(1)手法复位外固定:在止痛、持续牵引和肌肉放松的情况下复位,复位后可选择石膏或小夹板固定。复位后比较稳定的骨折,可用 U 形石膏固定。中、下段长斜形或长螺旋形骨折因手法复位后不稳定,可采用上肢悬垂石膏固定,宜采用轻质石膏,以免重量太大导致骨折端分离。选择小夹板固定者可屈肘 90°位,用三角巾悬吊,成年人固定 6～8 周,儿童固定4～6 周。

(2)切开复位内固定:在切开直视下复位后,用加压钢板螺钉内固定或带锁髓内针固定。内固定可在半年以后取出,若无不适也可不取。

(二)护理评估

1.一般评估

(1)健康史。①一般情况:了解患者的年龄、职业特点、运动爱好、日常饮食结构、有无酗酒等。②受伤情况:了解患者受伤的原因、部位和时间,受伤时的体位和环境,外力作用的方式、方向与性质,骨折轻重程度及有无合并桡神经损伤,急救处理的过程等。③既往史:重点了解与骨折愈合有关的因素,如患者有无骨折史,有无药物滥用、服用特殊药物及药物过敏史,有无手术史等。

(2)生命体征:按护理常规监测生命体征。

(3)患者主诉:受伤的原因、时间、外力方式与性质,骨折轻重程度及有无合并桡神经损伤,受伤时的体位和环境、急救处理的过程等。

(4)相关记录:外伤情况及既往史;X 线拍片及实验室检查等结果记录。

2.身体评估

(1)术前评估。

视诊:患侧上臂出现疼痛、肿胀、皮下瘀斑,可见畸形,若合并桡神经损伤,可出现患侧垂腕畸形。

触诊:患侧有触痛、骨摩擦感或骨擦音,若合并桡神经损伤,手背桡侧皮肤感觉减退或消失。

动诊:可见反常活动,若合并桡神经损伤,各手指关节不能背伸,拇指不能伸直,前臂旋后障碍。

量诊:患肢有无短缩、双侧上肢周径大小、关节活动度。

(2)术后评估。

视诊:患侧上臂肿胀、皮下瘀斑减轻或消退;外固定清洁、干燥,能保持有效固定。

触诊:患侧触痛减轻或消退;合并桡神经损伤者,手背桡侧皮肤感觉改善或恢复正常。

动诊:反常活动消失;合并桡神经损伤者,各手指关节能背伸,拇指能伸直,前臂旋后正常。

量诊:患肢无短缩、双侧上肢周径大小相等、关节活动度无差异。

3.心理-社会评估

突然受伤骨折,患侧肢体活动障碍,生活自理能力下降,疼痛刺激及外固定的使用,易使患者产生焦虑、紧张及自身形象紊乱等心理变化。

4.辅助检查阳性结果评估

X线拍片结果可确定骨折类型、移位方向。

5.治疗效果的评估

(1)局部无压痛及纵向叩击痛。

(2)局部无反常活动。

(3)X线拍片显示骨折处有连续骨痂通过,骨折线已模糊。

(4)拆除外固定后,成年人上肢能胸前平举1 kg重物,持续1分钟。

(5)连续观察两周骨折处不变形。

(三)护理诊断(问题)

1.疼痛

其与骨折、软组织损伤、肌痉挛和水肿有关。

2.潜在并发症

肌萎缩、关节僵硬。

(四)主要护理措施

1.病情观察与体位护理

(1)疼痛护理:及时评估患者疼痛程度,遵医嘱给予止痛药物。

(2)体位:用吊带或三角巾将患肢托起,以促进静脉回流,减轻肢体肿胀、疼痛。

2.饮食护理

指导患者进高蛋白、高维生素、高热量、高钙和高铁的食物。

3.生活护理

指导患者进行力所能及的活动,必要时提供帮助。

4.心理护理

向患者和家属解释骨折的愈合是一个循序渐进的过程,充分固定能为骨折断端连接提供良好的条件。正确的功能锻炼可以促进断端生长愈合和患肢功能恢复。

5.健康教育

(1)指导功能锻炼:复位固定后尽早开始手指屈伸活动,并进行上臂肌肉的主动舒缩运动,但禁止做上臂旋转运动。2~3周后,开始主动的腕、肘关节屈伸活动和肩关节的外展、内收活动,逐渐增加活动量和活动频率。6~8周后加大活动量,并做肩关节旋转活动,以防肩关节僵硬或萎缩。

(2)复查:告知患者若骨折远端肢体肿胀或疼痛明显加重,肢体感觉麻木、肢端发凉,夹板或外固定松动,应立即到医院复查并评估功能恢复情况。

(3)安全指导:指导患者及家属评估家庭环境的安全性,妥善放置可能影响患者活动的障碍物。

（五）护理效果评估

（1）患者是否主诉骨折部位疼痛减轻或消失，感觉舒适。

（2）患侧肢端能否维持正常的组织灌注，皮肤温度和颜色是否正常，末梢动脉搏动是否有力。

（3）能否避免出现肌萎缩、关节僵硬等并发症。一旦出现，能否及时发现和处理。

（4）患者在指导下能否按计划进行有效的功能锻炼，患肢功能恢复情况及有无活动障碍。

二、肱骨髁上骨折

（一）疾病概述

1.概念

肱骨髁上骨折是指肱骨干与肱骨髁交接处发生的骨折。肱骨干中下 1/3 段后外侧有桡神经沟，此处骨折最容易引发桡神经损伤。肱骨髁上骨折多发生于 10 岁以下儿童，占小儿肘部骨折的 30%～40%。

2.相关病理生理

在肱骨髁内、前方有肱动脉和正中神经，肱骨髁的内侧和外侧分别有尺神经和桡神经，骨折断端向前移位或侧方移位可损伤相应神经血管。在儿童期，肱骨下端有骨骺，若骨折线穿过骺板，有可能影响骨骺发育，导致肘内翻或外翻畸形。

骨筋膜室综合征：骨筋膜室是由骨、骨间膜、肌间膜和深筋膜形成的密闭腔隙。骨折时，骨折部位骨筋膜室内的压力增高，导致肌肉和神经急性缺血，产生一系列早期综合征，主要表现为"5P"征，即疼痛、苍白、感觉异常、麻痹及脉搏消失。

3.病因和诱因

肱骨髁上骨折多由间接暴力引起。根据暴力类型和骨折移位方向，该骨折可分为屈曲型和伸直型。

4.临床表现

（1）症状：受伤后，肘部出现疼痛、肿胀和功能障碍，肘后凸起，患肢处于半屈曲位，可有皮下瘀斑。

（2）体征：局部明显压痛和肿胀，有骨擦音及反常活动，肘部可扪到骨折断端，肘后三角关系正常。

5.辅助检查

肘部正、侧位 X 线拍片能够确定骨折的存在及骨折移位情况。

6.治疗原则

（1）手法复位外固定：对受伤时间短、局部肿胀轻、没有血液循环障碍者，可进行手法复位外固定。复位后用后侧石膏托在屈肘位固定 4～5 周，屈肘角度以能清晰地扪到桡动脉搏动，无感觉运动障碍为宜。伤后时间较长，局部组织损伤严重，骨折部出现严重肿胀时，应卧床休息，抬高患肢，或用尺骨鹰嘴悬吊牵引，牵引重量 1～2 kg，同时加强手指活动，待 3～5 天肿胀消退后进行手法复位。

（2）切开复位内固定：手法复位失败或有神经血管损伤者，在切开直视下复位后行内固定。

(二)护理评估

1.一般评估

(1)健康史。①一般情况:了解患者的年龄、运动爱好、日常饮食结构等。②受伤情况:了解患者受伤的原因、部位和时间,受伤时的体位和环境,外力作用的方式、方向与性质,骨折轻重程度及有无合并神经血管损伤,急救处理的过程等。③既往史:重点了解与骨折愈合有关的因素,如患者有无骨折史,有无药物过敏史,有无手术史等。

(2)生命体征:按护理常规监测生命体征。

(3)患者主诉:受伤的原因、时间、外力方式与性质,骨折轻重程度及有无合并桡神经损伤、受伤时的体位和环境、急救处理的过程等。

(4)相关记录:外伤情况及既往史;X线拍片及实验室检查等结果记录。

2.身体评估

(1)术前评估。

视诊:受伤后,肘部出现肿胀和功能障碍,患肢处于半屈曲位,可有皮下瘀斑。若肱动脉挫伤或受压,可因前臂缺血而表现为局部肿胀、剧痛,皮肤苍白、发凉、麻木。

触诊:患肢有触痛、骨摩擦音,肘部可扪到骨折断端,肘后关系正常。若合并正中神经、尺神经或桡神经损伤,可有手臂感觉异常。

动诊:可见反常活动,若合并正中神经、尺神经或桡神经损伤,可有运动障碍。

量诊:患肢有无短缩、双侧上肢周径大小、关节活动度。

(2)术后评估。

视诊:受伤后肘部肿胀、皮下瘀斑减轻或消退;外固定清洁、干燥,保持有效固定。若肱动脉挫伤或受压,前臂缺血改善,局部肿胀减轻或消退,皮肤的颜色、温度、感觉正常。

触诊:患侧触痛减轻或消退;骨摩擦音消失;肘部可不能扪到骨折断端。若合并正中神经、尺神经或桡神经损伤,手臂感觉恢复正常。

动诊:反常活动消失。若合并正中神经、尺神经或桡神经损伤,运动正常。

量诊:患肢无短缩,双侧上肢周径大小相等、关节活动度无差异。

3.心理-社会评估

突然受伤骨折,患侧肢体活动障碍,生活自理能力下降,疼痛刺激及外固定的使用,易使患者产生焦虑、紧张及自身形象紊乱等心理变化。

4.辅助检查阳性结果评估

肘部正、侧位X线拍片结果可确定骨折类型、移位方向。

5.治疗效果的评估

(1)局部无压痛及纵向叩击痛。

(2)局部无反常活动。

(3)X线拍片显示骨折处有连续骨痂通过,骨折线已模糊。

(4)拆除外固定后,成年人上肢能胸前平举1 kg重物,持续1分钟。

(5)连续观察两周,骨折处不变形。

(三)护理诊断(问题)

1.疼痛

其与骨折、软组织损伤、肌痉挛和水肿有关。

2.外周神经血管功能障碍的危险

其与骨和软组织损伤、外固定不当有关。

3.不依从行为

其与患儿年龄小、缺乏对健康的正确认识有关。

(四)主要护理措施

1.病情观察与体位护理

(1)疼痛护理:及时评估患者疼痛程度,遵医嘱给予止痛药物。

(2)体位:用吊带或三角巾将患肢托起,以促进静脉回流,减轻肢体肿胀疼痛。

(3)患肢缺血护理:观察石膏绷带或夹板固定的松紧度,必要时及时调整,以免神经、血管受压,影响有效组织灌注。观察前臂肿胀程度及手的感觉运动功能,如出现高张力肿胀、手指发凉、感觉异常、手指主动活动障碍、被动伸直剧痛、桡动脉搏动减弱或消失,即可确定骨筋膜室高压存在,须立即通知医师,并做好手术准备。如已出现"5P"征,及时手术也难以避免缺血性肌挛缩,可遗留爪形手畸形。

2.饮食护理

指导患者进食高蛋白、高维生素、高热量、高钙和高铁的食物。

3.生活护理

指导患者进行力所能及的活动,必要时提供帮助。

4.心理护理

向患者和家属解释骨折的愈合是一个循序渐进的过程,充分固定能为骨折断端连接提供良好的条件。正确的功能锻炼可以促进断端生长愈合和患肢功能恢复。

5.健康教育

(1)指导功能锻炼:复位固定后,尽早开始手指及腕关节屈伸活动,并进行上臂肌肉的主动舒缩运动,以利于减轻水肿。4～6周后外固定解除,开始肘关节屈伸活动。手术切开复位且内固定稳定的患者,术后两周即可开始肘关节活动。若患者为小儿,应耐心向患儿及家属解释功能锻炼的重要性,指导锻炼的方法,使家属能协助其进行功能锻炼。

(2)复查:告知患者及家属若骨折远端肢体肿胀或疼痛明显加重,肢体感觉麻木、肢端发凉,夹板或外固定松动,应立即到医院复查并评估功能恢复情况。

(3)安全指导:指导患者及家属评估家庭环境的安全性,妥善放置可能影响患者活动的障碍物。

(五)护理效果评估

(1)患者是否主诉骨折部位疼痛减轻或消失,感觉舒适。

(2)患侧肢端能否维持正常的组织灌注,皮肤温度和颜色是否正常,末梢动脉搏动是否有力。

(3)能否避免缺血性肌挛缩导致的爪形手畸形。一旦发生骨筋膜室综合征,能否及时发现和处理。

（4）患者在指导下能否按计划进行有效的功能锻炼，患肢功能恢复情况及有无活动障碍。

三、前臂双骨折

（一）疾病概述

1．概念

尺桡骨干双骨折较多见，占各类骨折的 6％左右，以青少年多见。骨折常导致复杂的移位，使复位十分困难，易发生骨筋膜室综合征。

2．相关病理生理

骨筋膜室综合征：骨筋膜室是由骨、骨间膜、肌间膜和深筋膜形成的密闭腔隙。骨折时，骨折部位骨筋膜室内的压力增高，导致肌肉和神经因急性缺血而产生一系列早期综合征，主要表现为"5P"征，即疼痛、苍白、感觉异常、麻痹及脉搏消失。

骨折的愈合过程及影响愈合的因素参见本节肱骨干骨折的相关内容。

3．病因与诱因

尺桡骨干双骨折多为直接暴力、间接暴力和扭转暴力致伤。

（1）直接暴力：多由重物直接打击、挤压或刀伤引起。特点为两骨同一平面的横形或粉碎性骨折，多伴有不同程度的软组织损伤，包括肌肉、肌腱断裂、神经血管损伤等，整复对位不稳定。

（2）间接暴力：常由跌倒时手掌着地所致。由于桡骨负重较多，暴力作用向上传到后首先使桡骨骨折，残余暴力通过骨间膜向内下方传导，引起低位尺骨斜形骨折。

（3）扭转暴力：跌倒时手掌着地，同时，前臂发生旋转，导致不同平面的尺桡骨螺旋形骨折或斜形骨折，尺骨的骨折线多高于桡骨的骨折线。

4．临床表现

（1）症状：受伤后，患侧前臂出现疼痛、肿胀、畸形及功能障碍。

（2）体征：可发现畸形、反常活动、骨摩擦感。尺骨上 1/3 骨干骨折可合并桡骨小头脱位，称孟氏骨折。桡骨干下 1/3 骨干骨折可合并尺骨小头脱位，称盖氏骨折。

5．辅助检查

X 线拍片检查应包括肘关节或腕关节，可发现骨折部位、类型、移位方向，以及是否合并有桡骨头脱位或尺骨小头脱位。

6．治疗原则

（1）手法复位外固定：手法复位成功后采用石膏固定，即用上肢前、后石膏夹板固定，待肿胀消退后改为上肢管型石膏固定，一般 8～12 周可达到骨性愈合。也可以采用小夹板固定，即在前臂掌侧、背侧、尺侧和桡侧分别放置四块小夹板并捆扎，将前臂放在防旋板上固定，再用三角巾悬吊患肢。

（2）切开复位内固定：在骨折部位选择切口，在直视下准确对位，用加压钢板螺钉固定或髓内针固定。

(二)护理评估

1.一般评估

(1)健康史。①一般情况:了解患者的年龄、职业特点、运动爱好、日常饮食结构、有无酗酒等。②受伤情况:了解患者受伤的原因、部位和时间,受伤时的体位和环境,外力作用的方式、方向与性质,骨折轻重程度,急救处理的过程等。③既往史:重点了解与骨折愈合有关的因素,如患者有无骨折史,有无药物滥用、服用特殊药物及药物过敏史,有无手术史等。

(2)生命体征:按护理常规监测生命体征。

(3)患者主诉:受伤的原因、时间、外力方式与性质,骨折轻重程度及有无合并桡神经损伤,受伤时的体位和环境,急救处理的过程等。

(4)相关记录:外伤情况及既往史;X 线拍片及实验室检查等结果记录。

2.身体评估

(1)术前评估。

视诊:患侧前臂出现肿胀、皮下瘀斑。

触诊:患肢有触痛、骨摩擦音或骨擦感。

动诊:可见反常活动。

量诊:患肢有无短缩、双侧上肢周径大小、关节活动度。

(2)术后评估。

视诊:患侧前臂肿胀、皮下瘀斑减轻或消退;外固定清洁、干燥,保持有效固定。

触诊:患侧触痛减轻或消退;骨摩擦音或骨擦感消失。

动诊:反常活动消失。

量诊:患肢无短缩,双侧上肢周径大小相等、关节活动度无差异。

3.心理-社会评估

突然受伤骨折,患侧肢体活动障碍,生活自理能力下降,疼痛刺激及外固定的使用,易使患者产生焦虑、紧张及自身形象紊乱等心理变化。

4.辅助检查阳性结果评估

肘关节或腕关节 X 线拍片结果可确定骨折类型、移位方向,以及是否合并有桡骨头脱位或尺骨小头脱位。

5.治疗效果的评估

(1)局部无压痛及纵向叩击痛。

(2)局部无反常活动。

(3)X 线拍片显示骨折处有连续骨痂通过,骨折线已模糊。

(4)拆除外固定后,成人上肢能平举 1 kg 重物,持续 1 分钟。

(5)连续观察两周,骨折处不变形。

(三)护理诊断(问题)

1.疼痛

其与骨折、软组织损伤、肌痉挛和水肿有关。

2.外周神经血管功能障碍的危险

其与骨和软组织损伤、外固定不当有关。

3.潜在并发症

肌萎缩、关节僵硬。

(四)主要护理措施

1.病情观察与体位护理

(1)疼痛护理:及时评估患者疼痛程度,遵医嘱给予止痛药物。

(2)体位:用吊带或三角巾将患肢托起,以促进静脉回流,减轻肢体肿胀疼痛。

(3)患肢缺血护理:观察石膏绷带或夹板固定的松紧度,必要时及时调整,以免神经、血管受压,影响有效组织灌注。观察前臂肿胀程度及手的感觉运动功能,如出现高张力肿胀、手指发凉、感觉异常、手指主动活动障碍、被动伸直剧痛、桡动脉搏动减弱或消失,即可确定骨筋膜室高压存在,须立即通知医师,并做好手术准备。如已出现"5P"征,及时手术也难以避免缺血性肌挛缩,可遗留爪形手畸形。

(4)局部制动:支持并保护患肢在复位后的体位,防止腕关节旋前或旋后。

2.饮食护理

指导患者进高蛋白、高维生素、高热量、高钙和高铁的食物。

3.生活护理

指导患者进行力所能及的活动,必要时提供帮助。

4.心理护理

向患者和家属解释骨折的愈合是一个循序渐进的过程,充分固定能为骨折断端连接提供良好的条件。正确的功能锻炼可以促进断端生长愈合和患肢功能的恢复。

5.健康教育

(1)指导功能锻炼:复位固定后,尽早开始手指伸屈和用力握拳活动,并进行上臂和前臂肌肉的主动舒缩运动。两周后,局部肿胀消退,开始练习腕关节活动。4周后,开始练习肘关节和肩关节活动。8~10周后,拍片证实骨折已愈合,才可进行前臂旋转活动。

(2)复查:告知患者及家属,若骨折远端肢体肿胀或疼痛明显加重,肢体感觉麻木、肢端发凉,夹板或外固定松动,应立即到医院复查并评估功能恢复情况。

(3)安全指导:指导患者及家属评估家庭环境的安全性,妥善放置可能影响患者活动的障碍物。

(五)护理效果评估

(1)患者是否主诉骨折部位疼痛减轻或消失,感觉舒适。

(2)患侧肢端能否维持正常的组织灌注,皮肤温度和颜色是否正常,末梢动脉搏动是否有力。

(3)能否避免缺血性肌挛缩导致的爪形手畸形。一旦发生骨筋膜室综合征,能否及时发现和处理。

(4)患者在指导下能否按计划进行有效的功能锻炼,患肢功能恢复情况及有无活动障碍。

第二节　脊柱骨折

一、疾病概述

(一)概念

脊柱骨折又称脊椎骨折,占全身各类骨折的 5%～6%。脊柱骨折可以并发脊髓或马尾神经损伤,特别是颈椎骨折-脱位合并有脊髓损伤,能严重致残甚至丧失生命。

(二)相关病理生理

脊柱分为前、中、后 3 柱。中柱和后柱包裹脊髓和马尾神经,该区的损伤可以累及神经系统,特别是中柱损伤,碎骨片和髓核组织可以突入椎管的前半部,损伤脊髓。胸腰段脊柱(T_{10}～L_2)处于两个生理弧度的交会处,是应力集中处,也是常见骨折处。

(三)病因与诱因

主要原因是暴力,多数由间接暴力引起,少数由直接暴力所致。当从高处坠落时,头、肩、臀部或足部着地,地面对身体的阻挡使身体猛烈屈曲,所产生的垂直分力可导致椎体压缩性骨折,水平分力较大时则可同时发生脊椎脱位。直接暴力所致的脊椎骨折多见于战伤、爆炸伤、直接撞伤等。

1.病理和分类

暴力的方向可以通过 X、Y、Z 轴,牵拉和旋转;在 X 轴上有屈、伸和侧方移动;在 Z 轴上则有侧屈和前后方向移动。因此,胸腰椎骨折和颈椎骨折有六种类型损伤。

2.胸、腰椎骨折的分类

(1)单纯性楔形压缩性骨折:脊柱前柱损伤,椎体呈楔形,脊柱仍保持稳定。

(2)稳定性爆破型:前柱、中柱损伤。通常是高处坠落时脊柱保持正直,胸腰段脊柱的椎体因受力、挤压而破碎;后柱不损伤,脊柱稳定。但破碎的椎体与椎间盘可突出于椎管前方,损伤脊髓,产生神经症状。

(3)不稳定性爆破型:前柱、中柱、后柱同时损伤。由于脊柱不稳定,可出现脊柱后突和进行性神经症状。

(4)屈曲牵张性骨折(Chance 骨折):椎体水平状撕裂性损伤。如从高空仰面落下,背部被物体阻挡,脊柱过伸,椎体横形裂开。脊柱不稳定。

(5)屈曲-牵拉型:前柱部分因受压缩力而损伤,而中柱、后柱同时因牵拉的引力而损伤,造成后纵韧带断裂,脊椎关节囊破裂,关节突脱位,半脱位或骨折。其是潜在性不稳定型骨折。

(6)脊柱骨折-脱位:又名移动性损伤。脊柱沿横面移位,脱位程度重于骨折。此类损伤较严重,伴脊髓损伤,预后差。

3.颈椎骨折的分类

(1)屈曲型损伤:前柱因受压缩力而损伤,后柱因牵拉的张力而损伤。

前方半脱位(过屈型扭伤):后柱韧带完全或不完全性破裂。完全性者可有棘突上韧带、棘间韧带、脊椎关节囊破裂和横韧带撕裂。不完全性者,仅有棘上韧带和部分棘间韧带撕裂。

双侧脊椎间关节脱位:因过度屈曲,中后柱韧带断裂,脱位的关节突超越至下一个节段小关节的前方与上方。大多数患者伴有脊髓损伤。

单纯椎体楔形(压缩性)骨折:较常见,除椎体压缩性骨折外,还有不同程度的后方韧带结构破裂。

(2)垂直压缩损伤:多数发生于高空坠落或高台跳水者。第一颈椎双侧前、后弓骨折也称Jefferson骨折。爆破型骨折即颈椎椎体粉碎骨折,多见于第5、6颈椎椎体。破碎的骨折片可凸向椎管内,瘫痪发生率高达80%。

(3)过伸损伤。

过伸性脱位:前纵韧带破裂,椎体横行裂开,椎体向后脱位。

损伤性枢椎椎弓骨折:暴力来自颏部,使颈椎过度仰伸,枢椎椎弓垂直状骨折。

(4)齿状突骨折:机制不清,暴力可能来自水平方向,从前向后经颅骨至齿状突。

(四)临床表现

有严重的外伤史,如高空坠落、重物撞击腰背部,塌方事件被泥土、矿石掩埋等。

胸腰椎损伤后主要症状为局部疼痛,站立及翻身困难。腹膜后血肿刺激腹腔神经节,合并肠蠕动减慢,常出现腹痛、腹胀甚至肠麻痹症状。检查时要详细询问病史、受伤方式、受伤时姿势、伤后有无感觉及运动障碍。

注意多发伤:多发伤患者往往合并有颅脑、胸、腹脏器的损伤。要先处理紧急情况,抢救生命。

检查脊柱时,暴露面应足够,必须用手指从上至下逐个按压棘突,如发现位于中线部位的局部肿胀和明显的局部压痛,提示后柱已有损伤;胸腰段脊柱骨折常可摸到后凸畸形。

(五)辅助检查

1.影像学检查

(1)X线检查:有助于明确脊椎骨折的部位、类型和移位情况。

(2)CT检查:用于检查椎体的骨折情况,椎管内有无出血及碎骨片。

(3)MRI检查:有助于观察及确定脊髓损伤的程度和范围。

2.肌电图

肌电图可测量肌的电传导情况,鉴别脊髓完整性的水平。

3.实验室检查

除常规检查外,血气分析检查可判断有通气不足危险的患者的呼吸状况。

(六)治疗原则

1.抢救生命

脊柱损伤患者伴有颅脑、胸、腹脏器损伤或并发休克时,首先处理紧急问题,抢救生命。

2.卧硬板床

胸腰椎骨折和脱位,单纯压缩骨折椎体压缩不超过1/3者,可仰卧于木板床,在骨折部加枕垫,使脊柱过伸。

3.复位固定

较轻的颈椎骨折和脱位者,用枕颌带做卧位牵引复位;明显压缩移位者,做持续颅骨牵引复位。牵引重量为 3~5 kg,复位后用头颈胸支具固定 3 个月。胸腰椎复位后,用腰围支具固定。也可用两桌法或双踝悬吊法复位,复位后不稳定或关节交锁者,可手术治疗,做植骨和内固定。

4.腰背肌锻炼

胸腰椎单纯压缩骨折,椎体压缩不超过 1/3 者,在受伤后 1~2 天开始进行腰背肌锻炼。利用背伸肌的肌力及背伸姿势使脊柱过伸,借椎体前方的前纵韧带和椎间盘纤维环的张力,使压缩的椎体自行复位,恢复原形状。严重的胸、腰椎骨折和骨折脱位,患者可通过腰背肌功能锻炼使骨折获得一定程度的复位。

二、护理评估

(一)一般评估

1.健康史

(1)一般情况:了解患者的年龄、职业特点、运动爱好、日常饮食结构、有无酗酒等。

(2)受伤情况:了解患者受伤的原因、部位和时间,受伤时的体位、症状和体征,搬运方式、现场及急诊室急救情况,有无昏迷史和其他部位复合伤等。

(3)既往史与服药史:有无脊柱受伤或手术史。

2.生命体征(T、P、R、BP)与意识

评估患者的呼吸、血压、脉搏、体温及意识情况。例如,呼吸形态、节律、频率、深浅,呼吸道是否通畅,患者能否有效咳嗽和排除分泌物;有无心动过缓和低血压;有无出汗,患者皮肤的颜色、温度;有无体温调节障碍。对伴有颅脑损伤的患者,可用格拉斯昏迷量表评估患者的意识情况。排尿和排便情况:患者有无尿潴留或充盈性尿失禁;尿液颜色、量和比重;有无便秘或大便失禁。

3.患者主诉

受伤的时间、原因和部位,受伤时的体位、症状和体征,搬运方式,现场及急诊室急救的情况,有无昏迷史和其他部位的合并伤。患者既往健康情况,有无脊柱受伤或手术史,近期是否因其他疾病而服用药物,应用剂量、时间和疗程。

4.相关记录

疼痛评分、全身皮肤及其他外伤情况。

(二)身体评估

1.视诊

受伤部位有无皮肤组织破损,局部肤色和温度,有无活动性出血及其他复合性损伤的迹象。

2.触诊

评估感觉和运动情况:患者的痛、温、触及位置觉的丧失平面及程度。

3.叩诊

患肢神经反射是否正常。

4.动诊

肢体感觉、活动和肌力的变化,双侧有无差异,有无腹胀和麻痹性肠梗阻征象。

(三)心理-社会评估

评估患者有无恐惧、紧张心理;评估患者和亲属对疾病的心理承受能力和对相关康复知识的认知程度,家庭及社会支持情况。

(四)辅助检查阳性结果评估

评估患者的影像学检查和实验室检查结果有无异常,以帮助判断病情和预后。

(五)治疗效果的评估

手术治疗评估要点。

1.术前评估要点

(1)术前实验室检查结果评估:血常规及血生化、腰椎片、心电图等。

(2)术前术区皮肤、饮食、肠道、用药准备情况。

(3)患者准备:评估患者对手术过程的了解程度,有无过度焦虑或者担忧;对预后的期望值等。

2.术后评估要点

(1)生命体征的评估:术后 24 小时内,密切观察生命体征的变化,进行床边心电监护,每 30 分钟～1 小时记录 1 次,观察有无由术中出血、麻醉等引起的血压下降。

(2)体位评估:是否采取正确的体位,以保持脊柱功能位及舒适为标准。

(3)术后感觉,运动和各项功能恢复情况。

(4)功能锻炼情况,如患者是否按计划进行功能锻炼及有无活动障碍引起的并发症出现。

三、护理诊断(问题)

(一)有皮肤完整性受损的危险

其与活动障碍和长期卧床有关。

(二)潜在并发症

脊髓损伤。

(三)有失用综合征的危险

其与脊柱骨折长期卧床有关。

四、主要护理措施

(一)病情观察与并发症预防

1.脊髓损伤的观察和预防

观察患者肢体感觉、运动、反射和括约肌功能是否随着病情发展而变化,及时发现脊髓损伤征象,报告医师并协助处理。尽量减少搬动患者,搬运时保持患者的脊柱中立位,以免造成或加重脊髓损伤。对已发生脊髓损伤者做好相应护理。

2.疼痛护理

及时评估患者疼痛程度,遵医嘱给予止痛药物。

3.预防压疮

(1)定时翻身:间歇性解除压迫是有效预防压疮的关键,故在卧床期间应每 2～3 小时翻身 1 次。翻身时,采用轴线翻身法,即胸腰段骨折者双臂交叉放于胸前,两护士分别托扶患者肩背部和腰腿部,将其翻至侧卧位;颈段骨折者,还需一人托扶头部,使其与肩同时翻动。患者自行翻身时,应先挺直腰背部再翻身,以使绷紧的躯干肌肉形成天然内固定夹板。侧卧时,将患者背后从肩到臀用枕头抵住以免腰胸部脊柱扭转,上腿屈髋屈膝而下腿伸直。两腿间垫枕以防髋内收。颈椎骨折患者,不可随意低头、抬头或转动颈部,遵医嘱决定是否垫枕及枕头放置位置。避免在床上拖拽患者,以减少局部皮肤剪切力。

(2)合适的床铺:床单清洁、干燥和舒适,有条件的可使用特制翻身床、明胶床垫、充气床垫、波纹气垫等。注意保护骨突出部位,使用气垫或棉圈等使骨突部位悬空,定时对受压的骨突部位进行按摩。保持个人清洁卫生和床单清洁干燥。

(3)增加营养:保证足够的营养素摄入,提高机体抵抗力。

4.牵引护理

(1)颅骨牵引时,每班检查牵引,并拧紧螺母,防止牵引弓脱落。

(2)牵引重锤保持悬空,不可随意增减或移去牵引重量,定期测量下肢的长度和力线,以免造成过度牵引和骨端旋转。

(3)注意牵引针是否有移位,若有移位应消毒后调整。

(4)保持对抗牵引力:颅骨牵引时,应抬高床头。若身体移位抵住了床头,及时调整,以免失去反牵引作用。

(5)告知患者和家属,牵引期间牵引方向与肢体方向应成直线,以达到有效牵引。

(二)饮食

给予患者高热量、高蛋白、高纤维素、高钙、富含维生素及果胶成分饮食,如牛奶、鸡蛋、海米、虾皮、鱼汤、骨头汤、新鲜蔬菜和水果等。

(三)用药护理

了解药物不良反应,对症处理用药时观察其用药后效果。根据疼痛程度使用止痛药,并评估不良反应。

(四)心理护理

向患者和家属解释,骨折的愈合是一个循序渐进的过程,充分固定能为骨折断端连接提供良好的条件。正确的功能锻炼可以促进断端生长愈合和患肢功能恢复。鼓励患者表达自己的思想,减轻患者及其家属的心理负担。

(五)健康教育

1.指导功能锻炼

脊柱损伤后长期卧床可导致失用综合征,故应根据骨折部位、程度和康复治疗计划,指导和鼓励患者进行早期活动和功能锻炼。单纯压缩骨折患者卧床 3 天后开始腰背部肌肉锻炼、臀部左右活动,然后要求做背伸动作,使臀部离开床面,随着腰背肌力量的增加,臀部离开床面的高度也逐渐增高。两个月后骨折基本愈合,第 3 个月可以下地少量活动,但仍以卧床休息为主。3 个月后,逐渐增加下地活动时间。除了腰背肌锻炼,还应定时进行全身各个关节的全范围被动或主动活动,每天数次,以促进血液循环,预防关节僵硬和肌萎缩。鼓励患者适当地进行日常活动能力的训练,以满足其生活需要。

2.复查

告知患者及家属,若局部疼痛明显加重或不能活动,应立即到医院复查并评估功能恢复情况。

3.安全指导

指导患者及家属评估家庭环境的安全性,妥善放置可能影响患者活动的障碍物。

五、护理效果评估

(1)患者是否主诉骨折部位疼痛减轻或消失,感觉舒适。

(2)患者皮肤是否保持完整,能否避免压疮发生。

(3)能否避免脊髓损伤等并发症的发生,一旦发生,能否及时发现和处理。

(4)患者在指导下能否按计划进行有效的功能锻炼,能否避免失用综合征的发生。

第三节 骨盆骨折

一、疾病概述

(一)概念

骨盆骨折多由直接暴力挤压骨盆所致,多伴有合并症和多发伤。

(二)相关病理生理

骨盆的血管及静脉丛丰富,内有重要脏器和血管,骨折常合并静脉丛、动脉出血及盆腔内脏器损伤并导致相应的病理生理变化。

(三)病因

常见原因有交通事故、意外摔倒或高处坠落等。年轻人骨盆骨折主要由交通事故和高处坠落引起。老年人骨盆骨折最常见的原因是摔倒。

(四)分类

目前,国际上常用的骨盆骨折分类为 Young&Burgess 分类,共 4 种类型。

1.分离型

其由前后挤压伤所致,常见耻骨联合分离,严重时可造成骶髂前后韧带损伤。根据骨折严重程度不同又分为Ⅰ、Ⅱ、Ⅲ 3 个亚型。

2.压缩型

其由侧方挤压伤所致,常造成骶骨骨折(侧后方挤压)及半侧骨盆内旋(侧前方挤压)。根据骨折严重程度不同又分为Ⅰ、Ⅱ、Ⅲ 3 个亚型。

3.垂直型

其为剪切外力损伤,由垂直或斜行外力所致,常导致垂直或旋转方向不稳定。

4.混合外力

侧方挤压伤及剪切外力损伤,导致骨盆前环及前后韧带的损伤占骨盆骨折的 14%。

该分类的优点是有助于对损伤程度的判断及对合并损伤的估计,可以指导抢救并判断预后。根据文献统计,分离型骨折合并损伤最严重,死亡率也最高,压缩型次之,垂直型较低;而在出血量上的排序依次是分离型、垂直型、混合外力、压缩型。

Tile's/AO 分类。

A 型:稳定,轻度移位。

B 型:纵向稳定,旋转不稳定,后方及盆底结构完整。

B_1:前后挤压伤,外旋,耻骨联合>2.5 cm,骶髂前韧带和骶棘韧带损伤。

B_2:侧方挤压伤,内旋。

$B_{2.1}$:侧方挤压伤,同侧型。

$B_{2.2}$:侧方挤压伤,对侧型。

B_3:双侧 B 型损伤。

C 型:旋转及纵向均不稳定(纵向剪力伤)。

C_1:单侧骨盆。

$C_{1.1}$:髂骨骨折。

$C_{1.2}$:骶髂关节脱位。

$C_{1.3}$:骶骨骨折。

C_2:双侧骨盆。

C_3:合并髋臼骨折。

(五)临床表现

1.症状

患者髋部肿胀、疼痛,不敢坐起或站立。有畸形、疼痛、肿胀、瘀斑、活动障碍、休克、后腹膜后血肿、直肠肛管血肿,以及女性生殖道损伤、尿道膀胱损伤、神经损伤、脏器损伤。

2.体征

(1)骨盆分离试验与挤压试验阳性:检查者双手交叉撑开患者的两髂嵴,使两骶髂关节的关节面更紧贴,而骨折的骨盆前环产生分离,如出现疼痛即为骨盆分离试验阳性。双手挤压患者的两髂嵴,伤处仍出现疼痛为骨盆挤压试验阳性。

(2)肢体长度不对称:用皮尺测量胸骨剑突与两髂前上棘之间的距离,骨盆骨折向上移位的一侧长度较短。也可测量脐孔与两侧内踝尖端的距离。

(3)会阴部瘀斑:耻骨和坐骨骨折的特有体征。

(六)辅助检查

X 线和 CT 检查能直接反映是否存在骨盆骨折及其类型。

1.X 线检查

(1)骨盆正位片:常规、必需的基本检查,90%的骨盆骨折可经正位片检查发现。

(2)骨盆入口位片:拍摄时球管向头端倾斜 40°,可以更好地观察骶骨翼骨折、骶髂关节脱位、骨盆前后及旋转移位、耻骨支骨折、耻骨联合分离等。

(3)骨盆出口位片:拍摄时球管向尾端倾斜 40°,可以观察骶骨、骶孔是否有骨折,骨盆是否有垂直移位。

2.CT

一旦患者的病情平稳,应尽早行 CT 检查。对于骨盆后方的损伤尤其是骶骨骨折及骶髂关节损伤,CT 检查更为准确,伴有髋臼骨折时也应行 CT 检查。CT 三维重建可以更真实地显示骨盆的解剖结构及骨折之间的位置关系,形成清晰逼真的三维立体图像,对于判断骨盆骨折的类型和决定治疗方案均有较高价值。CT还可以同时显示腹膜后及腹腔内出血的情况。

(七)治疗原则

先处理休克和各种危及生命的合并症,再处理骨折。

1.非手术治疗

(1)卧床休息:骨盆边缘性骨折、骶尾骨骨折应根据损伤程度卧硬板床休息3~4周,以保持骨盆的稳定。髂前上棘骨折患者置于屈髋位,坐骨结节骨折置于伸髋位。

(2)复位与固定:对不稳定骨折可用骨盆兜带悬吊牵引、髋人字石膏、骨牵引等方法达到复位与固定的目的。

2.手术治疗

(1)骨外固定架固定术:适用于骨盆环双处骨折患者。

(2)切开复位钢板内固定术:适用于骨盆环两处以上骨折患者,可保持骨盆的稳定。

二、护理评估

(一)一般评估

1.健康史

(1)一般情况:了解患者的年龄、职业特点、运动爱好、日常饮食结构、有无酗酒等。

(2)受伤情况:了解患者受伤的原因、部位和时间,受伤时的体位和环境,外力作用的方式、方向与性质等。

(3)既往史:有无药物滥用、服用特殊药物的情况及药物过敏史,有无手术史等。

2.生命体征(T、P、R、BP)

每小时监测体温、脉搏、呼吸、血压1次,详细记录,特别要注意血压情况,以防发生低血容量休克,为抢救提供有力的依据。

3.患者主诉

有无疼痛、排尿、排便等情况。

4.相关记录

皮肤完整性、排尿及排便情况,双下肢感觉、运动、末梢血运、肿胀、畸形等情况。

(二)身体评估

1.术前评估

(1)视诊:有无活动受限。会阴部、腹股沟、臀部有无淤血、瘀斑。有无骨盆变形、肢体不等长等现象。

(2)触诊:有无按压痛。有无异常活动及骨擦音等。

(3)叩诊:有无叩击痛。

(4)动诊:骨盆分离试验与挤压试验。

(5)量诊:肢体长度是否对称。用皮尺测量胸骨剑突与两髂前上棘之间的距离,向上移位的一侧长度较短。也可测量脐孔与两侧内踝尖端之间的距离。

2.术后评估

(1)视诊:观察患者神志,局部伤口有无红肿热痛,有无渗血、渗液情况,引流液的颜色、量、性质。

（2）触诊：足背及股动脉搏动情况，肢端皮温、颜色、毛细血管充盈情况。

（3）动诊：进行相应的感觉运动检查，有无麻木异样感及其部位、程度；观察踝关节及足趾的活动情况。

（4）量诊：肢体长度是否对称。

（三）心理-社会评估

患者在疾病治疗过程中的心理反应与需求，家庭及社会支持情况，引导患者正确配合疾病的治疗与护理。

（四）辅助检查阳性结果评估

（1）骨盆 X 片、CT 等可显示骨折的损伤机制。

（2）血常规检验提示有无血容量不足、肝肾功能、电解质是否紊乱等。

（五）治疗效果的评估

1.非手术治疗评估要点

复位固定好，疼痛减轻，骨折端愈合良好。

2.手术治疗评估要点

对旋转不稳定的骨折提供足够的稳定，以促使骨折愈合，并为早期负重提供所需的稳定。

三、护理诊断（问题）

（一）组织灌注量不足

其与骨盆损伤、出血等有关。

（二）排尿和排便形态异常

其与膀胱、尿道、腹内脏器或直肠损伤有关。

（三）有皮肤完整性受损的危险

其与骨盆骨折和活动障碍有关。

（四）躯体活动障碍

其与骨盆骨折有关。

（五）疼痛

其与骨折、软组织创伤等有关。

（六）潜在并发症

（1）术后感染：与损伤机制及手术有关。

（2）深静脉血栓：与盆腔静脉的损伤及制动有关。

（3）神经损伤：与骶髂关节脱位时的骶神经受牵拉和骶骨骨折时嵌压损伤有关。

（4）肺部感染：与长期卧床、无法改变体位有关。

（5）泌尿系统感染：与长期卧床、泌尿系统损伤有关。

四、主要护理措施

（一）术前护理

1.急救护理

危及生命时，应先抢救生命。对休克患者进行抗休克治疗，然后处理骨折。

（1）观察生命体征：骨盆骨折常合并静脉丛及动脉出血，可出现低血容量休克。应注意观

261

察患者的意识、脉搏、血压和尿量,及时发现和处理血容量不足。

(2)建立静脉输液通路:及时按医嘱输血和补液,纠正血容量不足。

(3)及时止血和处理腹腔内脏器官损伤:若经抗休克治疗和护理仍不能维持血压,应及时通知医师,并协助做好手术准备。

2.维持排尿、排便通畅

(1)观察:患者有无排尿困难,尿量及色泽,有无腹胀和便秘。

(2)导尿护理:对于尿道损伤致排尿困难者,予以导尿或留置导尿,并加强尿道口和导尿管的护理,保持导尿管通畅。

3.饮食护理

术前加强饮食营养,宜食高蛋白、高维生素、高钙、高铁、粗纤维食物,以补充失血过多导致的营养失调。食物应易消化,且根据受伤程度决定膳食种类,若合并直肠损伤或有腹胀腹痛,则应酌情禁食。必要时,行静脉高营养治疗。

4.卧位

不影响骨盆环完整的骨折可取仰卧与侧卧交替。侧卧时健侧在下,严禁坐立,伤后应平卧硬板床,且应减少搬动。必须搬动时则由多人平托,以免引起疼痛,增加出血。

(二)术后护理

1.病情观察

(1)生命体征:术后严密观察患者生命体征及神志,与麻醉科医师交班,了解患者术中情况,心电监护;留置导尿管,准确记录尿量。

(2)切口护理:观察切口敷料情况及切口愈合情况,有无红肿热痛、渗液。若切口感染,协助做好分泌物培养,加强换药。

(3)切口引流管护理:妥善固定,变换体位时,注意牵拉,保持引流管通畅;观察引流液的量、色、性质。及时记录。

(4)导尿管的护理:观察尿液的量、色、性状。如无膀胱尿道损伤应间歇夹尿管,训练膀胱功能,尽早停尿管。如有膀胱尿道损伤,术后须持续开放尿管,根据医嘱停尿管。留置导尿管者一天护理会阴两次,鼓励患者每天饮水1 500 mL以上。

2.皮肤护理

(1)保持个人卫生:注意卧床患者的皮肤护理,保持皮肤清洁、健康和床单平整干燥;按时按摩受压部位;防止发生压疮。

(2)体位:协助患者更换体位,绝对卧床,根据医嘱决定是否可以抬高床头或下床。可适当翻身,骨折愈合后方可向患侧卧位。

3.协助指导患者合理活动

根据骨折的稳定性和治疗方案,与患者一起制订适宜的锻炼计划并指导其实施。部分患者在手术后几天内便可完全负重,行牵引的患者,须在12周以后才能负重。长时间卧床的患者,须练习深呼吸及进行肢体肌的等长舒缩,每天多次,每次5~20分钟。允许下床后,可使用助行器或拐杖,以使上下肢共同分担体重。

4.疼痛护理

(1)有效控制疼痛,保证足够的睡眠。

(2)宣教疼痛的评分方法,疼痛的原因及减轻疼痛的方法,如正确翻身、放松疗法、转移注意力、药物控制,提高患者疼痛阈值,减轻其心理负担。

(3)疼痛大于5分,分析疼痛原因,针对疼痛的原因给予相应的处理,如调整体位,解除局部皮肤卡压。

(4)若疼痛原因明确,按医嘱尽早给予止痛药,30分钟后观察止痛效果。

5.饮食护理

术后6小时可进食。多饮水,多吃水果、蔬菜;高蛋白饮食,保持大便通畅。

6.功能锻炼

(1)不影响骨盆环完整的骨折:①单纯一处骨折,无合并伤,又不必复位者,卧床休息,仰卧与侧卧交替(健侧在下)。早期在床上做上肢伸展运动、下肢肌肉收缩及足踝活动。②伤后1周后半卧及坐位练习,并做髋关节、膝关节的伸屈运动。③伤后2～3周,如全身情况尚好,可下床站立并缓慢行走,逐渐加大活动量。④伤后3～4周,不限制活动,练习正常行走及下蹲。

(2)影响骨盆环完整的骨折:①伤后无合并症者,卧硬板床休息,并进行上肢活动。②伤后第2周开始半坐位,进行下肢肌肉收缩锻炼,如股四头肌收缩、踝关节背伸和跖屈、足趾伸屈等活动。③伤后第3周在床上进行髋、膝关节的活动,先被动,后主动。④伤后第6～8周(骨折临床愈合),拆除牵引固定,扶拐行走。⑤伤后第12周逐渐锻炼,并弃拐负重步行。

(三)术后并发症的观察及护理

1.神经损伤

了解有无神经损伤,并观察各神经支配的感觉运动的进展情况。骶骨管骨折脱位可损伤支配括约肌及会阴部的马尾神经。骶骨孔部骨折可损伤坐骨神经根,骶1侧翼骨折可损伤腰5神经,坐骨大切迹部或坐骨骨折可伤及坐骨神经,耻骨支骨折偶可损伤闭孔神经或股神经。髂前上棘撕脱骨折可伤及骨外皮神经。

2.感染

观察患者生命体征、血象,观察创面有无红肿热痛、渗液,有局部引流时,观察引流液的量、色、性状,保持局部引流通畅。及早发现并处理合并伤,合理选用抗生素。直肠肛管损伤常常是盆腔感染的主要来源,可形成化脓性骨髓炎、骨盆周围脓肿,以及包括髋关节在内的一侧骨盆、臀部、腹股沟的严重化脓感染;阴道破裂与骨折相同,可引起深部感染。

3.肺栓塞

观察患者神志、生命体征、氧饱和度、胸闷、胸痛情况。典型表现为咳嗽、胸痛、呼吸困难、低氧血症、意识改变。但大部分患者缺乏典型症状或以一种症状为主,或无症状,不注意时易被忽略。小心搬运,患肢抬高放置,预防感染和防治休克,纠正酸中毒,给氧。有严重骨折创伤、明显低血氧,又不能用其他原因解释者,当有明显的诊断次要指标(如贫血、血小板减少等)可以初步诊断时,应及时通知医师,密切观察,立即展开治疗。

4.下肢深静脉血栓形成

观察下肢有无疼痛、肿胀、静脉扩张、腓肠肌压痛等。加强小腿肌肉静态收缩和踝关节的活动、理疗、预防性抗凝治疗。血栓形成后,避免患肢活动,忌做按摩、理疗等,按医嘱予抗凝溶栓治疗,注意观察抗凝药的不良反应。

5.肌肉萎缩、关节僵硬

早期进行肌肉收缩锻炼。根据患者的活动能力,尽早进行股四头肌收缩和踝关节伸屈等活动。

6.压疮

观察患者疼痛的部位,以及皮牵引或石膏支具对皮肤的卡压情况,注意牵引部位或边缘皮肤有无破损或水疱。注意尾骶部皮肤情况。卧床患者定时翻身、抬臀,及时调整皮牵引,皮牵引时可在足跟部预防性贴水胶体敷料。

7.便秘

评估患者的饮食结构、排便习惯、目前的排便情况与活动情况。很多患者不习惯床上排便,怕为别人带来麻烦,应消除患者的心理顾虑,宣教便秘及便秘防治的相关知识,宣教保持大便通畅的重要性;多吃含粗纤维多的蔬菜、水果,多饮水;予手法按摩腹部;必要时,给予药物治疗。

(四)心理护理

(1)术前了解患者的家庭支持情况,心理、社会、精神状况;患者对疾病的认知程度。患者伤势较重,易产生恐惧心理,应以娴熟的抢救技术控制病情发展,减少患者的恐惧。病情稳定后,可让患者和家属与同种手术成功的患者交谈,在心理方面认清接受手术治疗的必要性,对手术要达到的目的及可能发生的并发症与意外事项有一定的心理准备。

(2)术后心理支持,鼓励患者保持良好的心态,正确对待疾病。

(五)健康教育

(1)体位与活动:卧床,按医嘱进行功能锻炼。不同部位的骨折愈合时间不同,须严格按医嘱,不能自行过早负重。

(2)饮食:鼓励进高热量、高蛋白、富含维生素、易消化的饮食。

(3)心理支持:鼓励患者保持良好的精神状态。

(4)劝导戒烟。

(5)介绍药物的名称、剂量、用法、作用和不良反应。

(6)出院后继续功能锻炼。

(7)指导患者定期门诊复查,并说明复查的重要性。如出现病情变化,及时来医院就诊。

五、护理效果评估

(1)生命体征平稳,疼痛缓解。

(2)牵引复位或手术固定有效。

(3)合并腹膜后血肿和腹内脏器损伤得到有效处理,无相关并发症出现。

(4)根据指导适当有效地进行功能锻炼。

第四节 关节脱位

一、肩关节脱位

(一)疾病概述

1.概念

肩关节脱位最常见,占全身关节脱位的45%,多发生于青壮年,男性多于女性。肩关节由肩胛骨的关节盂和肱骨头构成,属球窝关节,关节盂面积小而浅,肱骨头相对大而呈球形,其面积为关节盂的4倍,关节囊薄而松弛,周围韧带较薄弱,关节结构不稳定,运动范围大,故易于发生脱位。

2.相关病理生理

创伤性关节脱位后,主要表现为构成关节的骨端移位、关节囊破裂、关节腔周围积血。血肿机化后形成肉芽组织,继而发展成为纤维组织,与关节周围组织粘连。脱位可伴关节附近韧带、肌和肌腱损伤,也可伴撕脱性骨折及周围血管、神经损伤。

3.病因和分类

创伤是肩关节脱位的主要原因,多由间接暴力引起。当身体侧位跌倒时,手掌撑地,肩关节呈外展外旋位,肱骨头在外力作用下突破关节囊前壁,滑出肩胛盂而致脱位;也可由于上臂过度外展、外旋、后伸,肱骨颈或肱骨大结节抵触于肩峰时构成杠杆支点,肱骨头向盂下滑出而发生脱位。直接暴力可致肩关节后方直接受到撞伤,使肱骨头向前脱位。

肩关节脱位分为前脱位、后脱位、下脱位和盂上脱位。由于肩关节前下方组织薄弱,因此,前脱位多见。因脱位后肱骨头所在的位置不同,前脱位又分为喙突下脱位、盂下脱位和锁骨下脱位。脱位后常合并肱骨大结节骨折和肩袖的撕裂,严重者可合并肱骨外科颈骨折及臂丛神经损伤。

4.临床表现

(1)症状:肩关节脱位后患肩肿胀、疼痛,主动和被动活动受限。患肢呈弹性固定于轻度外展内旋位,肘关节屈曲,患肢较对侧长,常以健侧手托住,患侧前臂、头和躯干向患侧倾斜。

(2)体征:肩关节脱位后,关节盂空虚,肩峰突出,肩部失去原有的圆隆曲线,呈方肩畸形;肩胛盂处有空虚感;在腋窝、喙突下或锁骨下可触及移位的肱骨头;搭肩试验(Dugas)阳性,即肩关节脱位后,患侧手掌搭到健侧肩部时患肘部不能贴近胸壁,患侧肘部紧贴胸部时患侧手掌不能搭到健肩。

5.辅助检查

X线检查可明确脱位的类型、移位方向、有无合并肱骨大结节撕脱性及肱骨外科颈骨折。对怀疑有肱骨头骨折者,可行CT扫描。

6.治疗原则

(1)非手术治疗。

手法复位:脱位后,要尽快复位,选择臂丛神经麻醉或全身麻醉,使肌肉松弛,在无痛下进行复位。常用手牵足蹬法（Hippocrates 法）和悬垂法（Stimson 法）。

固定：单纯肩关节前脱位，复位后腋窝处垫棉垫，用三角巾悬吊上肢，保持肘关节屈曲90°；关节囊破损明显或仍有肩关节半脱位者，应将患侧手置于对侧肩上，上肢贴靠胸壁，腋下垫棉垫，用绷带将患肢固定于胸壁前，固定于内收内旋位。肩关节后脱位，复位后用人字石膏或外展架固定在外展、后伸、外旋位。一般固定3～4周，合并大结节骨折者适当延长1～2周；40岁以上的患者，固定时间可相应缩短，因为年长患者关节制动时间越长，越容易发生关节僵硬。有习惯性脱位病史的年轻人，适当延长固定期。

功能锻炼：固定期间活动腕部和手指，并做上臂、前臂肩关节肌群的收缩运动；疼痛肿胀缓解后，可指导患者用健侧手缓慢推动患肢外展与内收活动，活动范围以不引起患侧肩部疼痛为限；3周后，指导患者进行弯腰、垂臂、甩肩锻炼，具体方法为患者弯腰90°，患肢自然下垂，以肩为顶点做圆锥形环转，范围由小到大；4周后，指导患者做手指爬墙外展、爬墙上举、滑车带臂上举、举手摸顶锻炼，以使肩关节功能完全恢复。

（2）手术治疗：手术切开复位术适用于肩关节新鲜脱位合并肱骨颈、肱骨干骨折，或肩盂骨折块嵌入关节内，或肱二头肌长头嵌于关节间，或合并血管、神经损伤的患者；习惯性肩关节脱位；儿童及青年的陈旧性脱位等。

（二）护理评估

1.一般评估

（1）健康史：一般情况，如年龄、出生时情况、对运动的喜好等；外伤史，评估患者有无突发外伤史、受伤后的症状和疼痛的特点、受伤后的处理方法；既往史，患者以前有无类似外伤病史、有无关节脱位习惯、既往脱位后的治疗及恢复情况等。

（2）生命体征（T、P、R、BP）：创伤性脱位合并血管损伤可能导致血压下降等，观察有无休克。

（3）患者主诉：脱位原因、时间；有无外伤史；导致脱位的外力方式、性质；脱位后的处理措施；疼痛性质及程度。

（4）相关记录：疼痛评分、全身皮肤及其他部位外伤情况。

2.身体评估

（1）术前评估。

视诊：患者有无被迫性体位；脱位关节有无肿胀、皮下瘀斑、畸形；有无血管及神经受压的表现、皮肤有无受损。

触诊：有无压痛、是否触及脱出的关节头及空虚的关节盂、患肢动脉搏动的情况、有无感觉异常。

叩诊：患肢神经反射是否正常。

动诊：脱位关节活动能力，患肢肌力。

量诊：患肢有无短缩、双侧肢体周径大小、关节活动度。

特殊检查：Dugas 征（肩关节脱位）。

术前准备评估：术前实验室检查结果评估，如血常规及血生化、胸片、心电图等；术区皮肤、饮食、肠道、用药准备；患者对手术过程的了解程度，有无过度焦虑或者担忧，对预后的期望值等。

（2）术后评估：了解麻醉和手术方法、手术是否顺利、术中出血情况；了解术后生命体征、切口及引流情况等；观察有无并发血管、神经损伤。

视诊：手术切口有无红肿；术区敷料有无渗血、渗液；患肢的颜色及有无肿胀。

触诊：患肢动脉搏动是否可扪及；患肢感觉有无异常。

动诊：观察患肢关节主动活动及被动活动情况，有无关节僵硬。

量诊：使用疼痛评分尺进行疼痛评分；使用皮尺及量角器分别测量患肢肿胀度及关节活动度。

（3）心理-社会评估：评估患者的心理状况，了解患者及其家属对疾病、治疗及预后的认知程度，家庭的经济承受能力，对患者的支持态度及其他社会支持系统情况。

（4）辅助检查阳性结果评估：X线检查结果，可以确定脱位类型及骨折情况。

（5）治疗效果评估。

非手术治疗效果评估要点：①评估外固定是否有效，松紧度是否适宜，患肩是否固定于关节功能位，有无相关并发症如皮肤压疮、关节僵硬等。②评估患肢末梢血运感觉、患肢动脉搏动是否可扪及；肢端活动是否正常；皮温是否正常；有无异常感觉如麻木等。③评估患者功能锻炼情况，如肌力、关节活动范围等，锻炼进程是否按计划进行。

手术治疗效果评估要点。①生命体征的评估：是否能维持生命体征的平稳。②体位评估：是否采取正确的体位，以保持关节功能位及舒适为标准。③手术切口评估：敷料是否干燥、清洁、固定，弹性绷带包扎松紧是否适宜。④术肢末梢血运评估：术肢桡动脉搏动能否扪及；手指活动是否正常；术肢皮温是否正常；有无异常感觉如麻木等。⑤功能锻炼程度评估：患者是否按计划进行康复训练，效果如何。⑥相关并发症评估：关节僵硬、臂丛神经损伤（肩关节脱位）等。

（三）护理诊断（问题）

1.疼痛

其与关节脱位引起局部组织损伤及神经受压有关。

2.躯体活动障碍

其与关节脱位、疼痛、制动有关。

3.知识缺乏

缺乏有关复位后继续治疗及正确功能锻炼的知识。

4.焦虑

其与担忧预后有关。

5.潜在并发症

（1）关节僵硬：与关节脱位后复位需固定关节有关。

（2）血管、神经受损。

（四）主要护理措施

1.术前护理

（1）休息与体位：急性期患者应适当休息、抬高患肢，以促进局部血液回流和减轻肿胀；保持患肩于功能位,以预防关节畸形及病理性脱位;关节脱位复位后外固定时间一般为3～4周,合并骨折者适当延长外固定时间。

(2)饮食:多进易消化食物,含蛋白质、维生素、钙、铁丰富的食物;预防便秘者应多食用富含植物纤维食物,如粗粮、蔬菜、水果等;多饮水,每天饮水量大于3 000 mL,防止粪便干燥;多食酸奶,以促进肠蠕动;避免食用刺激性食物,如辣椒等。

(3)用药护理:遵医嘱及时用药,观察药效及不良反应,及时记录并处理。

(4)专科护理。

疼痛的护理:评估患者疼痛程度,及时、合理给予非药物止痛,如早期局部冷疗、心理疗法等,疼痛评分为4分以上者按需予药物止痛。及时评估用药后的疼痛缓解情况。

肿胀的护理:早期冷敷,减轻损伤部位的出血和水肿;24小时后热敷,减轻肌肉的痉挛;后期理疗,改善血液循环,促进渗出液的吸收。

外固定的护理:密切观察固定位置有无移动,保持有效固定;有无局部压迫症状及皮肤情况;让患者了解固定时限。

患肢末梢血运观察:注意观察肢端末梢血运、运动、感觉情况。如发现肢体远端苍白、厥冷、发绀、疼痛、感觉减退及麻木等异常情况,应及时通知医师妥善处理。

2.术后护理

(1)生命体征的测量:术后24小时内密切观察患者生命体征的变化,进行床边心电监护,每30分钟～1小时记录1次,观察有无由术中出血、麻醉等引起的血压下降。

(2)体位的护理:全身麻醉术后应去枕平卧6小时,6小时后可予适当摇高床头或取半卧位,术后1～2天,可根据患者情况考虑起床活动;术后患肢用三角巾悬吊于胸前,保持肘关节屈曲90°。

(3)切口的观察:保持切口敷料清洁干燥,一旦发现被血液渗透应及时更换,以防切口感染。

(4)患肢肢端血液循环的观察:密切观察患肢桡动脉搏动及手指的感觉活动情况,注意有无血管神经的损伤,出现异常时及时通知医师处理。

3.术后并发症护理

(1)肩关节僵硬的护理:循序渐进进行康复训练。固定期间行肌肉等长缩,如前臂肌肉收缩、股四头肌收缩训练;远端关节早期活动,如手指抓捏、握拳活动、前臂伸展运动等,促进血液循环,去除外固定后,练习脱位关节的活动及关节周围肌力训练,以主动锻炼为主,以不引起剧烈疼痛为度,切忌粗暴地进行被动活动。

(2)血管、神经受损的护理:肩关节脱位或术后发生神经损伤并不多见,但如果出现患肢无力、肩外展功能丧失,则要考虑有臂丛神经损伤,应及时通知医师,予神经营养药物,局部理疗,加强手指各关节及腕关节的主、被动活动,防止肌肉萎缩和关节僵硬。一般采用非手术治疗可恢复,观察3个月,如无恢复迹象应行手术探查。

4.心理护理

关节脱位多由意外事故造成,患者常有焦虑、恐惧及自信心不足等,在生活上应给予帮助,加强沟通,耐心开导,使患者心情舒畅,从而愉快地配合治疗。

5.健康教育

向患者及家属讲解肩关节脱位治疗和康复的知识。说明复位后固定的目的、方法、重要意义及注意事项,使其充分了解固定的重要性、必要性及复位后必须固定的时限。讲述功能锻炼的重要性和必要性,并指导患者进行康复锻炼,使患者能自觉按计划进行。固定期间,进行肌肉舒缩活动及邻近关节主动活动,切忌被动运动;固定拆除后,逐步进行肢体的全范围功能锻炼,防止关节粘连和肌萎缩。习惯性反复脱位者,须保持有效固定并严格遵医嘱坚持功能锻炼,避免各种再脱位的发生。

(五)护理效果评估

(1)患者疼痛是否得到有效控制,疼痛主诉是否减少。

(2)患者是否掌握关节功能康复训练的相关知识,关节功能恢复程度能否满足日常活动需要。

(3)有无血管、神经损伤,或发生时能否及时发现和护理。

(4)手术切口能否保持清洁干燥,有无切口感染。

(5)有无相关并发症发生。

二、髋关节脱位

(一)疾病概述

1.概念

髋关节由股骨头和髋臼构成,是杵臼关节。髋臼为半球形,深而大,周围有坚韧带与肌群,结构相当稳定,故往往只有强大暴力才能导致髋关节脱位。约 50%髋关节脱位同时合并有骨折。

2.相关病理生理

创伤性关节脱位后,主要表现为构成关节的骨端移位,关节囊破裂,关节腔周围积血。血肿机化后形成肉芽组织,继而发展成纤维组织,与关节周围组织粘连。脱位可伴关节附近韧带、肌和肌腱损伤,也可伴撕脱性骨折及周围血管、神经损伤。

3.病因和分类

髋关节脱位根据股骨头的位置,可分为以下 3 种类型。

(1)髋关节后脱位:髋关节于屈曲、内收位时,股骨头顶在髋臼后上缘,若暴力由前向后冲击膝部,并经股骨干纵轴传递到股骨头,可使股骨头冲破关节囊后上部分而发生脱位。如撞车、高处坠落或弯腰姿势时重物打击腰背部时。

(2)髋关节前脱位:髋关节处于过度外展外旋位时,遭到外展暴力,使大转子顶端与髋臼上缘相撞击,股骨头冲破前方关节囊而脱出到闭孔或耻骨处,也称闭孔部脱位或耻骨部脱位。

(3)髋关节中心脱位:当暴力作用于大转子外侧时,股骨头冲击髋臼底部,引起髋臼底部骨折,如外力继续作用,股骨头连同髋臼骨折片一齐向盆腔内移位,为中心脱位。

后脱位最常见,占全部髋关节脱位的 85%～90%。脱位时常造成关节囊撕裂、髋臼后缘或股骨头骨折。有时合并坐骨神经挫伤或牵拉伤。

4.临床表现

(1)症状:患侧髋关节疼痛,主动活动功能丧失,被动活动时,引起剧烈疼痛。

(2)体征。

髋关节后脱位时,患肢呈屈曲、内收、内旋或缩短畸形。臀部可触及脱出的股骨头,大粗隆上移。髋部疼痛、关节功能障碍明显,肿胀不明显;可合并坐骨神经损伤,大多为挫伤,主要原因为股骨头压迫。表现为大腿后侧、小腿后侧及外侧和足部全部感觉消失,膝关节的屈肌、小腿和足部全部肌瘫痪,足部出现神经营养性改变。

髋关节前脱位时,患肢呈轻度屈髋、过度外展、外旋畸形。耻骨脱位时患肢极度外旋90°畸形,髋外侧较平,患肢屈髋15°~20°外展畸形,腹股沟区可触及股骨头;会阴部脱位时在会阴部可触及股骨头。

髋关节中心脱位时,股骨头移位不多者只有局部疼痛、肿胀及活动障碍,无特殊体位畸形;股骨头移位严重者患肢有轻度缩短畸形,大转子因内移而不易被摸到。

5.辅助检查

X线检查可了解脱位的类型及有无合并髋臼或股骨头骨折。

6.治疗原则

(1)非手术治疗。

手法复位:髋关节脱位后宜尽早复位,最好在24小时内,超过24小时再复位十分困难。髋关节前脱位常用的复位方法为提拉法。

固定:复位后,用持续皮牵引或穿丁字鞋固定患肢,保持患肢于伸直、外展位,防止髋关节屈曲、内收、内旋,禁止患者坐起。一般固定2~3周。

功能锻炼:①固定期间患者可进行股四头股收缩锻炼,患肢距小腿关节的活动及其余未固定关节的活动。②3周后开始活动关节;4周后,去除皮牵引,指导患者扶双拐下地活动。③3个月内患肢不负重,以免发生股骨头缺血性坏死或因受压而变形。④3个月后经X线检查证实股骨头血液供应良好者可尝试去拐步行,进行步态训练。

(2)手术治疗:对手法复位失败者或髋臼后上缘有大块骨片复位不良或不稳者,应选择早期髋关节切开复位内固定术。

(二)护理评估

1.一般评估

(1)健康史:评估患者受伤的原因、时间,受伤的姿势,外力的方式、性质,脱位的轻重程度;评估患者受伤时的身体状况及病情发展情况;了解伤后急救处理措施。

(2)生命体征(T、P、R、BP):评估意识等,观察有无休克。

(3)患者主诉:外伤史及脱位的原因、时间;疼痛的程度。

(4)相关记录:疼痛评分、全身皮肤及其他部位外伤情况。

2.身体评估

(1)术前评估。

视诊:患者有无被迫性体位;患肢有无短缩、屈曲、内收内旋或外展外旋畸形;脱位关节有无肿胀、皮下瘀斑;有无血管及神经受压的表现,皮肤有无受损。

触诊:有无压痛、是否触及脱出的关节头;患肢足背动脉搏动的情况、有无感觉异常。

叩诊:患肢神经反射是否正常。

动诊：脱位关节活动能力，患肢肌力。

量诊：患肢有无短缩、双侧肢体周径大小、关节活动度。

术前准备评估：术前实验室检查结果评估，包括血常规及血生化、胸片、心电图等；术区皮肤、饮食、肠道、用药准备；评估患者对手术过程的了解程度，了解患者有无过度焦虑或者担忧，对预后的期望值等。

（2）术后评估：了解麻醉和手术方法、手术经过是否顺利、术中出血情况；了解术后生命体征、切口及引流情况等；观察是否并发血管神经损伤。

视诊：手术切口有无红肿；术区敷料有无渗血、渗液；患肢的颜色及有无肿胀。

触诊：患肢动脉搏动是否可扪及；患肢感觉有无异常。

动诊：观察患肢关节主动活动及被动活动情况，有无关节僵硬。

量诊：使用疼痛评分尺进行疼痛评分；使用皮尺及量角器分别测量患肢肿胀度及关节活动度。

3.心理-社会评估

评估患者的心理状况，了解患者及家属对疾病、治疗及预后的认知程度，家庭的经济承受能力，家属对患者的支持态度，以及其他社会支持系统情况。

4.辅助检查阳性结果评估

X线检查结果，确定脱位类型及骨折情况，并与股骨颈骨折相鉴别。

5.治疗效果评估

（1）非手术治疗效果评估要点。

评估外固定是否有效，松紧度是否适宜，患髋是否固定于关节功能位，有无相关并发症，如皮肤压疮、下肢深静脉血栓形成等。

评估患肢末梢血运感觉，患肢动脉搏动是否可扪及；肢端活动是否正常；皮温是否正常；有无异常感觉，如麻木、感觉消退等。

评估患者功能锻炼情况，如肌力、关节活动范围等，锻炼是否按计划进行。

（2）手术治疗效果评估要点。

生命体征的评估：能否能维持生命体征的平稳，有无出血性休克等。

体位评估：是否采取正确的体位，以保持关节功能位及舒适为标准。

手术切口评估：敷料是否干洁固定，弹性绷带包扎松紧是否适宜。

术肢末梢血运评估：术肢桡动脉搏动是否可扪及；足趾活动是否正常；术肢有无肿胀，皮温是否正常；有无异常感觉，如麻木、感觉消退等。

功能锻炼程度评估：患者是否按计划进行康复训练，效果如何。

相关并发症评估：有无便秘、压疮、下肢深静脉血栓形成、坠积性肺炎等。

（三）护理诊断（问题）

1.疼痛

其与关节脱位引起局部组织损伤及神经受压有关。

2.身体活动障碍

其与关节脱位、疼痛、制动有关。

3.知识缺乏

缺乏有关复位后继续治疗及正确功能锻炼的知识。

4.焦虑

其与担忧预后有关。

5.潜在并发症

便秘、压疮、下肢深静脉血栓形成、坠积性肺炎、血管神经受损。

(四)主要护理措施

1.术前护理

(1)体位:髋关节后脱位患者固定于轻度外展,前脱位固定于内收、内旋、伸直位,中心脱位固定于外展位。抬高患肢并保持患肢于关节功能位,以利静脉回流,减轻肿胀。

(2)缓解疼痛。

局部冷热敷:受伤 24 小时内局部冷敷,达到消肿止痛的目的;受伤 24 小时后局部热敷,减轻肌肉痉挛引起的疼痛。

避免加重疼痛的因素:进行护理操作或移动患者时托住患肢,动作轻柔,避免不适活动加重疼痛。

镇痛:应用心理暗示、转移注意力或松弛疗法等非药物镇痛方法缓解疼痛,必要时,遵医嘱应用镇痛剂。

(3)外固定护理:使用石膏固定或牵引的患者,密切观察固定是否有效,固定物压迫处皮肤有无损伤,患肢末梢血运感觉情况。

(4)皮肤护理:髋关节脱位固定后需长期卧床的患者,鼓励其经常更换体位,保持床单整洁,预防压疮产生。对于皮肤感觉功能障碍的肢体,防止烫伤和冻伤。

2.术后护理

(1)生命体征的测量:术后 24 小时内,密切观察患者生命体征的变化,进行床边心电监护,每 30 分钟~1 小时记录 1 次,观察有无由术中出血、麻醉等引起的血压下降。

(2)体位的护理:全身麻醉术后应去枕平卧 6 小时,6 小时后,可适当摇高床头或取半卧位,保持患肢在外展中立位。

(3)切口的观察:保持切口敷料清洁干燥,一旦被血液渗透应及时更换,以防止切口感染。

(4)患肢肢端血液循环的观察:密切观察患肢足背动脉搏动及足趾的感觉活动情况,注意有无血管神经的损伤,出现异常时,应及时通知医师处理。

3.术后并发症护理

(1)便秘。重建正常排便形态:定时排便,注意便意,食用促进排泄的食物如粗粮、蔬菜、水果、豆类及其他粗糙食物;摄取充足水分,进行力所能及的活动等;必要时,使用甘油栓、开塞露等塞肛或进行灌肠。

(2)压疮。①预防压疮:原则是防止组织长时间受压,改善营养及血液循环情况;重视局部护理;加强观察,对发生压疮危险度高的患者进行预防。②护理措施:采用 Braden 评分法来评估发生压疮的危险程度,评分值越小,说明器官功能越差,发生压疮的危险性越高;间歇性解除压迫,卧床患者每 2~3 小时翻身 1 次,有条件者,可使用减压贴、气垫床等;保持皮肤清洁和完整;加强营养,补充蛋白质、足量热量、维生素 C 和维生素 A 及矿物质。③发生压疮后,评估压疮分期,进行对应处理。

(3)下肢深静脉血栓。①评估危险因素:手术种类、创伤程度、手术时间及术后卧床时间;年龄,年龄越大,发病率明显升高;制动时间,固定姿势;既往史,既往有静脉血栓形成史者的发病率为无既往史者的5倍;恶性肿瘤;其他,如肥胖、血管内插管等。②预防措施:活动,卧床者至少每 2~3 小时翻身 1 次;手术患者术后抬高患肢高于心脏水平,以利于静脉回流;鼓励尽早床上行踝泵运动、股四头肌舒缩运动等;鼓励早期下床活动;穿弹力长袜或弹性绷带包扎,可减少静脉淤滞和增加回流,降低末端腓肠静脉血栓;使用间歇外部回压装置,增加血流速度;尽量避免下肢血管穿刺;遵医嘱使用抗凝药物,如低分子肝素钙、利伐沙班片等。③下肢深静脉血栓形成后处理:绝对卧床休息,抬高患肢 20°~30°;床上活动时避免动作过大,禁止患肢按摩,避免用力排便,以防血栓脱落而致肺栓塞;观察患肢肿胀程度、末梢循环等变化;遵医嘱使用抗凝、溶栓药物,并观察有无出血倾向,监测凝血功能;警惕肺栓塞的形成,临床无症状肺栓塞多见,一般在血栓形成1~2周内发生,且多发生在久卧开始活动时,当下肢深静脉血栓患者出现气促、咳嗽、呼吸困难、咯血样泡沫痰等症状时应及时处理。

(4)坠积性肺炎:鼓励患者有效咳嗽及咳痰;翻身叩击背部,每两小时 1 次;痰液黏稠不易咯出时行雾化吸入,以稀释痰液,利于引流;指导行深呼吸训练等。

4.心理护理

关节脱位多由意外事故造成,患者常有焦虑、恐惧及自信心不足等,应在生活上给予患者帮助,加强沟通,耐心开导,使之心情舒畅,从而愉快地接受、配合治疗及康复。

5.健康教育

向患者及家属讲解髋关节脱位治疗和康复的知识,说明复位后固定的目的、方法、重要意义及注意事项,使其充分了解固定的重要性、必要性及复位后必须固定的时限。讲述功能锻炼的重要性和必要性,并指导其进行康复锻炼,使患者能自觉按计划实施。固定期间进行肌肉舒缩活动及邻近关节主动活动,切忌被动运动;固定拆除后,逐步进行肢体的全范围功能锻炼,防止关节粘连和肌萎缩。

(五)护理效果评价

(1)患者疼痛是否得到有效控制,疼痛主诉是否减少。

(2)患者是否掌握关节功能康复训练相关知识,关节功能恢复程度,能否满足日常活动需要。

(3)患者有无血管神经损伤,能否得到及时发现及处理。

(4)手术切口能否保持清洁干燥,有无感染的发生。

(5)有无相关并发症发生。

三、肘关节脱位

(一)疾病概述

1.概念

肘关节脱位发病率仅次于肩关节,多发生于 10~20 岁的青少年,男性多于女性,多为运动损伤。

2.相关病理生理

脱位后局部肿胀明显,如不及时复位,易导致前臂缺血性痉挛。

3.病因和分类

肘关节脱位多由间接暴力引起。根据脱位的方向其可分为后脱位、前脱位、侧方脱位。后脱位为最常见的肘关节脱位,当肘关节处于伸直位,前臂旋后位跌倒时,暴力经前臂传递至尺、桡骨上端,在尺骨鹰嘴处产生杠杆作用,导致前方关节囊撕裂,使尺、桡骨近端同时脱向肱骨远端的后方,发生肘关节后脱位;肘关节在处于内翻或外翻位时遭受暴力,可发生尺侧或桡侧侧方脱位;当肘关节处于屈曲位时,肘后方受到直接暴力作用,可产生尺骨鹰嘴骨折和肘关节前脱位,此类相对少见。

4.临床表现

(1)症状:肘关节局部疼痛、肿胀,弹性固定,功能受限。肘关节处于半屈近于伸直位,患者以健手支托患肢前臂。

(2)体征:脱位后,肘部变粗后突,前臂短缩,肘后凹陷,鹰嘴后突显著,肘后三角关系失常。鹰嘴突高出内外髁,可触及肱骨下端。若局部明显肿胀,则可能出现正中神经或尺神经损伤,也可出现动脉受压的临床表现。

(3)后脱位可合并正中神经或尺神经损伤,偶尔可损伤肱动脉。

正中神经损伤表现为拇指、示指、中指感觉迟钝或消失,不能屈曲,拇指不能外展和对掌,形成典型的"猿手"畸形。

尺神经损伤主要表现为手部尺侧皮肤感觉消失,小鱼际肌及骨间肌萎缩,掌指关节过伸,拇指不能内收,其他四指不能外展及内收,呈"爪状手"畸形。

动脉受压可出现患肢血液循环障碍,主要表现为患肢苍白、发冷,大动脉搏动减弱或消失等。

5.辅助检查

X线检查可明确脱位的类型、移位情况及有无合并骨折。对于陈旧性关节脱位,其能明确有无骨化性肌炎或缺血性骨坏死。

6.治疗原则

(1)非手术治疗方法。

复位:一般情况下,通过闭合方法可完成脱位关节的复位。复位方法为助手配合沿畸形关节方向行前臂和上臂牵引和反牵引,术者从肘后用双手握住肘关节,以指推压尺骨鹰嘴向前下,同时矫正侧方移位,助手在复位过程中维持牵引并逐渐屈肘,出现弹跳感则表示复位成功。

固定:复位后,用超过关节的夹板或长臂石膏托将患肢固定于屈肘90°位,再用三角巾悬吊于胸前,一般固定2～3周。

功能锻炼:固定期间可做伸掌、握拳、手指屈伸等活动,同时,在外固定保护下做肩、腕关节、手指活动。去除固定后,练习肘关节的屈伸、前臂旋转活动及锻炼肘关节周围肌力,通常需要3～6个月方可恢复。

(2)手术治疗方法:手法复位失败时,不可强行复位,应采取手术复位。对合并有神经损伤者,手术时先探查神经,在保护神经的前提下进行手术复位。

(二)护理评估

1.一般评估

(1)健康史:评估患者的一般情况,如年龄、性别;评估患者受伤的原因、时间;了解受伤的姿势;了解外力方式、性质;评估患者受伤时的身体状况及病情发展情况;了解伤后急救处理措施。

(2)生命体征(T、P、R、BP):创伤性脱位合并血管损伤可能导致血压下降等,观察患者有无休克。

(3)患者主诉:脱位原因、时间;有无外伤史;导致脱位的外力方式、性质;脱位后处理措施;疼痛性质及程度。

(4)相关记录:疼痛评分、全身皮肤及其他外伤情况。

2.身体评估

(1)术前评估。

视诊:患肢局部情况,脱位关节有无肿胀、皮下瘀斑、畸形。

触诊:有无压痛,是否触及脱出的关节头及空虚的关节盂,患肢动脉搏动的情况,有无感觉异常。

叩诊:患肢神经反射是否正常。

动诊:脱位关节活动能力,患肢肌力。

量诊:患肢有无短缩、双侧肢体周径大小、关节活动度。

术前准备评估:术前实验室检查结果评估,如血常规及血生化、胸片、心电图等;术前术区皮肤、饮食、肠道、用药准备。评估患者对手术过程的了解程度,有无过度焦虑或者担忧、对预后的期望值等。

(2)术后评估:了解麻醉和手术方法、手术经过是否顺利、术中出血情况;了解术后生命体征、切口及引流情况等;观察有无并发血管神经损伤。

视诊:手术切口有无红肿;术区敷料有无渗血、渗液;患肢的颜色及有无肿胀。

触诊:患肢动脉搏动是否可扪及;患肢感觉有无异常。

动诊:观察患肢关节主动活动及被动活动情况,有无关节僵硬。

量诊:使用疼痛评分尺进行疼痛评分;使用皮尺及量角器分别测量患肢肿胀度及关节活动度。

3.心理-社会评估

评估患者有无恐惧、紧张心理,家庭及社会支持情况,患者对预后的认知程度等,引导患者正确配合疾病的治疗与护理。

4.辅助检查阳性结果评估

X线检查结果,可以确定脱位类型及骨折情况。

5.治疗效果的评估

(1)非手术治疗效果评估要点。

评估外固定(夹板、石膏)是否有效,松紧度是否适宜,有无相关并发症,如皮肤压疮、前臂缺血性坏死、关节僵硬等。

评估患肢末梢血运感觉,患肢桡动脉搏动是否可扪及,肢端活动是否正常,皮温是否正常,有无异常感觉如麻木等。

评估患者功能锻炼情况,如肌力、关节活动范围等,锻炼进程是否按计划进行。

(2)手术治疗评估要点。

生命体征的评估:能否维持生命体征平稳。

术区切口评估:敷料是否干燥、清洁、固定,弹性绷带包扎松紧是否适宜。

术肢末梢血运评估:术肢桡动脉搏动是否可扪及;手指活动是否正常;术肢皮温是否正常;有无异常感觉,如麻木等。

体位评估:是否采取正确的体位,以保持关节功能位及舒适为标准。

功能锻炼程度评估:患者是否按计划进行康复训练,效果如何。

相关并发症评估:关节僵硬、前臂缺血性坏死等。

(三)护理诊断(问题)

1.疼痛

其与关节脱位引起局部组织损伤及神经受压有关。

2.躯体活动障碍

其与关节脱位、疼痛、制动有关。

3.知识缺乏

缺乏有关复位后继续治疗及正确功能锻炼的知识。

4.焦虑

其与担忧预后有关。

5.潜在并发症

(1)前臂缺血性坏死:与肘关节脱位外固定装置压迫血管、神经等有关。

(2)关节僵硬:与关节脱位后复位需固定关节有关。

(四)主要护理措施

1.术前护理

(1)休息:急性期患者应适当休息、抬高患肢,促进局部血液回流和减轻肿胀;保持患肢于功能位,以预防关节畸形及病理性脱位。

(2)饮食:宜食易消化食物,多进含蛋白质、维生素、钙、铁丰富的食物。

(3)体位:肘关节脱位复位后肘关节固定于90°,前臂固定于旋前、旋后中间位,用三角巾或前臂吊带固定患侧肩,避免前臂下垂。

(4)用药护理:遵医嘱及时用药,观察药效及不良反应,及时记录并处理。

(5)专科护理。

疼痛的护理:评估患者疼痛程度,及时合理给予非药物止痛,如早期局部冷疗、心理疗法等,疼痛评分为4分以上者,按需予药物止痛。及时评估用药后的疼痛缓解情况。

肿胀的护理:早期冷敷,减轻损伤部位的出血和水肿;24小时后热敷,以减轻肌肉的痉挛;后期理疗,改善血液循环,促进渗出液的吸收。

外固定的护理:根据外固定方式(夹板、石膏等)进行对应护理;密切观察固定位置有无移动,保持有效固定;观察有无局部压迫症状及皮肤情况;让患者了解固定时限(一般为 4 周,如合并骨折可适当延长时间),固定时间过长易发生关节僵硬,过短则损伤的关节囊、韧带得不到充分修复,易发生再脱位。

患肢末梢血运观察:注意观察肢端末梢血运、运动、感觉情况。如发现肢体远端苍白、厥冷、发绀、疼痛、感觉减退及麻木等异常情况,应及时通知医师妥善处理。

2.术后护理

(1)生命体征的测量:术后 24 小时内,密切观察生命体征的变化,进行床边心电监护,每 30 分钟~1 小时记录 1 次,观察有无由术中出血、麻醉等引起的血压下降。

(2)体位的护理:全身麻醉术后应去枕平卧 6 小时,6 小时后可适当摇高床头或取半卧位,保持患肢抬高位,利于血液回流,减轻肿胀。

(3)切口的观察:保持切口敷料清洁干燥,一旦被血液渗透应及时更换,以防止切口感染。

(4)患肢肢端血液循环的观察:密切观察患肢桡动脉搏动及手指的感觉活动情况,注意有无血管神经的损伤,出现异常时及时通知医师处理。

3.术后并发症护理

(1)前臂缺血性坏死的护理:密切观察外固定装置的松紧度,随时调整,避免前臂血管、神经受压;密切观察手的感觉、运动和循环情况,出现麻木、疼痛、皮温凉时,及时报告医师处理。

(2)关节僵硬的护理:循序渐进进行康复训练。固定期间行肌肉等长收缩,如前臂肌肉收缩;远端关节早期活动,如手指抓捏、握拳活动、前臂伸展运动等,促进血液循环;去除外固定后,练习脱位关节的活动及关节周围肌力训练,以主动锻炼为主,以不引起剧烈疼痛为度,切忌粗暴进行被动活动,以免引起骨化性肌炎,加重肘关节僵硬。

4.心理护理

关节脱位多由意外事故造成,患者常有焦虑、恐惧及自信心不足等,应在生活上给予患者帮助,加强沟通,耐心开导,使之心情舒畅,从而愉快地接受并配合治疗。

5.健康教育

向患者及家属讲解肘关节脱位治疗和康复的知识。说明复位后固定的目的、方法、重要意义及注意事项,使其充分了解固定的重要性、必要性及复位后必须固定的时限。讲述功能锻炼的重要性和必要性,并指导其进行康复锻炼,使患者能自觉地按计划实施。固定期间,进行肌肉舒缩活动及邻近关节主动活动,切忌被动运动;固定拆除后,逐步进行肢体的全范围功能锻炼,防止关节粘连和肌萎缩。

(五)主要护理措施

1.术前护理

(1)休息:急性期患者应适当休息、抬高患肢,促进局部血液回流和减轻肿胀;保持患肢于功能位,以预防关节畸形及病理性脱位。

(2)饮食:宜食易消化食物,多进含蛋白质、维生素、钙、铁丰富的食物。

(3)体位:肘关节脱位复位后肘关节固定于 90°,前臂固定于旋前、旋后中间位,用三角巾或前臂吊带固定患侧肩,避免前臂下垂。

(4)用药护理:遵医嘱,及时用药,观察药效及不良反应,及时记录并处理。

（5）专科护理。

疼痛的护理：评估患者疼痛程度，及时合理给予非药物止痛如早期局部冷疗、心理疗法等，疼痛评分为 4 分以上者，按需予药物止痛。及时评估用药后的疼痛缓解情况。

肿胀的护理：早期冷敷，减轻损伤部位的出血和水肿；24 小时后热敷，减轻肌肉的痉挛；后期理疗，改善血液循环，促进渗出液的吸收。

外固定的护理：根据外固定方式（夹板、石膏等）进行对应护理；密切观察固定位置有无移动，保持有效固定；有无局部压迫症状及皮肤情况；让患者了解固定时限（一般为 4 周，如合并骨折可适当延长时间），固定时间过长易发生关节僵硬，过短则损伤的关节囊、韧带得不到充分修复，易发生再脱位。

患肢末梢血运观察：注意观察肢端末梢血运、运动、感觉情况。如发现肢体远端苍白、厥冷、发绀、疼痛、感觉减退及麻木等异常情况，应及时通知医师妥善处理。

2.术后护理

（1）生命体征的测量：术后 24 小时内，密切观察生命体征的变化，进行床边心电监护，每30 分钟～1 小时记录 1 次，观察有无由术中出血、麻醉等引起血压下降。

（2）体位的护理：全身麻醉术后应去枕平卧 6 小时，6 小时后，可予适当摇高床头或取半卧位，保持患肢抬高位，利于血液回流，减轻肿胀。

（3）切口的观察：保持切口敷料清洁干燥，一旦被血液渗透予及时更换，以防止切口感染。

（4）患肢肢端血液循环的观察：密切观察患肢桡动脉搏动及手指的感觉活动情况，注意有无血管神经的损伤，出现异常时及时通知医师处理。

3.术后并发症护理

（1）前臂缺血性坏死的护理：密切观察外固定装置的松紧度，随时调整，避免前臂血管、神经受压；密切观察手的感觉、运动和循环情况，出现麻木、疼痛、皮温凉时，及时报告医师处理。

（2）关节僵硬的护理：循序渐进行康复训练。固定期间行肌肉等长收缩，如前臂肌肉收缩；远端关节早期活动，如手指抓捏、握拳活动、前臂伸展运动等，促进血液循环；去除外固定后，练习脱位关节的活动及关节周围肌力训练，以主动锻炼为主，以不引起剧烈疼痛为度，切忌粗暴进行被动活动，以免引起骨化性肌炎，加重肘关节僵硬。

4.心理护理

关节脱位多由意外事故造成，患者常有焦虑、恐惧及自信心不足等，在生活上给予帮助，加强沟通，耐心开导，使之心情舒畅，从而愉快地接受配合治疗及康复。

5.健康教育

向患者及家属讲解肘关节脱位治疗和康复的知识。说明复位后固定的目的、方法、重要意义及注意事项，使其充分了解固定的重要性、必要性及复位后必须固定的时限。讲述功能锻炼的重要性和必要性，并指导其进行康复锻炼，使患者能自觉地按计划实施。固定期间，进行肌肉舒缩活动及邻近关节主动活动，切忌被动运动；固定拆除后，逐步进行肢体的全范围功能锻炼，防止关节粘连和肌萎缩。

参考文献

[1] 周庆云,褚青康.内科护理学[M].郑州:郑州大学出版社,2017.

[2] 杨巧菊.护理学基础[M].北京:中国中医药出版社,2016.

[3] 陈长英.内科护理学[M].郑州:郑州大学出版社,2017.

[4] 彭蔚,王利群.急危重症护理学[M].武汉:华中科技大学出版社,2017.

[5] 邱丽清,蔡文智.内科护理学实验指导[M].北京:科学出版社,2013.

[6] 李文涛,崔巧玲.急危重症护理学[M].北京:科学出版社,2018.

[7] 杨军,赵海丰,李雅江.临床基本技能培训教程[M].北京:科学出版社,2017.

[8] 隋海英.临床及护理学[M].济南:山东大学出版社,2014.

[9] 茶国平,王照朋,郝红丽.护理学基础实训教程[M].南京:东南大学出版社,2016.

[10] 周宏珍,张晓梅,魏琳.神经内科护理健康教育[M].北京:科学出版社,2018.

[11] 柳韦华,刘晓英,王爱华.妇产科护理学[M].武汉:华中科技大学出版社,2017.

[12] 高晓梅.护理学导论[M].郑州:郑州大学出版社,2017.

[13] 强万敏,姜永亲.肿瘤护理学[M].天津:天津科技翻译出版公司,2016.

[14] 李冬华,宁惠娟,张继丹.护理学基础实训指导[M].北京:中国原子能出版社,2016.

[15] 徐燕,周兰姝.现代护理学[M].北京:人民军医出版社,2015.

[16] 史云菊,王琰.护理学导论[M].郑州:郑州大学出版社,2015.

[17] 周玉琴.急救护理学[M].北京:人民军医出版社,2015.

[18] 伍东红,丘媚妮.妇产科护理学[M].郑州:郑州大学出版社,2017.

[19] 张雁儒.外科护理学[M].郑州:郑州大学出版社,2017.

[20] 叶萌,石琴,胡三莲.新编护理学基础实训指导[M].上海:复旦大学出版社,2015.

[21] 张洛灵,张秀梅.五官科护理学[M].郑州:郑州大学出版社,2017.

[22] 沈宁.护理专业教学研究报告[M].北京:高等教育出版社,2000.